TRAITEMENT

DE LA SYPHILIS

PROFESSEUR A. FOURNIER

TRAITEMENT

DE

LA SYPHILIS

27948 — PARIS, IMPRIMERIE LAHURE

9, rue de Fleurus, 9

TRAITEMENT

DE

LA SYPHILIS

PAR

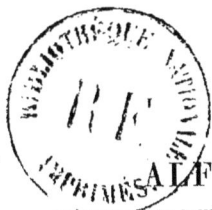

ALFRED FOURNIER

PROFESSEUR À LA FACULTÉ DE MÉDECINE, MEMBRE DE L'ACADÉMIE DE MÉDECINE,
MÉDECIN DE L'HÔPITAL SAINT-LOUIS

PARIS

RUEFF ET Cⁱᵉ, ÉDITEURS

106, BOULEVARD SAINT-GERMAIN, 106

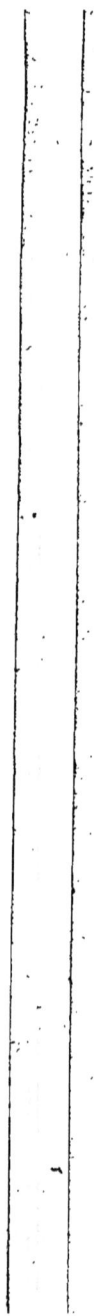

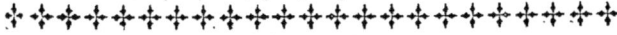

TRAITEMENT DE LA SYPHILIS

MESSIEURS,

Je me propose d'aborder devant vous, dans nos réunions de cette année scolaire, l'étude du traitement de la syphilis.

Le seul énoncé de ce programme vous dit assez l'importance du sujet qui va nous occuper.

Certes, il me faudra toute une série de conférences pour discuter les questions nombreuses, difficiles et complexes qui composent ce programme. Cette perspective ne m'effraie pas cependant. Car nul sujet n'offre un intérêt d'ordre plus pratique. Et, d'autre part, j'ai d'autant plus à cœur d'étudier ce sujet devant vous, qu'il n'est pas de ceux auxquels initie un stage même assidu et prolongé dans nos cliniques hospitalières.

Et, en effet, ce qu'on apprend à l'hôpital, c'est le traitement de tels ou tels accidents de la syphilis, mais *ce n'est pas le traitement de la syphilis*, ce n'est pas le traitement de la syphilis en tant que diathèse, en tant que maladie chronique, exigeant une cure qui embrasse plusieurs années. Pourquoi? Parce qu'à l'hôpital nous ne voyons et n'avons à traiter que des épisodes de la syphilis, si je puis ainsi parler; — parce qu'à peine guéris, voire simplement soulagés de leurs accidents actuels, nos malades s'empressent de nous quitter et nous échappent; — parce que nous n'avons pas de lits à donner (et nous en aurions, les accepteraient-ils?) à des sujets « qui n'ont plus rien », comme ils le disent, qui sont en apparence guéris, bien qu'en réalité ils aient encore besoin d'un long traitement pour arriver à la guérison.

A l'hôpital, nous effaçons des accidents, mais rien de plus. *A l'hôpital, dans l'état actuel des choses, nous ne traitons pas la syphilis.*

Car, traiter la syphilis, ce n'est pas seulement combattre et guérir les manifestations d'un jour, voire d'une période; c'est aussi et surtout attaquer la maladie d'ensemble, l'attaquer patente et latente, s'en prendre à son principe même, au principe de ses déterminations actuelles et futures; c'est instituer, en cette visée, une médication de longue haleine, presque chronique à force d'être prolongée, et seule suffisante à réaliser des effets *préventifs*, c'est-à-dire à protéger le malade dans l'avenir, voire à le sauvegarder non pas seulement dans sa personne, mais jusque dans sa postérité.

Cela, je le répète, nous ne le faisons pas à
l'hôpital quant à présent — quant à présent, car
bientôt, j'en ai l'espoir, une réforme qui s'impose
et se prépare nous permettra de le faire. — Mais,
en ville, c'est autre chose. En ville, les clients qui
viennent se confier à nous ne réclament pas seulement nos soins pour les accidents d'un jour; ils
veulent que « nous les traitions », ils nous demandent de « les guérir ». Or, c'est à nous de leur faire
comprendre ce qu'est la syphilis et quel doit être le
traitement qui pourra les en guérir; c'est à nous,
par nos conseils, par notre autorité, de leur imposer
le traitement et tout le traitement que nous jugeons
nécessaire en l'espèce. Pour n'y pas réussir toujours, ni même le plus souvent, il n'est pas moins
vrai que nos efforts en ce sens sont assez fréquemment couronnés de succès.

Aussi bien, est-ce en ville seulement qu'on a la
possibilité matérielle de traiter la syphilis comme il
convient, et cela parce qu'en ville on a affaire, non
pas à des malades *de passage* comme à l'hôpital,
mais à des clients permanents, à des clients qu'on
peut suivre, dont on peut enregistrer l'histoire
quant aux symptômes morbides et quant à la série des traitements prescrits, par conséquent sur
lesquels on peut juger à longue échéance de l'effet
heureux ou insuffisant de telles ou telles médications. C'est en ville seulement que, pour ma part,
j'ai fait l'apprentissage de ce qu'on peut appeler un
traitement de la syphilis; c'est là seulement que j'ai

appris ce que j'en sais aujourd'hui. Eh bien, ce que j'en sais, le peu que j'en sais encore (car le sujet est énorme, et je suis loin d'être fixé sur tous les points qu'il embrasse), je vais essayer de vous le transmettre.

Vous l'avez compris à l'avance, tout autre chose est de traiter un accident de la syphilis ou de traiter la syphilis.

Pour traiter un accident de la syphilis, il suffit d'en établir le diagnostic et de lui appliquer le remède que l'expérience a démontré le meilleur en l'espèce. Tandis que le traitement de la syphilis, celui qui vise non pas un accident, mais toute une maladie, est bien autrement ample et complexe. Celui-ci comporte nombre de questions diverses, difficiles, controversables et controversées. Il comporte des questions majeures, générales, d'où peut dépendre le succès ou l'insuccès de la médication. Laissez-moi, pour vous convaincre, vous en citer quelques-unes à titre de spécimens :

Existe-t-il ou non un traitement abortif de la syphilis? — Quand faut-il commencer le traitement de la syphilis? — Convient-il de traiter seulement la syphilis au cours de ses périodes d'activité morbide, ou bien faut-il, en plus, la traiter dans ses phases d'accalmie? — Comment diriger le traitement, d'une façon continue ou par cures intermittentes? — Quand y a-t-il indication à prescrire le mercure? — Quand y a-t-il indication à prescrire l'iodure? — A quelle époque faire intervenir le traitement mixte? — Quel est, des divers modes d'administration du mercure, le mode préférable en tant que méthode usuelle, courante, de traitement? — A quel terme et sur quelles indications convient-il de cesser le traitement? Etc., etc.

Eh bien, toutes ces questions relatives au traitement de la syphilis considérée d'ensemble, considérée en tant que maladie, sont précisément celles que je me propose d'envisager devant vous en détail, dans les conférences qui vont suivre.

Ces questions, je n'ai certes pas la prétention de les juger toutes et de vous donner, à propos de chacune d'elles, une solution définitive. Mais j'ai la volonté et l'ambition de les poser toutes, de les discuter toutes, et de vous dire quel est à leur sujet l'état de la science actuelle, comme aussi ce que m'en a appris personnellement une expérience déjà longue.

I

FAUT-IL TRAITER LA SYPHILIS?

Au seuil même de cet exposé se présente et s'impose une question préalable, qui, si elle était résolue en un certain sens, me libérerait par avance du labeur que j'entreprends, et cela en rendant inutile tout ce qui va suivre.

Cette question n'est autre que la suivante : *Faut-il traiter la syphilis?* Y a-t-il avantage à traiter la syphilis?

Et, en effet, pour quelques médecins (bien peu nombreux, à la vérité) la syphilis guérirait d'elle seule, spontanément, à l'instar d'autres affections qui, abandonnées à leur évolution propre, s'épuisent et guérissent sans qu'on y fasse rien. Elle guérirait seule, nous dit-on, sous la seule influence du temps et du traitement, par le fait d'une « dépuration spontanée ».

Ce serait donc en pure perte, d'après cette doctrine, que l'on s'évertue à combattre la syphilis par telles ou telles influences thérapeutiques.

Bien plus, pour les mêmes auteurs, traiter la syphilis constituerait une pratique dangereuse. Car la traiter, assurent-ils, c'est « s'exposer à nuire aux malades », c'est « risquer de troubler le cours naturel de la maladie, d'en contrarier les tendances spontanées par des perturbations artificielles; et, au total, c'est l'empêcher de guérir ».

Messieurs, si de telles doctrines, si de tels paradoxes n'avaient été déjà cent fois combattus comme constituant une double offense au sens commun et à l'observation clinique, j'aurais le devoir d'en instituer ici un examen approfondi et une réfutation en règle; car il en découle, comme bien vous pensez, des conséquences pratiques d'une gravité considérable. Mais, véritablement, la cause est entendue, le procès est jugé. Je me bornerai donc, sans entrer dans les détails, à vous exposer d'une façon très rapide les considérants majeurs qui ont exclu, banni de la science de semblables hérésies.

Quels arguments lesdites doctrines invoquent-elles en leur faveur? Elles parlent vaguement, sans énoncer de faits précis, de syphilis restées « inoffensives », s'étant réduites *sponte suâ*, soit à quelques accidents secondaires sans importance, soit même au chancre, au chancre seul, sans accidents consécutifs?

Mais, dans les cas en question, la syphilis, d'abord, a-t-elle été péremptoirement démontrée? — Puis, combien de temps, sur ces malades, est-elle restée inoffensive? — A-t-on observé, suivi ces malades tout le temps qui eût été rigoureusement nécessaire à démontrer leur immunité, c'est-à-dire pendant 10, 15, 20, 30 ans et plus (puisque la nocivité possible de la syphilis n'est pas inférieure à ces longues échéances chronologiques)? — Non! Aucune de ces garanties essentielles ne se trouve dans les faits qu'on a produits.

Ces faits d'ailleurs seraient-ils authentiques qu'ils n'en resteraient pas moins, au nom de l'observation générale, absolument exceptionnels. Combien pourrait-on en citer? Ce ne serait pas moi, en tout cas, qui aurais l'heur d'en produire un seul.

Certes, je ne voudrais pas nier la possibilité de ces syphilis dites *abortives,* parce qu'on n'a pas le droit de nier un fait pour la raison qu'on ne l'a

jamais vu se produire. Mais, si ce fait, sans être
commun, n'était que rare, franchement j'aurais eu
bien mauvaise chance de n'en pas rencontrer un
seul exemple depuis trente-deux ans.

Ce que j'ai vu, au contraire, comme tout le
monde, ce que je vois chaque jour est ceci, à savoir :
les syphilis abandonnées à leur évolution propre
aboutir tout d'abord à une pléiade d'accidents qui,
pour n'avoir rien de grave, n'en sont pas moins
fort importuns, et, plus tard, à des accidents plus
sérieux, souvent graves, parfois mortels, composant ce qu'on appelle le *tertiarisme.*

Toute syphilis livrée à son évolution propre
court-elle donc fatalement au tertiarisme? Ici encore je me garderai de toute affirmation absolue.
Mais ce que j'ai le droit et le devoir de déclarer est
ceci :

D'une part, que je ne connais guère d'exemples
de sujets syphilitiques qui, ayant abandonné leur
maladie à son évolution spontanée, n'aient pas tôt
ou tard soldé leur imprudence par quelque accident
tertiaire, plus ou moins sérieux;

Et, d'autre part, que je n'ai pas rencontré dans
ma pratique de ville (je ne parle que de celle-là)
moins de 221 sujets qui, n'ayant absolument subi
aucun traitement pour leur syphilis, n'ayant jamais
absorbé un atome de mercure ou d'iodure, ont
été affectés de manifestations tertiaires de divers
ordres, je pourrais dire de tout ordre. En serait-il
ainsi, un seul praticien aurait-il pu rencontrer dans

sa seule clientèle 221 cas de ce genre, si le propre
de la syphilis était, comme on a osé le dire, de
guérir *sponte suâ*, de « s'épurer naturellement par
les seules forces de la nature » ?

Puis, que de lamentables exemples ne pourrais-je
emprunter à la statistique en question! Laissez-moi
vous en citer au moins quelques-uns, car j'ai à
cœur de vous montrer quelle responsabilité en-
courent les médecins qui, de parti pris, confient
le salut de leurs malades au bon vouloir de la
maladie.

Un jeune étudiant en droit, de bonne constitution et d'excellente santé, contracte, en 1865, un
chancre induré, bientôt suivi de quelques accidents
secondaires légers. Par indifférence, il ne se traite
pas. — Sept ans plus tard, il est pris d'accidents
cérébraux, que l'on attribue à de « l'anémie cérébrale », et auxquels on n'oppose que l'hydrothérapie. Les symptômes s'aggravent, et force est bien
de reconnaître finalement une syphilis cérébrale,
qui aboutit à la démence et à la mort.

Un de nos confrères prend la syphilis. Imbu de
la fantaisiste doctrine d'après laquelle la maladie
est vouée de nature à une dépuration spontanée, il
ne se traite pas. Tout d'abord, il en est quitte pour
quelques accidents légers. — Quatre ans après, il
est affecté d'une choroïdite, qu'il s'obstine à considérer comme de nature « rhumatismale ». Il perd à
peu près la vue. — Puis entrent en scène des accidents extrêmement graves de syphilis cérébrale,

lesquels aboutissent en quelques mois à un dénouement mortel.

Une jeune mariée reçoit la syphilis de son mari, qui, « pour ne pas ébruiter les choses », commet l'indignité d'écarter toute consultation médicale et, somme toute, livre sa femme aux dangers de l'expectation absolue. Tout se passe bien, d'abord ; rien autre que quelques accidents légers qui s'evanouissent, en effet, *sponte suâ* et sans dommage. Mais, dix ans plus tard, surgissent des lésions gommeuses qui, non traitées encore, détruisent intégralement tout le voile palatin, les piliers, une partie du palais osseux et du pharynx.

Même histoire, mais plus navrante encore. Une jeune femme reçoit la syphilis de son mari, n'est pas traitée (toujours pour la même raison), et aboutit, quelques années plus tard, aux accidents que voici : destruction gommeuse du voile palatin ; — nécrose du frontal ; — lésions du squelette nasal, avec nécroses multiples, jetage, ozène, etc. ; — puis, horrible syphilide phagédénique qui laboure une partie du visage, dévore une moitié de la lèvre supérieure, et détruit absolument le nez.

Dernier exemple, car je n'en finirais pas si j'avais à énumérer tous les cas de cet ordre qu'il m'a été donné d'observer, et cela rien que dans la clientèle de ville. — Un jeune homme de 21 ans, fort, bien portant, contracte la syphilis et ne s'en traite pas. Onze mois après, il est affecté d'une paraplégie qui, minutieusement étudiée par plusieurs de mes col-

lègues et par moi, est rapportée d'un accord unanime à la syphilis. Très rapidement, trois eschares
gigantesques se produisent, et cela presque d'un
jour à l'autre, sur le sacrum et les deux trochan-
ters. Mort en l'espace de quelques semaines.

Et voilà, messieurs, comment la syphilis « s'épure
naturellement », suivant le dire de quelques-uns de
nos confrères ; voilà de quelle façon elle se termine
« sous le seul effort de la nature médicatrice » !

Voulez-vous encore un complément à la démonstration que je poursuis ? Je l'emprunterai à l'*influence héréditaire* de la syphilis.

Chacun sait comment cette influence se traduit
sur les descendants des sujets syphilitiques qui
ne se sont pas traités ou qui ne se sont qu'insuffisamment traités. Cette influence est invariablement
néfaste au cours des premières années de l'infection et peut même se prolonger sous une forme
sévère jusqu'à des étapes avancées de la diathèse.
Ce qu'elle produit alors est ceci : soit l'avortement,
soit l'accouchement avant terme d'enfants morts
ou moribonds, soit la naissance à terme d'enfants
syphilitiques, le plus habituellement destinés à une
mort rapide.

Très souvent même cette influence se continue, s'étend sur toute une série de grossesses. C'est
ainsi qu'on a vu — et ce fait est d'observation courante, presque journalière — des femmes syphilitiques ou même des femmes saines conjointes à

des maris syphilitiques aboutir deux fois, trois fois, quatre fois, cinq fois, six fois, sept fois de suite, voire davantage encore, soit à l'avortement, soit à l'expulsion avant terme d'enfants morts ou voués à une mort prochaine.

Eh bien, est-ce que pareilles choses s'observent chez les malades qui se sont traités, j'entends chez les malades qui se sont bien et longuement traités? Non, mille fois non !

S'il est un fait actuellement démontré et véritablement irrécusable, c'est que le traitement antisyphilitique constitue par excellence un correctif, un neutralisant de l'influence héréditaire de la syphilis.

Pour ma seule part, je pourrais citer plusieurs centaines d'observations relatives à des sujets syphilitiques qui, après s'être soumis à un traitement sérieux, se sont mariés et sont devenus pères d'enfants vivants, sains, bien portants.

Et tout le monde a vu de ces faits-là. Et tout le monde est d'accord aujourd'hui pour reconnaître que ces calamités navrantes de fausses couches multiples, de morts multiples d'enfants nouveau-nés, ne s'observent jamais que comme résultats de syphilis négligées, abandonnées à leur évolution propre, au total *non traitées*.

Que si le moindre doute pouvait subsister sur ce point en vos esprits, il serait dissipé par cette autre donnée de l'observation clinique, celle-ci vraiment

faite comme à dessein pour la démonstration que je
poursuis.

Il est des cas où l'on a pu comparer, dans des
ménages syphilitiques, les résultats d'une série de
grossesses, les unes antérieures et les autres postérieures à l'intervention du traitement. Or, qu'a-t-on
vu dans les cas de cet ordre? Ceci : les grossesses
antérieures au traitement se terminant d'une façon
néfaste, à savoir par des avortements, des naissances d'enfants morts ou ne venant au monde que
pour mourir, etc. ; — et les grossesses postérieures
au traitement amenant des enfants à terme, bien
vivants.

Quantité de cas de ce genre ont été publiés dans
la science. Comme exemples, je vous citerai les deux
suivants.

Un de nos confrères contracte la syphilis. Il se
marie, n'ayant fait qu'un traitement très court ou,
pour mieux dire, ne s'étant pas traité. Sa femme,
restée saine, devient enceinte trois fois et avorte
trois fois, sans aucune cause qui légitime ces accidents. Alors, il s'inquiète, il se rappelle son ancienne syphilis, bref il se traite, sérieusement et
longtemps. Surviennent trois nouvelles grossesses,
qui amènent des enfants vivants, sains, actuellement âgés de 6, 5 et 4 ans.

Autre fait de même ordre, dont je puis vous
garantir l'authenticité absolue dans tous ses détails, car il est relatif à une famille amie, que je
traite depuis bien longtemps et dont les moindres

incidents morbides sont venus à ma connaissance.

J'étais tout jeune docteur, lorsqu'un jour je rencontre par hasard un ancien camarade de collège
que j'avais perdu de vue depuis longtemps. Nous
causons, et ledit camarade me conte ses chagrins :
« Je suis désolé, me dit-il ; ma femme vient de faire,
ce matin même, une *quatrième* fausse couche, à
quelques mois de grossesse ; et, ce qu'il y a de pis,
c'est que toutes ces fausses couches se sont produites
sans la moindre cause qui les puisse expliquer, sans
accident, sans chute, sans imprudence. Ce ne peut
être ma faute, à moi ; car tu vois si je suis solide et
bâti pour avoir des héritiers. Cela ne peut dépendre
évidemment que de ma femme ; et, bien qu'elle
soit grande, forte en apparence, bien constituée,
je commence à croire, à mon grand chagrin, qu'elle
ne me donnera jamais d'enfants. »

Un souvenir alors me traverse l'esprit, et je ré-
plique : « Mais, dis-moi, peut-être bien ta femme,
que tu accuses, n'est-elle pas responsable, comme
tu sembles le croire, de ces multiples fausses couches ; peut-être bien serait-ce toi le vrai coupable.
Car je t'ai connu, il y a quelques années, au quar-
tier Latin, avec une belle vérole que tu ne me
paraissais pas soigner d'une façon bien exemplaire.
A ta place, je me traiterais, je reprendrais du mercure. »

Bien que donné pour ainsi dire à l'aventure, en
pleine rue, le conseil fut suivi, et le traitement

spécifique repris avec intensité. Car, en me quittant, mon ami n'eut rien de plus pressé que de courir chez son ancien pharmacien, où il fit une formidable provision de pilules de Ricord dont il se gorgea pendant toute une année. Or, quinze mois plus tard, sa femme accouchait à terme d'un enfant vivant, lequel a aujourd'hui plus d'une vingtaine d'années. Et, depuis lors, elle a eu trois autres grossesses qui n'ont pas été moins heureuses.

Ainsi donc, quatre fausses couches *avant* l'intervention du traitement, et quatre grossesses heureuses *après* le traitement. Inutile de commenter un tel fait.

Mais il y a plus, et, avec le témoignage qu'il me reste encore à produire, la démonstration va prendre une précision quasi-mathématique. Écoutez bien ceci :

Une influence provisoire, même simplement *provisoire,* du traitement spécifique a pu quelquefois conjurer *provisoirement* les effets de l'hérédité syphilitique.

Ainsi, il peut suffire, pour qu'un enfant naisse sain de parents syphilitiques, qu'*au moment de la procréation* les parents se trouvent soumis à l'influence du mercure.

Quelque singulier, quelque paradoxal, quelque inexplicable surtout que paraisse un tel fait au premier abord, il n'en est pas moins authentique. Il ressort en toute évidence d'un certain nombre d'observations bien étudiées et semblant irréprochables.

Tel est, par exemple, le cas suivant, qui a été relaté par Turhmann (de Schœnfeld) et qu'on peut qualifier en l'espèce d'observation modèle :

Une femme syphilitique commence par avoir sept grossesses, pendant lesquelles elle ne se traite pas. Sept fois elle accouche d'enfants syphilitiques qui ne tardent pas à mourir.

Devenue enceinte une huitième et une neuvième fois, elle se traite au cours de ces deux grossesses. Chaque fois elle accouche d'un enfant *sain*, bien portant.

Survient une dixième grossesse. Cette fois, cette femme, se considérant comme guérie, ne se traite pas. Elle accouche d'un enfant *syphilitique*, qui meurt à six mois.

Finalement, une onzième grossesse, dans le cours de laquelle intervient le traitement, amène un enfant sain[1].

Ce fait aurait été inventé de toutes pièces, imaginé théoriquement pour les besoins de la cause, qu'en vérité il ne saurait être plus démonstratif.

Enfin, interrogez la statistique et comparez les quotients de mortalité infantile par *hérédité syphilitique* dans le camp des sujets traités et dans le camp des sujets non traités.

---

1. V. *Gazette médicale*, 24 juin 1843.

La mortalité infantile héréditairement issue de sujets qui, ayant eu le malheur de contracter la syphilis, ont eu le bon sens de s'en traiter et la patience de s'en traiter longuement, est vraiment minime. Elle ne dépasse pas, dans les statistiques que j'ai instituées sur ce sujet et publiées ailleurs[1], le chiffre de 3 pour 100.

Or, quelle est-elle dans le camp des indifférents, des négligents, qui n'ont opposé à la syphilis, pour tout traitement, que l'expectation pure et simple? Dans ces conditions elle devient formidable, comme vous allez en juger.

Certes, il est très rare de nos jours (fort heureusement) de rencontrer des sujets qui, ne s'étant pas traités de leur syphilis, n'ayant absolument rien fait contre elle, n'en ont pas moins eu l'audace de se marier, en dépit des dangers de divers genres qu'ils importaient avec eux dans le mariage. Cependant, il est des téméraires ou des cyniques de ce genre. J'en ai trouvé quatorze pour ma part, et voici quel a été le sort de leurs enfants.

Ces quatorze individus, après avoir ou non communiqué la syphilis à leur femme, sont devenus pères quarante-cinq fois, et ces quarante-cinq grossesses ont abouti aux résultats suivants :

Enfants survivants (dont 6 affectés de syphilis) . . . 8
Fausses couches ou naissances d'enfants mort-nés. . 29
Enfants morts peu de temps après leur naissance. . 8
Total. . . . 45

1. Voy. A. Fournier, *L'hérédité syphilitique*, 1891.
FOURNIER. — *Traitement de la Syphilis.* 2

C'est-à-dire, au total, 37 morts sur 45 grossesses. Quotient de mortalité : 82 pour 100. — Quelle effroyable proportion !

Et comparez cela maintenant au quotient de mortalité correspondante (3 pour 100) chez les sujets traités !

N'est-ce pas là, Messieurs, la démonstration mathématique que je vous promettais tout à l'heure?

Si je ne devais me borner, j'aurais encore, avant d'épuiser ce sujet, à aborder nombre d'autres considérations de même ordre, toutes tendant à établir les dangers de la syphilis abandonnée à son évolution propre et les bienfaits d'un traitement rationnel aboutissant à atténuer, à amoindrir, voire à exclure tout ou partie de ces dangers.

Mais, en vérité, je crois ce surplus de démonstration actuellement superflu. Ce qui précède a dû vous convaincre. Donc, je n'insisterai pas davantage, et je conclurai, sur ce premier point de notre sujet, par les deux propositions suivantes :

1° *Abandonnée à son évolution propre, à ses tendances naturelles, la syphilis est essentiellement ment féconde en dangers de divers genres ;*

2° *Il ressort de l'expérience générale que ces dangers peuvent être atténués, amoindris, voire conjurés sinon toujours, au moins dans la très grande majorité des cas, par un ensemble de médications composant ce qu'on appelle le traitement de la syphilis.*

Donc, au total, il y a tout intérêt, tout avantage pour les malades à bénéficier de ces ressources thérapeutiques; donc, il nous faut, médecins, *traiter* la syphilis.

II

FAUT-IL TRAITER TOUTES LES SYPHILIS?

Nous n'en avons pas fini, Messieurs, avec la question préalable qui vient de nous occuper. Car, au point où nous en sommes de cette discussion, certains partisans « mitigés » de la doctrine expectante interviennent pour nous dire :

« Soit! D'une façon générale, vous avez raison. Oui, d'une façon générale, il convient de s'occuper de la vérole et de la traiter. Mais distinguons! Il y a vérole et vérole. Il y a des véroles *graves*, destinées à aboutir aux plus lamentables catastrophes, voire à la mort. Il y a des véroles *fortes*, produisant des accidents sérieux qu'il importe de prévenir. Mais il y a aussi des véroles *faibles, douces*, qui se bornent à quelques accidents éphémères et bénins, au delà desquels elles restent silencieuses, et qui vraiment n'ont que faire d'un traitement parce qu'elles guérissent seules. Eh bien, soyons logiques. Les véroles graves, traitons-les énergiquement et longtemps; pas de discussion possible sur ce point. Les véroles fortes, traitons-les aussi; c'est prudent,

c'est rationnel, c'est indiqué. Mais les véroles
faibles, laissons-les tranquilles; laissons-les guérir
de leur propre mouvement; contre celles-ci tout
traitement a pour le moins le tort d'être superflu. »

Voilà, répondrai-je, un programme déjà bien
plus sage et plus médical que celui de l'*expectation quand même,* de l'expectation appliquée
de parti pris et indistinctement à tous les cas.
Mais discutons maintenant ledit programme.

Avez-vous, oui ou non, dirai-je aux partisans
de ce programme, les éléments d'un critérium qui
vous permette de déterminer la *qualité* d'une syphilis naissante? Pouvez-vous préjuger ce que sera,
à échéance de 10, 15, 20 ans, telle ou telle syphilis? Pouvez-vous nous dire, par exemple : «Voilà
une syphilis qui aura son étape tertiaire; tenons-
nous en méfiance contre elle, et traitons-la en conséquence »? Ou bien, inversement : « Voilà une
syphilis qui restera indéfiniment bénigne; nous n'a-
vons rien à en redouter pour l'avenir; laissons-la
donc évoluer à sa guise et croisons-nous les bras en
pleine sécurité ». Si vous êtes en mesure de répondre
catégoriquement à ces deux questions (qui, à la
vérité, n'en font qu'une), c'est-à-dire d'instituer sur
des bases solides ce qu'on pourrait appeler l'horo-
scope de la syphilis ou, dans un langage plus scientifique, le *diagnostic prévisionnel* de la syphilis, nous
sommes tout disposés à accepter votre programme,
c'est-à-dire à ne pas traiter ceux de nos malades sur
lesquels vous pronostiquerez une vérole bénigne;

car, bien entendu, nous ne traitons pas nos malades pour le plaisir de les traiter, mais en vue et avec l'espérance de leur être utiles, et nous nous abstiendrions bien volontiers de traiter ceux qui n'ont que faire de nos remèdes.

Donc, en définitive, voyons sur quels signes repose votre appréciation des éventualités d'avenir d'une syphilis donnée, car tout est là en l'espèce, car c'est là manifestement la base même du système.

Eh bien, Messieurs, on a cherché et laborieusement cherché à élucider le problème en question; on a fait de nombreux et louables efforts pour déterminer si telle syphilis qui vient de naître sera, dans un avenir plus ou moins éloigné, une syphilis bénigne ou une syphilis grave, une syphilis destinée à rester silencieuse après quelques éclats initiaux ou bien à se traduire par quelque catastrophe tertiaire. A quoi, somme toute, a-t-on abouti dans cette voie?

On a cru trouver tout ou partie de la solution du problème dans certaines considérations empruntées à la forme du chancre, à son incubation, à la qualité de la première poussée secondaire et des poussées ultérieures, etc., etc. Ainsi, on a dit :

« Les syphilis bénignes et destinées à rester bénignes sont celles qui proviennent par contagion d'un accident de forme secondaire; — qui ont une incubation longue; — qui débutent par un chancre superficiel, bénin d'allure, à induration peu accentuée; — qui préludent à la période secondaire par une poussée simplement érythémateuse, par une première syphilide bénigne; — qui, au delà, évoluent par des poussées largement espacées et de caractère toujours bénin, etc.

Et, inversement, les syphilis graves ou destinées à devenir graves sont celles qui procèdent de la contagion d'un chancre; — qui n'ont qu'une incubation courte; — qui s'annoncent par un chancre ulcéreux, fortement induré; — qui entrent dans la période secondaire par une première poussée de caractère suppuratif, ulcéreux, croûteux; — qui se continuent au delà par des poussées de même ordre, se succédant à intervalles rapprochés, etc. »

Qu'y a-t-il de vrai, de fondé, dans tout cela? Inutile de dire quel intérêt pratique se rattache à de telles questions, qui vont en conséquence exiger de nous un examen approfondi.

I. — Tout d'abord, existe-t-il une relation forcée, voire seulement habituelle, entre la *provenance* d'une syphilis et son degré d'intensité? Est-il démontré que toute syphilis née de la contagion d'un chancre doive être une syphilis *forte*? Et surtout (car cela est plus important en l'espèce) est-il avéré que toute syphilis dérivée par contagion d'un accident secondaire soit astreinte à n'être dans le présent et l'avenir qu'une syphilis *faible*?

Pour qu'un tel fait pût être accepté, il faudrait qu'il reposât sur un nombre considérable d'observations — et d'observations complètes, *de longue haleine*, — permettant d'établir un parallèle dé-

monstratif entre les syphilis dérivées du chancre et
les syphilis dérivées d'une contagion secondaire?
Or, où sont les observations de ce genre? Vous les
chercheriez vainement dans la science, Messieurs.
Nous n'avons même pas les premiers éléments
d'une statistique sérieuse à ce sujet[1].

Que la cause contaminante exerce une influence
sur les symptômes et l'intensité de la syphilis, cela,
rigoureusement, serait possible; mais cela, dans
l'état actuel de nos connaissances, n'est en rien démontré. Les avis d'ailleurs sont plus que partagés à
ce point de vue, et la plupart des syphiliographes
inclinent à penser qu'il est peu de compte à tenir
de l'origine d'une syphilis pour apprécier l'intensité probable de ses manifestations ultérieures[2]. Pour
ma part, je n'ai pas vu de notable différence jusqu'ici entre la vérole née du chancre et la vérole

1. La doctrine qui soutient cette loi de concordance entre
l'origine et l'intensité de la syphilis ne se montre pas toujours
conséquente avec elle-même. L'un de ses partisans, par exemple,
commence par insister sur « la bénignité relative de la syphilis
transmise par des lésions secondaires ». Puis, comme corollaire
bien inattendu, il signale plus loin la gravité particulière que
prend la syphilis chez les nourrices infectées par leurs nourrissons.
« Il m'a paru, dit-il, que, chez les nourrices infectées de la sorte,
la maladie présentait plus de gravité, tant par la forme et l'étendue
de ses lésions que par sa résistance au traitement et par une plus
grande tendance à récidiver. » S'il est cependant une syphilis qui
dérive d'une contagion secondaire, n'est-ce pas celle des nourrices ?

2. « J'en suis arrivé, dit M. Rollet (*Traité des maladies vénériennes*,
Paris, 1865), et je crois que c'est l'avis qui finira par prévaloir, à
tenir peu de compte de l'origine de la syphilis, et à me préoccuper
beaucoup plus du malade qui en est affecté que de celui qui l'a
transmise. »

née d'un accident secondaire. Je puis même affirmer que cette dernière, en maintes et maintes occasions, s'est présentée à moi sous une allure grave, avec les manifestations les plus alarmantes. C'est ainsi, à n'en citer que deux exemples, qu'on observe parfois des syphilis graves chez les nourrices et les jeunes mariées, bien que, dans l'un et l'autre cas, ces syphilis soient issues d'accidents secondaires d'un nourrisson hérédo-syphilitique ou d'un mari anciennement contaminé au cours de sa vie de garçon.

D'ailleurs, serait-il avéré, le signe que nous discutons actuellement ne trouverait en pratique que de bien rares applications, et pour cause. Tous les médecins, en effet, qui se sont occupés de confrontations, c'est-à-dire qui ont pris à tâche d'instituer un parallèle entre la maladie du sujet qui transmet la contagion et la maladie du sujet qui reçoit cette contagion, tous ces médecins, dis-je, savent par expérience combien il est difficile de remonter à l'origine d'une affection vénérienne[1]. Sur cent cas il en est dix à peine dont on puisse tirer parti, et cela pour des raisons très diverses. Les malades, par exemple, ont eu des rapports multiples, et de ces rapports lequel incriminer? Ou bien, des deux conjoints il en est un qui se dérobe, etc., etc. Mettez donc un tel signe à profit dans un service comme le nôtre! La plupart des femmes de nos

1. Voy. A. Fournier, *Recherches sur la contagion du chancre.* Paris, 1857.

salles ne savent ni quand elles ont gagné la vérole, ni moins encore *de qui elles l'ont reçue.* Et, parmi les gens du monde, parmi nos clients, bon nombre, soyez-en sûrs, ont d'excellentes raisons pour n'être pas mieux renseignés à ce sujet.

Conclusion : Rien à inférer, relativement aux conséquences ultérieures de la vérole, de la nature des accidents qui ont transmis l'infection.

II. — *Second signe.* — La gravité d'une syphilis est-elle, comme on l'a prétendu, en raison inverse de la *durée d'incubation* du chancre? C'est-à-dire : un chancre succédant d'une façon hâtive à la contagion annonce-t-il une vérole forte; — et, inversement, un chancre tardant longuement à éclore présage-t-il une vérole faible?

Ici, Messieurs, nous pouvons abréger le débat. C'est qu'en effet la science n'est pas faite sur ce point; elle n'est même pas ébauchée. Tout ce qu'on a dit à ce sujet n'est que conjectures et hypothèses. J'ajouterai même qu'*à priori* j'ai bien peu d'espoir de voir jamais un signe de cet ordre fournir un critérium de quelque valeur pour le pronostic d'une diathèse telle que la vérole.

III. — *Troisième signe.* — Les caractères de la *première poussée éruptive* permettent-ils de préjuger l'avenir d'une syphilis?

On l'a dit. D'après un de nos plus éminents collègues, M. Diday, la première syphilide « donne une juste idée de ce que sera la syphilis dont elle marque le début ». Elle est, ajoute le même auteur, comme « un premier chapitre où l'œuvre tout entière se peint fidèlement, se devine, pour qui sait lire.... Si un seul signe m'était accordé pour prédire la destinée spéciale d'un homme chez qui la syphilis commence, c'est assurément celui-là que je choisirais. »

D'après cela, rien ne serait plus facile à établir que le pronostic d'avenir de la vérole. La première poussée à la peau se fait-elle sous forme d'un érythème simple, sans mélange de papules, de squames ou de croûtes, la syphilis ultérieure sera à jamais bénigne et « la cure spontanée en est presque certaine » (!). La première syphilide, au contraire, appartient-elle aux formes papuleuses, squameuses, vésiculeuses ou pustuleuses, c'est là une menace de syphilis grave.

Pour une petite part de vérité, cette proposition, Messieurs, contient une bien plus large part d'erreur. Je m'explique.

Il est vrai, incontestablement vrai qu'au début d'une syphilis secondaire une roséole érythémateuse, pure et simple, comporte un pronostic *actuel* moins grave qu'une syphilide d'autre forme, notamment qu'une syphilide suppurative, ulcéreuse.

Il n'est pas moins vrai, réciproquement, qu'une syphilide de forme tertiaire, tuberculeuse ou ulcéreuse par exemple, inaugurant le stade secondaire, constitue un indice *actuel* défavorable, autant qu'un fâcheux présage pour un avenir plus ou moins rapproché.

Mais cela seul est vrai, et toute autre induction tirée du caractère de la poussée primitive est dénuée de fondement.

Souvent, en effet, on voit des syphilis qui, s'annonçant à leur début sous des formes plus ou moins sérieuses, s'adoucissent au delà et s'apaisent. Réciproquement, et ceci est bien plus essentiel à constater, le début bénin d'une syphilis n'est en rien une garantie d'avenir. Un malade peut commencer la syphilis par une roséole et la finir — la *finir* n'est même que le mot trop juste en certains cas — par un accident des plus graves. Pronostiquer aux malades qui ont la roséole un avenir sans nuages, c'est leur donner une sécurité des plus illusoires et partant des plus dangereuses. Loin de leur dire : « Vous avez la roséole, donc vous êtes sauvés! », il serait plus sage, je crois, et plus conforme à l'expérience de leur tenir un tout autre langage, tel que le suivant, par exemple : « Vous avez la roséole, et cela n'est rien, quant à présent; mais cela ne veut pas dire que vous serez toujours quittes de la vérole à si bon marché; cela veut dire, au contraire, que vous avez la vérole avec tous ses dangers, avec toutes ses conséquences possibles. Donc, méfiez-vous, tenez-vous en garde contre l'avenir, et surtout traitez-vous. »

C'est que nombreux en effet, très nombreux sont les cas où dix, vingt, trente ans après la roséole, des accidents tertiaires graves ont signalé la présence permanente de la vérole dans l'organisme.

Conséquemment, le début d'une syphilis par un exanthème bénin, tel qu'une roséole, ne constitue en rien un gage de sécurité, même relative, pour l'avenir.

IV. — Faut-il accorder plus de confiance aux caractères qu'on a cru pouvoir tirer du nombre, de la forme, de l'échéance, de l'espacement chronologique des *poussées ultérieures*?

Sans doute, des poussées multiples, intenses, se succédant à courts intervalles, attestent de la façon la plus évidente une « mauvaise vérole », qu'il importe de surveiller de près et de combattre énergiquement. Cependant elles n'attestent, à vrai dire, qu'une mauvaise vérole *actuelle* et n'engagent pas nécessairement l'avenir. D'ailleurs (car c'est toujours là le point essentiel), la réciproque est-elle vraie? Des poussées peu nombreuses, légères ou moyennes d'intensité, largement espacées les unes des autres, signifient-elles que la diathèse doit s'en tenir là et que l'éventualité tertiaire n'est pas à redouter? Mille fois non. Il est des syphilis, et en grand nombre, qui aboutissent aux lésions tertiaires les plus graves, sans passer par la série intermédiaire de poussées successives graves, multiples et subintrantes. Exemple, entre tant et tant d'autres du même genre : J'ai sous les yeux actuellement un malade d'une quarantaine d'années affecté d'une lésion cérébrale très certainement syphilitique et diagnostiquée telle, non pas seulement par moi, mais par trois de mes collègues. Eh bien, pour tous accidents

antérieurs, ce malade n'a eu que ceci très exactement et d'après diagnostic écrit de M. Ricord : « un
chancre induré, une syphilide papulo-squameuse
assez légère, quelques syphilides de la gorge, quelques adénopathies », et rien autre. Voilà donc un
cas où la syphilis pourrait se terminer par la mort,
après ne s'être accusée au préalable que par un très
petit nombre de manifestations des plus bénignes[1]!
— Et ne croyez pas, Messieurs, que ce soit là un
fait rare, anormal, extraordinaire. C'est là tout au
contraire un fait *commun*, banal, comme on en
rencontre chaque jour et comme je vous en citerai
d'innombrables exemples à propos des symptômes
de la période tertiaire.

V. — Enfin, les caractères du *chancre* permettent-
ils de préjuger la gravité ultérieure de la diathèse?

« Tel chancre, telle vérole », a-t-on dit. Au chancre
vrai, ulcéreux, extensif, fortement induré, succède
une vérole forte, une vérole grave. Au chancre érosif, superficiel, légèrement induré, correspond une
vérole faible. »

Que penser, Messieurs, de cette prétendue « loi
de concordance » entre le chancre et la vérole qui
le suit?

Il est positif (bien que le fait dont je vais parler
soit sujet à de nombreuses exceptions) qu'un chancre
ulcéreux, étendu, fortement induré, et surtout un
chancre à tendance phagédénique, appelle à sa

1. Ce malade a succombé, et l'autopsie a révélé sur lui des lésions incontestablement syphilitiques des méninges et du cerveau.

suite en général une syphilis secondaire sérieuse, immédiatement féconde en accidents multiples et en accidents *précoces*, c'est-à-dire devançant le terme de leur éclosion normale dans la chronologie habituelle de la diathèse[1].

Réciproquement, il est non moins vrai qu'un chancre simplement érosif, faiblement induré et d'évolution éphémère, prélude en général à de premières poussées éruptives de forme superficielle et bénigne.

Mais à cela, à cela seulement, se bornent les inductions légitimes qu'on peut tirer des caractères objectifs du chancre. Tout autre pronostic prévisionnel déduit du chancre n'est plus qu'hypothèse, illusion, prophétie d'aventure, et prophétie *dangereuse*, je vous l'affirme, dangereuse par la fausse sécurité qu'elle donne aux malades. Sans doute il convient, à la suite d'un chancre grave, de se tenir en garde contre l'éventualité du tertiarisme. Mais il n'est pas moins sage de se tenir en garde contre elle *dans tous les cas*, et à la suite de *tous* les chancres, *quels qu'ils soient;* car, de par l'observation commune, *les accidents tertiaires les plus graves n'ont souvent eu pour point de départ que le chancre le plus petit, le plus faiblement induré, le plus bénin, le plus insignifiant.*

Sur ce point, d'ailleurs, les résultats de l'expérience clinique sont-ils donc en opposition avec les

---

1. Voy. Bassereau, *Traité des affections de la peau symptomatiques de la syphilis.* Paris, 1852, p. 443.

données des prévisions rationnelles ? Nullement.
Qu'un chancre bénin soit suivi de poussées secondaires bénignes, ou qu'à un chancre grave succèdent des poussées secondaires sérieuses, rien que
de très naturel à cela, rien que d'absolument normal au point de vue théorique. Chancre et symptômes secondaires sont, en effet, des phénomènes
qui se suivent *à courte échéance* et qui, conséquemment, surprennent l'organisme *dans un*
même état de santé, dans une même disposition
générale vis-à-vis de la diathèse. Que l'organisme,
à un moment donné, tolère bien ou mal cette diathèse et subisse à termes peu distants des accidents
qui se correspondent comme modalité pathologique
et comme gravité, cela est dans la logique des choses;
il devait en être ainsi, et ce résultat (soit dit sans
diminuer le mérite de ceux qui l'ont constaté cliniquement) pouvait presque être prévu, énoncé *à*
priori. Mais cette concordance des phénomènes
diathésiques initiaux a-t-elle une signification plus
étendue ? Si la maladie, par exemple, a été facilement tolérée par l'organisme pendant un temps
donné, suit-il de là qu'elle le sera *toujours* également et de la même façon ? De ce qu'elle a été bénigne à ses débuts, est-on autorisé à croire qu'elle
restera telle indéfiniment ? De ce qu'elle a suspendu
ses manifestations à un moment donné, est-on en
droit de conclure qu'elle est à jamais éteinte ? Non,
certes. Rien ne légitime des inductions, des sup-
positions de ce genre, et les médecins qui les ont

émises n'ont pas moins excédé les bornes de l'induction spéculative que négligé les enseignements
de la clinique.

Au total, Messieurs, le chancre ne fait que traduire une disposition *actuelle* de l'économie, disposition qui peut continuer à s'exercer sur les accidents *prochains* de la période secondaire, mais
qui n'engage en rien l'avenir; — et surtout la bénignité du chancre ne constitue en rien une immunité, une sauvegarde contre les accidents graves
d'une époque éloignée.

Tels sont, Messieurs, les signes principaux (je
vous fais grâce de quelques autres qui ne méritent
pas discussion) sur lesquels on a voulu baser le
pronostic prévisionnel de la vérole. Aucun d'eux,
vous l'avez vu, n'a de valeur réelle; aucun ne fournit de renseignements sérieux sur les éventualités
d'avenir de la diathèse.

La plupart de ces prétendus signes reposent sur
une conception toute théorique, à savoir : qu'il doit
exister une concordance de forme et d'intensité
entre les accidents initiaux de la maladie et ceux
d'une époque postérieure. La vérole est-elle grave
originairement, on suppose qu'elle doit continuer à
être grave dans ses phases ultérieures; est-elle bénigne à ses débuts, on préjuge qu'elle restera bénigne
au delà, on se flatte même de l'espoir qu'elle sera
bientôt éteinte. Or, ce rapport théorique entre les
étapes successives de la diathèse est loin d'être légi-

timé par l'observation, et, comme vous m'avez entendu le répéter bien souvent, *le présent, dans la syphilis, n'est en rien « le miroir de l'avenir »*.

S'il ne s'agissait en l'espèce que d'une question de doctrine, je me bornerais à signaler l'erreur, et tout serait dit. Mais il y a plus, et j'insiste, j'ai devoir d'insister, car l'erreur théorique dont il s'agit aboutit à des conséquences pratiques d'un intérêt considérable que vous allez apprécier.

Lorsqu'une syphilis se borne, dans ses périodes primitive et secondaire, à un petit nombre d'accidents et d'accidents légers, on prend confiance et l'on se laisse aller involontairement (je dirais presque malgré soi) à traiter la maladie d'une façon moins énergique, moins assidue, moins prolongée, qu'en des conditions différentes. Rien ne s'est produit de grave, rien ne se produit plus; il ne semble guère qu'il y ait utilité à poursuivre, à « éterniser » le traitement. On cesse donc la médication, et la plupart du temps d'ailleurs les malades, en suspendant leurs visites, vous épargnent le souci de décider s'il y aurait lieu de la continuer plus longtemps. Or, qu'advient-il souvent de ces syphilis réputées bénignes en raison de leur début bénin et prématurément abandonnées à elles-mêmes? C'est que cinq, dix, vingt ans après ou plus tard encore, elles se réveillent soudain sous forme d'une manifestation tertiaire toujours plus ou moins sérieuse, souvent grave, voire très grave, parfois même fa-

tale. De cela, Messieurs, à qui la faute? Pour une
bonne part, soyez-en sûrs, la responsabilité en revient à la doctrine optimiste qui, déchargeant de
tout risque d'avenir les syphilis originairement bénignes, invite à ne leur opposer qu'un traitement
provisoire, tout à fait insuffisant.

La vérité clinique, au contraire, la grande et
essentielle vérité que j'ai à cœur de laisser en vos
esprits, c'est que la bénignité initiale d'une syphilis
ne constitue en rien une immunité d'avenir; c'est
qu'une syphilis qui *commence bien* n'en est pas
moins exposée pour cela à *mal finir*.

J'en appelle sur ce point à l'expérience commune. Quel médecin n'a pas eu à constater des accidents tertiaires graves chez des sujets à antécédents
spécifiques bénins; — chez des sujets dont le chancre n'avait été qu'un insignifiant bouton; — chez
des sujets qui n'avaient éprouvé que des manifestations secondaires sans importance; — chez des
sujets enfin dont les symptômes primitifs et secondaires avaient pu, à force même de bénignité, soit
rester méconnus comme nature, soit passer ina-
perçus?

Cela, Messieurs, je tiens à vous en convaincre
pleinement, absolument; et, dans cette intention,
je produirai les deux statistiques suivantes :

1° Voici, d'abord, une statistique relative à cent
cas de syphilis cérébrale, pris au hasard parmi
mes observations (les cent derniers qui se soient
présentés à moi dans ma pratique de ville). Or,

sur les cent malades en question, chez lesquels les
déterminations cérébrales ont abouti, pour plus d'un
tiers des cas, soit à des infirmités incurables (hémiplégie, contractures, altération de l'intelligence), soit
même à la mort, qu'ai-je trouvé en tant qu'antécédents spécifiques, qu'ai-je trouvé en tant que *gravité* de symptômes spécifiques antérieurs à l'invasion de la syphilis sur l'encéphale? Ceci, très
exactement :

17 fois des antécédents de *syphilis extrêmement bénigne*, c'est-
à-dire de syphilis s'étant réduite à quelques accidents
du caractère le plus léger (sans même parler d'une demi-
douzaine de cas où, d'après le dire des malades, « il
ne s'était pas produit le moindre accident secondaire »);
54 fois des antécédents de *syphilis bénigne*, c'est-à-dire de
syphilis s'étant composée d'un certain nombre d'accidents secondaires de forme superficielle, tels que roséole, plaques muqueuses, adénopathies, alopécie, etc.;
22 fois des syphilis secondaires d'importance moyenne, ca-
ractérisées par des manifestations plus sérieuses (telles
que syphilides papuleuses ou papulo-croûteuses, psoriasis palmaire et plantaire, ecthyma, onyxis, alopécie
intense, iritis, douleurs rhumatoïdes ou ostéocopes,
céphalée, etc.);
7 fois des syphilis secondaires véritablement sérieuses, s'é-
tant traduites soit par des éruptions profuses, intenses,
de caractère suppuratif, etc., soit par une tendance
précoce au tertiarisme.

Donc, défalcation faite des 22 cas de syphilis
d'importance moyenne, qui restent sans signification en l'espèce de par leur caractère même de gravité moyenne, nous aboutissons au résultat suivant :

Sur 78 cas de syphilis cérébrale :

Sept cas où les accidents cérébraux ont succédé
à une période secondaire importante, composée de
manifestations sérieuses;

Et soixante et onze cas qui ont eu pour préludes
des syphilis secondaires ou bénignes ou très bénignes, c'est-à-dire constituées par les accidents
les plus légers que comporte la maladie.

Quelle proportion! Et que conclure de là, si ce
n'est que la bénignité originelle d'une syphilis n'est
en rien une garantie contre l'éventualité d'accidents
graves ultérieurs, notamment contre les plus graves
de ces accidents graves, à savoir les accidents cérébraux?

Que si maintenant, après vous avoir énoncé ce
résultat d'ensemble, je descendais aux détails, vous
verriez que l'analyse de quelques-unes des observations qui composent cette statistique n'est pas
moins édifiante dans le même sens. J'en trouve bon
nombre, en effet, qui sont essentiellement probantes pour la thèse que je soutiens, et cela en
raison même du caractère remarquablement bénin
des accidents qui ont servi de prélude aux manifestations cérébrales. Voyez plutôt, à ne citer que
les cinq suivantes :

Un jeune homme, de robuste constitution et
d'excellente santé habituelle, se trouve actuellement
affecté d'une hémiplégie syphilitique grave, dont le
traitement le plus énergique ne l'a encore que

très incomplètement délivré et, probablement, ne le délivrera jamais d'une façon absolue. Eh bien, quel est son bilan comme antécédents spécifiques? Un « petit chancre », il y a deux ans, suivi de quelques plaques muqueuses buccales.

Un autre n'a eu pour tous accidents qu'un chancre, une « syphilide papuleuse discrète » (Ricord) et quelques érosions amygdaliennes. Ce qui n'empêche que, dans la dix-septième année de sa syphilis, il ne soit mort de lésions cérébrales, dont le caractère spécifique a été attesté par l'autopsie.

Deux autres ont abouti, vers la quatrième et la sixième année de leur maladie, à une hémiplégie de nature incontestablement spécifique. Quels antécédents ai-je relevés sur eux? Pour le premier, chancre et roséole; — pour le second, chancre et quelques taches palmaires. Rien autre.

Enfin, un jeune homme, que j'ai observé dès le début de l'infection et toujours suivi depuis lors, n'a été affecté, très sûrement, que des deux accidents que voici : Chancre induré de la verge; — puis, deux mois plus tard, une plaque muqueuse linguale. Et néanmoins, huit ans après le début de sa maladie, je viens de le trouver en état de syphilis cérébrale grave, s'accusant par les symptômes suivants : ptosis; diplopie; crises épileptiformes; hallucinations; lypémanie; embarras de la parole; amnésie; incapacité intellectuelle; hébétude, etc.; bref, c'est un malade perdu. — Or, en l'espèce, quel contraste, quel abîme, dirai-je, entre cette

période secondaire constituée par *une* plaque muqueuse et ce dénouement tertiaire aux manifestations les plus graves !

Et voilà comment peuvent se terminer les syphilis initialement bénignes[1]!

2° La seconde statistique que je vous ai annoncée
est d'ordre plus général. Elle porte sur ce qu'on
peut appeler les *antécédents du tertiarisme*.

J'ai voulu savoir ceci : Que sont, dans leurs
phases originelles, les syphilis qui aboutissent au
tertiarisme? En autres termes, les syphilis qui aboutissent à des manifestations tertiaires s'annoncent-
elles d'emblée par une période secondaire *mauvaise*, chargée d'accidents; ou bien cette période
secondaire n'est-elle pour elles que ce qu'elle est
usuellement?

En vue d'élucider ce problème, j'ai compulsé et
analysé un grand nombre d'observations de syphilis
tertiaire dont les antécédents m'étaient connus, et
voici ce à quoi je suis arrivé :

1. Que l'on n'aille pas toutefois exagérer et transformer ma
pensée. Je ne dis pas que toute syphilis originairement bénigne
est destinée au tertiarisme; je dis seulement que les syphilis de
cet ordre y aboutissent fréquemment, très fréquemment.
Des syphilis originairement bénignes peuvent-elles rester indéfiniment bénignes, voire sans traitement plus ou moins prolongé?
Je ne le nie pas, et n'ai pas le droit de le nier. Je dirai même
que de temps à autre on rencontre des sujets âgés qui vous
racontent avoir eu la syphilis il y a vingt, trente, quarante ans, ne
s'en être traités que d'une façon à coup sûr insuffisante, et cependant n'en avoir éprouvé aucun dommage. Mais quelle est la proportion de ces cas par rapport à ceux d'ordre précisément opposé?
M'est avis, d'après ce que j'ai vu, qu'ils doivent être bien rares.

Sur un total de 1664 cas, relatifs à des accidents tertiaires de tout ordre, j'ai relevé ceci comme antécédents :

1° Des syphilis secondaires de caractère *bénin* ou même *très bénin*........ 1424 fois

2° Des syphilis secondaires de caractère *moyen* comme nombre et comme intensité de manifestations...... 131 —

3° Des syphilis secondaires *intenses* ou même *graves*........... 45 —

4° Des syphilis à forme tertiaire d'emblée (*syphilis malignes précoces*). . 64 —

Total. . . . 1664 —

Défalquant cette dernière catégorie de cas (étrangère à la question actuelle), nous aboutissons, somme toute, aux deux résultats suivants, qui seuls nous intéressent pour l'instant, à savoir :

1° Que les manifestations tertiaires peuvent succéder à toutes les formes de syphilis secondaire, forme bénigne, forme moyenne, forme grave ;

2° Mais que, *pour l'énorme majorité des cas* (1424 sur 1600), *elles succèdent à des syphilis secondaires* DE FORME BÉNIGNE.

En chiffres ronds, sur dix accidents tertiaires, il en est *neuf* qui dérivent de syphilis originairement bénignes, contre *un seul* qui soit précédé d'une syphilis secondaire moyenne ou grave, en tant que caractères de manifestations.

Donc, *neuf fois sur dix, le tertiarisme procède de syphilis originairement bénignes*, voilà le ré-

sultat que met en formelle évidence la statistique
qui précède.

Ce résultat, il suffira de l'énoncer, tant il est significatif, et je me garderai de tout commentaire à
son sujet.

Cela posé, tous ces documents produits, reve-
nons maintenant à la question thérapeutique qui
a motivé ce débat.

On nous disait : « Traitez les syphilis qui s'annoncent mal, qui sont originairement graves, rien
de mieux; traitez même les syphilis qui comportent d'emblée quelques accidents sérieux, cela
encore sera prudent. Mais ne traitez pas les syphilis
qui s'annoncent bien, les syphilis bénignes, légères
à leur début; car, avec celles-ci, le présent vous
répond de l'avenir. Ce sont là des syphilis destinées
à se juger, à s'épuiser naturellement, et, vis-à-vis
d'elles, votre traitement aurait pour le moins le
tort d'être superflu ».

Or, que venons-nous de voir dans ce qui précède? Ceci : qu'étant donnée une syphilis qui
vient d'éclore, nous n'avons aucun moyen d'en
mesurer la gravité future, de présager ce que cette
syphilis contient en germe pour l'avenir; — que
la bénignité initiale d'une syphilis ne constitue
en rien une garantie de bénignité pour les étapes
ultérieures; — et qu'enfin, pour l'énorme majorité des cas, le tertiarisme dérive de syphilis originairement bénignes.

De cela quelles conséquences avons-nous à déduire, au nom de la logique et du simple bon sens?

C'est qu'une syphilis, se présentât-elle à ses débuts sous les allures les plus favorables, les plus bénignes, n'en doit pas moins être considérée comme origine possible d'accidents ultérieurs graves, et graves jusqu'à menacer la vie.

C'est, donc, qu'il faut compter avec cette syphilis, et qu'il convient de s'en défier tout aussi bien que d'une syphilis originairement moyenne ou grave comme caractères de manifestations.

C'est, donc, en dernière analyse, que, si nous disposons de quelque moyen propre à atténuer cette syphilis et à conjurer ses éventualités d'avenir, il y a indication à le mettre en œuvre pour le plus grand bien et au mieux des intérêts de nos malades.

Or, ce moyen, nous l'avons : c'est de faire pour cette syphilis ce que nous ferions pour toute autre, à savoir *de la traiter*.

Ne pas traiter une syphilis à ses débuts sous prétexte qu'elle est actuellement bénigne, ne pas traiter ce qu'on appelle (bien improprement) une « syphilis faible, légère », c'est, de gaîté de cœur, abandonner un malade aux éventualités d'un avenir inconnu, mais plein de périls, c'est tenter une expérience plus que dangereuse, c'est commettre une double faute et contre le bon sens et contre les données de l'observation clinique.

Telles sont, Messieurs, les deux questions que, comme préambule, je devais tout d'abord discuter devant vous et auxquelles j'assigne les deux conclusions suivantes :

1° Il faut traiter la syphilis;

2° Il faut la traiter, quelle qu'elle soit à ses débuts, aussi bien dans ses formes légères, bénignes, que dans ses formes moyennes ou graves.

III

EXISTE-T-IL UN TRAITEMENT ABORTIF DE LA SYPHILIS?

L'ordre logique de cet exposé nous met en regard actuellement d'un autre problème, qui a été, ces derniers temps, plus vivement agité que jamais dans le public médical.

Existe-t-il un traitement abortif de la syphilis? C'est-à-dire existe-t-il un moyen de juguler, d'éteindre *ab ovo* la syphilis, de la tuer dans son germe, et cela de la même façon, par exemple, qu'on arrête le développement d'une branche ou d'une fleur en détruisant le bourgeon d'où doit sortir cette branche ou cette fleur?

De tout temps, cette idée, cette espérance de conjurer les manifestations ultérieures de la syphilis en l'attaquant dans son accident d'origine, a hanté l'esprit des médecins. De tout temps on s'est dit : Est-ce qu'il n'y aurait pas moyen d'éliminer, d'exclure, de jeter hors de l'économie le poison de la syphilis, en détruisant d'une façon quelconque son réceptacle initial, son nid d'invasion?

De cela les témoignages historiques seraient nombreux à citer.

Déjà, par exemple, vers 1514, Jean de Vigo écrivait ceci, textuellement : « Il faut se hâter de détruire sans retard les boutons ulcérés qui se produisent le plus habituellement à la verge par suite de la contagion (nous dirions « les chancres » aujourd'hui) et de les détruire par quelque remède violent, capable de les tuer sur place, d'en éteindre la malignité, et d'enrayer la diffusion imminente de leur venin dans toutes les parties de l'organisme [1]. »

De même, J.-L. Petit raconte qu'il tenait de son maître Corbis le précepte, « en cas de chancres récents sur un prépuce trop long ou avec phimosis, de couper tout le bout du prépuce; ce qui, dit-il, évitait de passer le malade par les grands remèdes, puisque le virus n'avait pas encore infecté la masse du sang [2] ».

Pour Hunter, le chancre était une maladie locale. « Il y a peu de danger d'infection pour l'économie, disait-il, si le chancre a été détruit presque aussitôt après son apparition et à une époque où l'on peut raisonnablement supposer que l'absorption n'a pas eu le temps de se faire [3]. »

---

1. Jean de Vigo, *Le mal français*, 1514. Trad. et comment. par A. Fournier (*Collection choisie des anciens syphiliographes*).
2. *Traité des maladies chirurgicales*, 1774, t. II, p. 452.
3. *Traité de la syphilis; Du chancre*, ch. III.

C'est exactement le même ordre d'idées qu'expri-
mait Ricord lorsqu'il disait, en 1856 : « Le chancre,
quelle qu'en soit la nature, n'est jamais en naissant
qu'une lésion locale. Alors même qu'il doit infecter,
son influence est primitivement bornée à la région
qu'il affecte. L'infection générale n'est pas un résultat immédiat et instantané ; c'est un accident
consécutif au développement du chancre et qui
demande un certain temps pour se produire.
Eh bien! que ne profitez-vous de l'intervalle qui
sépare l'apparition du chancre du moment où naît
l'infection pour éteindre le foyer d'où elle va surgir?..... Jugez quel bénéfice vous pouvez attendre
de la destruction du chancre, lorsque, détruisant
un chancre qui va s'indurer, vous tarissez du même
coup la source d'une infection constitutionnelle[1] ! »

Toutefois, les résultats de la pratique avaient tant
et tant de fois déçu les belles espérances de la
théorie, c'est-à-dire on avait tant et tant de fois
détruit et anéanti le chancre sans conjurer pour cela
l'infection constitutionnelle, que la méthode du
traitement abortif avait fini par être délaissée, voire
par tomber dans l'oubli, lorsque l'entrée en scène
des doctrines microbiennes est venue lui donner,
au cours de ces dernières années, un regain d'actualité et de faveur.

La raison de ce revirement est des plus simples,
comme vous allez le comprendre.

---

1. V. *Leçons sur le chancre*, 2e édit., p. 286.

Alors qu'on se représentait la syphilis comme le produit d'un virus, c'est-à-dire de quelque chose de presque immatériel, d'impondérable, d'insaisissable, d'un virus « dont un atome est aussi délétère qu'une tonne », on s'expliquait difficilement que la destruction du chancre pût prévenir l'absorption d'un principe aussi subtil, pouvant se diffuser dans l'économie de la même façon et avec la même rapidité qu'une vapeur se diffuse dans les couches de l'atmosphère. Comment lutter de vitesse avec un pareil agent, dont la pénétration dans l'organisme devait être instantanée?

Tout au contraire, avec les doctrines microbiennes le principe de la syphilis s'est en quelque sorte matérialisé. Il est devenu microbe, et, conséquemment, le chancre est devenu le premier gîte, la première étape d'une famille microbienne. C'est du chancre, leur première colonie, qu'émigrent les microbes spécifiques pour se répandre ensuite, par une série de colonisations, dans l'économie tout entière. Mais, notez bien ceci, comme le microbe est un être vivant qui a besoin de proliférer pour coloniser, et comme il lui faut pour proliférer un temps appréciable, la diffusion de la syphilis ne saurait plus, avec lui, être soudaine, instantanée. Elle exige nécessairement un certain laps chronologique. Elle laisse donc place à la possibilité d'une intervention répressive.

Raisonnant sur cette donnée, on s'est dit : « En toute évidence, le chancre est la première station,

le premier foyer du microbe pathogène de la syphilis. C'est le nid infectieux d'où va irradier l'infection générale. Eh bien, attaquons ce foyer originel
d'infection ; attaquons-le à temps ; supprimons-le le
plus hâtivement et le plus complètement possible ;
et peut-être réussirons-nous de la sorte à supprimer du coup la vérole, c'est-à-dire l'infection constitutionnelle. »

Puis, on a ajouté : « Que si même nous ne par-
venions pas ainsi à tarir d'une façon complète la
source de l'infection, tout au moins pourrions-nous,
suivant toute probabilité, atténuer la maladie en
diminuant matériellement le nombre des germes
morbides dont elle doit dériver ».

Avec cette façon nouvelle d'envisager la nature
intime et la pathogénie de la syphilis, il était tout
naturel qu'on fût porté à accorder plus de confiance
que jamais à la méthode dite abortive dans le traitement de la syphilis. Aussi bien, n'a-t-il jamais
été fait plus de tentatives dans cette direction que
depuis une douzaine d'années. On s'est attaché à
cette idée. On a multiplié les procédés pour détruire
le chancre, pour le supprimer d'une façon ou d'une
autre, voire avec son satellite habituel, le bubon. C'est
par centaines qu'il faut actuellement compter les
observations de destruction ou d'excision du chancre qui ont été publiées ces derniers temps[1].

---

1. La bibliographie de cette question — comme, du reste, de toutes
celles qui vont suivre — est *considérable*. Certes, la seule énumé-
ration des ouvrages, mémoires, notes, discussions, qui ont trait à

De cela qu'est-il résulté? A-t-on ou non réalisé de la sorte un progrès dans le traitement de la syphilis? C'est là ce que j'ai le devoir de rechercher avec vous.

IV

Les méthodes les plus diverses ont été proposées et expérimentées en vue soit de supprimer le chancre, soit d'empêcher la diffusion de son principe morbide dans l'économie.

En dépit de leur diversité, toutefois, ces méthodes peuvent être groupées sous deux chefs.

Dans les unes, on s'est efforcé de cerner, d'*investir* le chancre, si je puis ainsi parler, de façon à prévenir ses effets de diffusion infectieuse. On s'est ingénié à fermer les issues par lesquelles on supposait que le virus ou le microbe pouvait se glisser pour envahir ultérieurement l'organisme. On a essayé de réaliser (passez-moi l'expression) le *blocus du chancre.*

Dans les autres, on s'est attaqué au chancre directement; on l'a supprimé, soit en le cautérisant, soit en l'excisant.

la thérapeutique de la syphilis, formerait un gros volume. On comprendra qu'il m'est matériellement impossible de reproduire ici toutes les indications bibliographiques relatives au sujet de ces Leçons. Je serai donc forcé, bien à regret, de me restreindre à citer les travaux ou les plus importants ou les plus récents, ou ceux qui seront plus spécialement visés dans le texte.

Inutile de dire ce que vous avez déjà pressenti, à savoir que ce dernier chef contient les seules méthodes véritablement sérieuses, les seules sur lesquelles il y ait à faire quelque fonds.

Cependant, ne serait-ce qu'à titre de curiosité, disons quelques mots des premières.

On a proposé, pour cerner le germe pathogène de la syphilis, pour l'enceindre, le confiner dans le chancre et l'empêcher d'aller plus avant, de faire la *section des lymphatiques* émanant de la région affectée par le chancre. C'est là, Messieurs, une simple conception de cabinet, qui n'aurait pu — et pour de bonnes raisons inutiles à dire — être réalisée sur le vivant, voire sur le cadavre.

D'autres ont pensé à fermer les issues soit au virus, soit au microbe, à l'aide de *frictions mercurielles* pratiquées entre le chancre et les ganglions. — On a même parlé de « bloquer le chancre » par des injections mercurielles, en vue de saturer de contre-poison la route que doit suivre le poison pour arriver aux glandes lymphatiques correspondant au chancre.

D'autres ont eu l'idée de s'adresser aux ganglions, pour *barrer la route* en ce point au virus ou au microbe pathogène. Et, dans ce but, ils ont proposé :

Soit de ponctionner les ganglions, en les injectant d'une substance antivirulente ou microbicide, telle que la teinture d'iode ou une solution mercurielle ;

Soit même d'ouvrir et d'évider les ganglions;

Soit encore d'extraire les ganglions.

Ne perdons pas notre temps à discuter des opérations chimériques, telles que la ponction, l'injection, l'évidement des ganglions, etc., et ne faisons que parler de l'*extirpation des ganglions* qui, seule, serait rationnellement acceptable.

Celle-ci d'ailleurs mérite notre attention à un autre point de vue, car elle constitue un procédé complémentaire d'une autre méthode (l'excision du chancre) qui devra nous occuper bientôt.

Eh bien! dirai-je, quand on a proposé l'extirpation des ganglions en tant que méthode abortive de l'infection syphilitique, a-t-on suffisamment réfléchi aux difficultés pratiques d'une telle opération? Voyez plutôt.

Prenons pour base de discussion un chancre de la verge, ce qui d'ailleurs est le cas infiniment le plus commun. Ce sont, en pareille occurrence, les ganglions inguinaux qu'il s'agira d'extirper.

Or, d'abord, il faudra les extirper *tous*. Car, en l'espèce comme à propos de toute affection maligne, le principe du *tout ou rien* s'impose. Le but à atteindre est de couper les voies au microbe; il faut les lui couper toutes ou n'en couper aucune.

Cela accepté comme point de départ, je consulte l'anatomie, et je vois que les ganglions inguinaux sont singulièrement nombreux. M. Sappey, le grand anatomiste du système lymphatique, nous apprend qu'il n'existe pas moins de 18 à 20 ganglions ingui-

naux, dont quelques-uns, dit-il, sont très petits,
(par conséquent d'autant plus difficiles à découvrir
dans une opération). Je sais bien que tous ces ganglions ne répondent pas aux organes génitaux;
mais allez donc, dans une opération, faire la distinction de ceux qui y répondent et de ceux qui n'y
répondent pas! — Somme toute, ce qu'on nous
propose, ce n'est rien moins qu'une dissection, une
préparation anatomique des ganglions inguinaux,
comme sur le cadavre. Or, ceux d'entre vous qui
ont fait une préparation de ce genre à l'amphithéâtre voudront bien se souvenir du temps qu'ils
y ont mis et des peines que cela leur a coûtées.

Puis, ce n'est pas tout. D'autre part, la clinique
intervient pour me rappeler que très généralement
le chancre syphilitique a un double bubon, à savoir
un bubon dans chaque aine. Donc, pour couper
toutes les voies au microbe, il faudra extirper les
ganglions *des deux aines*. Double labeur!

Ajoutez que l'opération a pour siège une région
périlleuse par excellence, en raison du voisinage
de gros vaisseaux, en raison aussi du groupement
de la plupart des ganglions au niveau de l'embou-
chure de la saphène dans la veine crurale. Je veux
bien que ces dangers n'effraient pas nos habiles
chirurgiens, mais ils ne sont pas faits pour rassurer
un simple médecin.

Enfin, on passerait encore condamnation sur
tous ces embarras, toutes ces difficultés, si le résultat à attendre de l'opération présentait des garan-

ties sérieuses. Mais, en fermant la voie lymphatique, sommes-nous bien sûrs d'avoir fermé *toutes* les voies que peut suivre le microbe? Qui nous dit que le microbe ne peut suivre la voie des capillaires et des veines? Et, dans ce cas, à quoi bon lui barrer une route si nous en laissons une autre ouverte? La méthode reste donc incertaine, hypothétique dans son principe même. Conséquemment, quel médecin consentira à risquer une opération de cet ordre en vue d'un résultat aussi aléatoire?

Inutile vraiment d'insister sur ce premier groupe de méthodes qui n'ont jamais fait leurs preuves, qui ne sont encore que de pures conceptions théoriques, et dont, très certainement, la pratique n'a rien à attendre.

V

En second lieu se présentent à notre examen les méthodes abortives qui s'adressent directement au chancre. Celles-ci, *à priori* tout au moins, semblent bien autrement sérieuses.

Toutes visent un but commun : *supprimer le chancre,* le supprimer en tant que réceptacle du virus ou du microbe, en tant que foyer d'infection destiné à lancer dans l'organisme ses embolies infectieuses, en tant que « *seminarium infectionis* », comme disait Augier Ferrier.

Mais, en pratique, elles diffèrent comme procédés propres à détruire le chancre.

Trois procédés ont été mis en usage :

I. — La cautérisation ;

II. — Une variété de cautérisation que j'appellerai spécifique ;

III. — L'excision.

Quelques mots sur chacune de ces méthodes.

I. — La cautérisation du chancre a été effectuée de diverses façons, à savoir : soit par des caustiques chimiques, dont les plus usuellement employés sont la pâte carbo-sulfurique de Ricord, la pâte de Vienne, le chlorure de zinc, plus rarement l'acide nitrique fumant, l'acide acétique, ou le nitrate acide de mercure ; — soit par le fer rouge, le thermo-cautère ou l'électro-cautère.

Jadis — je parle d'il y a une trentaine d'années comme aussi des époques antérieures — la cautérisation du chancre « faisait merveille », et l'on n'avait pas de paroles assez enthousiastes pour en célébrer les bienfaits. « Cautérisez un chancre, disait-on, du premier au quatrième, voire au cinquième jour de la contagion, et vous conjurerez ainsi l'infection constitutionnelle. Pas de syphilis à la suite des chancres cautérisés avant le quatrième ou le cinquième jour à dater de la contamination. »

Et cela était vrai, notez-le bien. Oui, les choses se passaient bien de la sorte ; oui, les chancres cautérisés quatre ou cinq jours après le rapport contagieux restaient à l'état d'accidents locaux. Mais ne voyez-vous pas le défaut de la cuirasse ? Qu'était-ce donc que ces chancres qui, cautérisés *quatre ou cinq jours après la contagion,* n'étaient pas suivis d'infection constitutionnelle? C'étaient et ce ne pouvaient être que des *chancres simples.* Car c'est le chancre simple *seul* qui apparaît quatre ou cinq jours après la contagion ; — tandis que le chancre syphilitique, le véritable chancre syphilitique ne commence, lui, à éclore, que trois, quatre, cinq, six semaines après la contagion.

Trompé par ses souvenirs d'uniciste, Ricord était bien excusable de produire encore cette proposition en 1856, époque où il professa ses célèbres *Leçons sur le chancre* que j'ai eu le grand honneur de publier. Mais lui, le père, le créateur du dualisme, il serait le premier actuellement — ce qu'il a fait du reste — à désavouer son dire d'autrefois.

Aujourd'hui, avec le triomphe de la doctrine dualiste, les choses ont bien changé de face. A ce point que, faisant merveille jadis, la cautérisation du chancre syphilitique, en tant que méthode abortive de la syphilis, ne connaît plus que des revers. Parlons net, personne n'y croit plus, à de très rares exceptions près; personne, ou bien peu s'en faut, ne lui accorde plus la moindre confiance.

C'est qu'en effet presque tous les praticiens ont essayé de cette méthode, qui est à la fois si simple et si pleine de promesses; et tous — moi compris — n'en ont retiré que d'absolues et amères déceptions.

Voyez, à ne citer qu'un témoignage, ce qu'elle a produit entre les mains de M. Diday[1]. Ce maître éminent a relaté toute une série de cas dans lesquels il a cautérisé des chancres à leur début, alors qu'ils ne présentaient encore que l'aspect d'une plaie simple. Eh bien, en dépit d'une cautérisation énergique, tous ces chancres se sont indurés et ont été suivis de syphilis.

Citons sommairement quelques-uns des cas en question.

I. — Petit chancre du fourreau, datant de *trois jours*. Cautérisation avec la pâte carbo-sulfurique; — quelques jours après, cicatrice solide et de bonne nature en apparence. — Six semaines plus tard, poussée de manifestations secondaires.

II. — Autre chancre, plus jeune encore, datant de *deux jours*. M. Diday le cautérise pendant deux heures avec la pâte au chlorure de zinc. Huit jours après, chancre guéri. — Un mois et demi plus tard, accidents secondaires.

III. — Autre chancre, celui-ci datant de *vingt-quatre heures*. Cautérisation avec la pâte carbo-sulfurique. — Accidents secondaires six semaines plus tard.

Dira-t-on que, dans ces cas, la cautérisation a échoué en tant que méthode préventive de l'infection parce que ces chancres, bien que ne datant que de trois jours, de deux jours, voire d'un jour, étaient déjà trop âgés pour qu'on pût prévenir l'infection? Voici deux réponses péremptoires à cette objection.

---

1. *Gaz. méd. de Lyon*, 1858.

Langston Parker a eu l'occasion de rencontrer un chancre datant de *deux heures*. Il le cautérisa d'une façon profonde et complète. Or, il n'en vit pas moins apparaître, à échéance normale, des accidents d'infection constitutionnelle.

Autre cas (celui-ci d'un autre ordre, mais non moins essentiel à citer). Un homme se déchire le frein dans un rapport sexuel. Onze heures après, toute la surface excoriée est profondément cautérisée par le Dr Berkeley Hill avec l'acide nitrique fumant. L'eschare tombe, la plaie se cicatrise; mais, un mois après, la cicatrice s'indure, puis surviennent des accidents secondaires.

Et ainsi de cent autres faits — que dis-je! — de mille autres faits que l'on pourrait produire.

Si bien que j'ai véritablement le droit d'abréger. La cause est entendue; et, de l'aveu presque unanime, on peut dire aujourd'hui :

Que *la cautérisation d'un chancre syphilitique, même d'un chancre jeune, voire presque embryonnaire, est absolument impuissante à conjurer l'infection constitutionnelle.*

Rien à espérer de cette pratique en tant que méthode abortive de la syphilis, voilà la vérité.

II. — Une variante du procédé qui précède pourrait être appelée *cautérisation spécifique*, dénomination que vous allez comprendre dans un instant.

On s'est dit : la cautérisation du chancre, en tant que méthode abortive de la syphilis, échoue con-

stamment, c'est un fait acquis. Eh bien, faisons
mieux. Cautérisons le chancre, mais cautérisons-le
avec une substance qui non seulement le détruise
en tant que chancre, mais qui de plus ait la faculté
d'agir sur les éléments infectieux qui pourraient
subsister en dehors du chancre, comme sur ceux
qui pourraient être en voie d'absorption. Choisis-
sons donc une substance qui, d'une part, soit un
caustique, mais qui, d'autre part aussi, constitue un
contrepoison, un antidote du virus syphilitique,
et qui, absorbée par les vaisseaux, soit apte à *poursuivre ce virus au delà du chancre.*

Or, le sublimé corrosif se présente avec cette
double qualité : d'abord, c'est un caustique puissant, tout le monde le sait; — puis, c'est aussi un
composé mercuriel, donc, à ce titre, un ennemi-
né de la syphilis. Comme caustique, il détruira le
chancre; comme agent mercuriel absorbable, il
neutralisera ensuite et au delà le virus syphilitique.

Cette idée qui, théoriquement, pouvait être ingénieuse et qui, d'autre part, invoquait en sa faveur
les heureux résultats que donne l'emploi du sublimé
dans la pustule maligne, a été mise en pratique
par mon savant collègue et ami, le Dr Hallopeau.

Malheureusement, elle n'a abouti encore qu'à un
nouveau déboire, comme en témoigne le récit de
l'expérience tentée par M. Hallopeau, se résumant
en ceci :

Malade affecté, après une incubation d'un mois environ,

d'un chancre du sillon balano-préputial ; — chancre datant de cinq jours, mesurant trois millimètres de diamètre, et présentant déjà un bourrelet induré ; — mais chancre non encore compliqué d'une adénopathie appréciable.

On applique sur ce chancre une couche relativement épaisse de sublimé en poudre, qu'on laisse à demeure trente minutes. Quatre jours après, nouvelle application semblable pour détruire le bourrelet induré qui persiste. Production d'une eschare; persistance de l'induration, mais non-apparition de l'adénopathie usuelle du chancre. — Cicatrisation de la plaie. — Puis, au quarantième jour environ, éruption d'une roséole caractéristique; plus tard, syphilide papuleuse, syphilides gutturales [1], etc.

Donc, ici encore, échec de la cautérisation, et de la cautérisation pratiquée avec un caustique mercuriel.

N'était-ce pas à prévoir?

VI

EXCISION DU CHANCRE.

III. — Venons enfin à la troisième méthode, celle qui a les faveurs du jour, *l'excision du chancre*.

De vieille date on avait extirpé des chancres en vue d'arrêter la syphilis à son origine. Mais, en raison de ses insuccès, cette méthode était presque universellement délaissée, lorsqu'en 1877 un mémoire important, publié à Vienne par Auspitz [2] et contenant trente-trois expériences d'exci-

1. *France médicale*, 1885, t. I, p. 352.
2. *Vierteljahresschrift für Derm. und Syphilis*, 1877, p. 107.

sion du chancre, vint rappeler sur ce sujet l'attention des syphiliographes. Depuis lors, la question a
été remise à l'ordre du jour. De tous côtés on a
excisé des chancres. On en a tant et tant excisé
qu'en 1887 l'auteur d'une très complète et très inté-
ressante monographie sur le sujet, le Dr Crivelli,
pouvait réunir 454 cas d'excision de chancres, la
plupart de date plus ou moins récente[1]. De son
côté, Ehlers en a relaté 584 cas, l'année dernière
(1891)[2].

Voyons ce qui a résulté de tant d'efforts con-
centrés sur la question.

1. — Tout d'abord qu'entend-on par ce mot
d'*excision* du chancre?

L'excision du chancre est une opération qui consiste à séparer de l'organisme les tissus morbides
constituant le chancre.

On avait pensé, à l'origine, qu'il suffirait d'enlever le chancre d'un coup de ciseaux courbes, et
on se contentait de le détacher en excisant sous
forme de « copeau » la portion de téguments où il
siégeait. Mais, de nombreux insuccès ayant suivi
cette pratique, on s'est montré plus exigeant. On a
dit : Il faut aller plus loin; il faut enlever *complè-*

1. Crivelli, *Des signes précoces de l'infection syphilitique comme
contre-indication du traitement abortif de la syphilis*, Archives gén. de
médecine, 1887, t. I et II.

V. aussi une excellente revue sur la question publiée par le
Dr Morel-Lavallée. (*Du traitement abortif de la syphilis*, Gazette des
hôpitaux, 23 juin 1888.)

2. E. Ehlers, *Extirpationen af den syphilitiske initiallæsion*, Copenhague, 1891.

tement le chancre, avec toutes ses racines, avec toutes ses radicelles d'infiltration; il faut l'enlever « comme l'on enlèverait un cancer et aussi soigneusement », avec une large zone tégumentaire à son pourtour. Dans ces conditions nouvelles, l'excision du chancre est devenue une petite opération, pour laquelle l'anesthésie est de rigueur (soit l'anesthésie locale, soit même l'anesthésie par le chloroforme), et qui se pratique comme il suit.

Soulevé ou non avec un ténaculum, le chancre doit, d'une part, être séparé à sa circonférence des tissus périphériques, et, d'autre part, être détaché à sa base des tissus sous-jacents.

L'essentiel est de l'enlever *tout entier*, de ne rien laisser de sa substance; sinon, en principe, l'opération serait frappée d'insuccès. Il faut donc :

1° Dépasser de plusieurs millimètres, voire d'un centimètre d'après quelques auteurs, la circonférence du chancre;

2° Le disséquer sous sa base, et cela assez profondément;

3° L'extirpation faite, s'assurer par l'examen et le toucher qu'on *n'en a rien laissé*, qu'on n'a pas oublié la plus minime parcelle de tissu morbide; — d'où le conseil de racler, après l'excision, le fond de la plaie avec la curette;

4° Enfin, ou bien suturer la plaie, ou bien la panser à plat; — le tout suivant les principes d'une rigoureuse antisepsie.

Ajoutez qu'un autre précaution s'impose encore,

à savoir : de préserver d'une inoculation les parties
mises à nu par le bistouri. Et, en effet, les sécrétions issues du chancre pourraient, au cours de
l'opération, souiller la plaie et l'inoculer spécifi-
quement. Il convient donc, au préalable, ou bien de
recouvrir le chancre d'une couche épaisse de collodion, ou bien, plus sûrement, de détruire la spécificité du chancre en le cautérisant au fer rouge,
avant de porter le bistouri sur les tissus.

Tout cela, vous le voyez, fait de l'excision une
opération véritable et assez délicate.

D'autant que, « pour être suffisante », une exérèse
doit constituer une large brèche, qui ne saurait, dit
le Dr Jullien, « être inférieure à une pièce de deux
francs »; — d'autant, encore, qu'il est des indurations dont le noyau ou les racines pénètrent fort
avant dans les parties molles.

D'après cela, vous préjugez bien que la méthode
ne saurait être applicable à tous les cas. Car, s'il est
des régions qui se prêtent à l'excision, il en est
d'autres qui l'interdisent, en raison des délabre-
ments, des mutilations qui en résulteraient. Allez
donc, pour un chancre du méat, réséquer une partie
du gland ou de l'urèthre! Allez donc, pour un
chancre du frein ou un chancre sub-uréthral, perforer l'urèthre! Allez donc exciser une partie de
la paupière pour un chancre palpébral [1], etc. !

___

1. Je connais un cas où, à propos d'un chancre péri-unguéal,

Inversement, si, par une chance heureuse, le chancre affecte une partie qui puisse être réséquée sans dommage (telle que le prépuce ou une petite lèvre quelque peu exubérante), l'excision du chancre se transforme alors en une opération facile et sans importance.

Voilà pour l'opération en elle-même, qui, au total, est des plus simples, en principe tout au moins. Mais ce n'est là que le petit côté d'une grosse question qu'il me reste à discuter maintenant.

II. — Cette opération, quels en sont les *résultats?*

Distinguons bien ici, tout d'abord, les résultats locaux et les résultats généraux.

Comme *résultats locaux*, rien que de très simple pour la plupart des cas. Le petit traumatisme se répare hâtivement et sans complications. En quelques jours tout est fini. Il reste seulement une cicatrice, d'étendue et de profondeur naturellement proportionnelles au délabrement exigé par l'excision.

Certains auteurs ont dit que l'excision ne laisse même pas de cicatrice. Mais je demande, au nom du sens commun, comment une opération qui comporte l'ablation de toute la peau sur une surface « de l'étendue moyenne d'une pièce de deux francs » pourrait ne pas laisser de cicatrice !

on n'a pas reculé devant l'amputation de la phalangette. La syphilis n'en a pas moins suivi.

D'autre part, deux points à signaler.

L'un est relatif à une complication opératoire, l'*hémorrhagie*.

Ainsi que toutes les plaies traumatiques de la verge, l'excision du chancre se complique parfois d'hémorrhagie, et de cette variété d'hémorrhagie plus tenace, plus redoutable que toute autre, à savoir d'hémorrhagie *en nappe*, qui coule on ne sait d'où et contre laquelle échouent souvent les procédés usuels d'hémostase. J'ai dans mes notes l'histoire d'une excision chancreuse qui fut suivie d'une hémorrhagie de cet ordre, contre laquelle vinrent échouer tous les procédés vulgaires, et qui ne put être définitivement arrêtée, après une perte de sang *considérable*, que par trois applications de fer rouge.

Le second point est plus curieux et concerne un phénomène inattendu, à savoir : *reproduction in situ de l'induration excisée.*

On a enlevé le chancre, je suppose, et, avec le chancre, toute sa base d'induration. Plus vestige de rien. Puis, voici que, quelques jours plus tard, une induration nouvelle se produit sous la cicatrice, s'accroît, se développe, et reconstitue trait pour trait l'induration excisée. — Quelquefois même elle est supérieure à la précédente comme volume et comme dureté.

Cette reproduction, cette sorte de réviviscence de l'induration *in situ* est loin d'être un fait rare en l'espèce; tout au contraire, c'est un accident assez fréquent, entendez-le bien. Vous le trouverez signalé dans une foule d'observations, et, pour ma seule part, je l'ai constaté plusieurs fois.

Mais il y a plus. Quelquefois on s'est entêté, et l'on a excisé cette seconde induration. Qu'est-il arrivé? C'est qu'une troisième induration s'est constituée au lieu et place de la seconde et de la première, en reproduisant les caractères de l'une et de l'autre.

Donc, vous le voyez, l'excision du chancre n'est pas toujours aussi inoffensive, aussi indifférente qu'on s'est plu à le dire. Elle a bien ou elle peut bien avoir ses petits désagréments locaux.

Mais n'insistons pas plus que de raison sur ces accidents d'ordre très secondaire, que d'ailleurs nous accepterions presque avec enthousiasme si l'opération était de nature à préserver nos malades de la vérole. Et hâtons-nous de venir au fait, au grand fait qui seul mérite de fixer notre attention en l'espèce, à savoir les conséquences de l'excision par rapport à la préservation de l'organisme.

Oui ou non, l'excision du chancre, convenablement faite, supprime-t-elle la syphilis, réalise-t-elle ce qu'on a appelé « l'éradication de la syphilis »? Tout est là.

Constatons d'abord un premier résultat, celui-ci indiscutable, indiscuté.

C'est que, dans les expériences d'excision du chancre tentées en vue d'enrayer l'infection constitutionnelle, *on a échoué bien plus souvent qu'on n'a réussi*. Cela ressort des aveux mêmes des expérimentateurs, des comptes rendus de leurs observations.

Ainsi, dans la statistique qu'il a très soigneusement dressée sur tous les faits publiés jusqu'à 1886, le Dr Crivelli aboutit à ce résultat :

Sur 454 cas :

> Succès 102
> Insuccès 339

C'est dire que 339 fois sur 454 la syphilis s'est développée à la suite de l'excision du chancre tout comme si l'on n'avait rien fait, comme si l'on n'avait pas touché au chancre.

339 contre 102 ; le chiffre est assez significatif par lui-même pour n'avoir pas besoin de commentaires.

De son côté, la statistique d'Ehlers donne, sur 584 cas :

> Succès 137
> Insuccès 447

Ce qui représente, comme proportion des deux statistiques précédentes, 22 ou 23 pour 100 (c'est-à-dire un cinquième environ) de cas heureux, de *succès*.

Eh bien, pour ne pas être complet, ce résultat n'en resterait pas moins très encourageant. Car, voyez

donc! Un malade sur cinq, au moins, préservé de
la vérole, et cela au prix d'une opération en somme
légère. Ce serait superbe! Et même, dirai-je, ce résultat n'atteindrait-il pas toujours cette moyenne
que tous, tant que nous sommes, nous y applaudi-
rions; tous, nous nous déclarerions partisans enthousiastes de la méthode abortive par le seul fait
des succès qu'elle pourrait réaliser dans un certain
nombre de cas.

Malheureusement, il ne suffit pas de compter les
observations, comme l'a dit si sagement un vieil
adage; il faut aussi les *peser*, pour voir ce qu'elles
valent et ce qu'elles démontrent. Or, quand on
vient à *peser* les cas donnés comme « succès » dans
les statistiques précédentes, c'est-à-dire les cas dans
lesquels l'excision du chancre n'a pas été suivie des
manifestations constitutionnelles de la syphilis, le
plateau de la balance apparaît bien peu chargé, et la
critique la plus impartiale conduit à reconnaître
que, pour l'énorme majorité, les cas en question
ne démontrent en rien ce qu'on a prétendu leur
faire démontrer. — De cela voici la preuve :

I. — Quelle confiance, d'abord, accorder aux
faits cités par les médecins qui professent la doctrine
de l'*unicisme*, c'est-à-dire aux médecins pour lesquels il n'existe qu'une espèce unique de chancre,
pour lesquels chancre simple et chancre syphilitique sont choses identiques? Ces médecins, en
excisant un chancre, se sont-ils occupés de déterminer s'ils excisaient un chancre simple ou un

chancre syphilitique? Ce n'était pas leur affaire.
Pour eux, un chancre est un chancre. Pour eux,
tout cas d'excision de chancre non suivie de syphilis est un succès, en ce sens que la syphilis ne s'est
pas produite à la suite de l'opération. Pour nous,
au contraire, une excision de chancre simple n'a
aucune valeur, parce que nous savons que ce
chancre, même non excisé, ne sera pas suivi d'accidents constitutionnels.

II. — Que penser, en second lieu, d'un grand
nombre d'autres cas où l'excision a porté (comme
en témoigne le détail de l'observation) sur des
chancres ayant suivi le rapport contagieux à
échéance de quelques jours (de 1 à 6, 8, 10,
12 jours, par exemple)? On donne comme succès
des cas de cet ordre, observés sur des chancres à
courte incubation! Mais n'est-il pas prouvé aujour-
d'hui, n'est-il pas acquis, autant par les faits d'observation clinique que par les faits d'expérimentation sur l'homme, que jamais, au grand jamais, le
chancre syphilitique ne suit la contagion à échéances
aussi courtes? C'est le chancre simple, *seul*, qui entre
en scène de 1 à 12 jours après la contagion. Le
chancre syphilitique, lui, incube d'une façon bien
autrement longue, 3, 4, 5, 6 semaines, voire davantage. — Donc, nous sommes pleinement autorisés
à révoquer en doute la nature syphilitique de ces
prétendus chancres syphilitiques à incubation aussi
courte; et le fait que ces chancres n'aient pas été
suivis d'infection constitutionnelle après excision

ne démontre rien en faveur de l'excision. Ce qu'on a excisé dans les cas de ce genre, c'était ceci ou cela, peu nous importe et ce n'est pas à nous de le déterminer, mais ce n'était pas, assurément, des chancres syphilitiques.

III. — Que penser encore d'un grand nombre de cas où les malades, à la suite de l'excision, n'ont pas été observés un temps suffisant pour qu'on ait pu acquérir la certitude, la preuve indéniable de leur immunité? Maintes fois nous voyons que les malades n'ont été suivis que quelques mois (quatre mois, trois mois), n'ont été suivis que quelques semaines, voire ont disparu presque aussitôt après l'opération. Quelle valeur accorder à ces observations tronquées, incomplètes, alors que, pour démontrer l'immunité consécutive, une surveillance de six mois au minimum aurait été rigoureusement indispensable?

IV. — D'autre part, enfin, il est absolument rare, il est exceptionnel qu'on ait songé à déterminer la qualité syphilitique de la lésion excisée de par les données d'une *confrontation*, c'est-à-dire de par l'examen du sujet d'où pouvait dériver la contagion, si contagion il y avait. Et, cependant, est-ce qu'il ne fallait pas, de toute rigueur, commencer par établir ce fait primordial que le malade *s'était exposé à gagner la vérole?* Est-ce que cela n'était pas un témoignage indispensable à produire? Est-ce que ce témoignage n'eût pas constitué une présomption en faveur de la qualité syphilitique de la lésion excisée? Est-ce que l'absence de ce contrôle

ne laisse pas planer un doute formel sur l'observation?

Eh bien, non, on ne s'est pas préoccupé de cela,
tout au moins dans l'énorme majorité des cas. On
s'est borné à exciser, en disant : « Nous excisons
un chancre ». Mais pourquoi « un chancre »?
Qu'est-ce qui démontre que la lésion excisée était
bien et dûment un chancre?

Le chancre syphilitique a deux bons caractères :
son induration et son bubon satellite. Mais ces
caractères n'appartiennent qu'au chancre *adulte*,
au chancre confirmé, c'est-à-dire au chancre âgé
de 8 à 10 jours environ. Or, ce n'est pas, de
l'aveu commun, le chancre adulte qu'il y a intérêt
à exciser. Le chancre « bon à exciser », celui dont
la suppression peut théoriquement aboutir à la
suppression de la vérole, c'est le chancre *jeune*,
tout jeune, naissant, presque embryonnaire. Eh
bien, ce chancre jeune, tout jeune, a-t-il des caractères qui en affirment la spécificité? Non, que je
sache. A cet âge, à cette période, il ressemble à
n'importe quelle plaie. Il ne présente, en tout cas,
rien de spécifique, ni dans sa configuration, ni dans
ses bords, ni dans son fond, ni dans sa couleur, ni
dans aucun de ses attributs objectifs[1]. Pour ma part,
je me déclare incapable d'établir le diagnostic

---

1. V., à ce sujet, une pièce des plus intéressantes, déposée au
musée de l'hôpital Saint-Louis (Collection particulière, pièce
n° 41). Cette pièce représente, très habilement et très scrupuleusement reproduit par M. Baretta, un chancre syphilitique observé

d'un chancre syphilitique dans ses premiers jours.
Je me récuse devant une difficulté, disons mieux,
une impossibilité de ce genre. S'il est des confrères
assez habiles pour résoudre un tel problème, je
suis tout prêt à recommencer avec eux mon éducation syphiliographique. Mais peut-être bien, si on
les mettait au pied du mur, éprouveraient-ils un
certain embarras à nous dire d'après quels signes ils
reconnaissent d'une façon si positive le chancre
naissant.

La vérité, la voici : c'est que, dans la plupart,
dans la grande majorité des cas, on a excisé *sans
savoir ce qu'on excisait,* c'est qu'on a taxé de
« chancres » des lésions qu'on n'avait pas de motifs
suffisants pour diagnostiquer chancres.

Je ne veux pas dire et je ne dis pas que tous les
cas produits comme « excisions de chancre avec
succès » aient été des erreurs diagnostiques. Mais
j'ai le droit et le devoir de dire qu'aucun, jusqu'à
ce jour, ne porte avec lui la démonstration de ce
qu'on a prétendu lui faire démontrer. Il n'en est pas

à son *quatrième jour* (exactement), chancre qui a été suivi des symptômes les plus classiques d'infection constitutionnelle.

Or, ce chancre ne présente absolument aucun des caractères
dits spécifiques, ni comme forme, ni comme couleur, ni comme
état de bords, ni comme fond, ni comme physionomie générale.
Il est exactement ce que pourrait être la plaie la plus simple, celle
qui, par exemple, résulterait d'une cautérisation.

Cette pièce est éminemment instructive, et je la recommande à
l'attention de mes confrères.

Et, réciproquement, que de plaies simples de la verge ou d'autres
sièges revêtent parfois la physionomie du chancre syphilitique!

un dont il ressorte la preuve irrécusable, absolue, que l'excision ait supprimé la vérole.

Qu'aurait-il donc fallu, que faudra-t-il donc à l'avenir (car la question reste ouverte et appellera nécessairement de nouvelles recherches) pour établir formellement ce fait (s'il est à établir), à savoir que l'excision du chancre est capable d'éteindre la syphilis en germe? Je vais le préciser.

Ce qui sera indispensable à cette démonstration, c'est un certain nombre d'observations présentant les quatre garanties que voici :

1° Tout d'abord, une *confrontation*. — Le premier point à établir, en effet, n'est-il pas que le sujet sur lequel on suppose un chancre syphilitique s'est exposé à contracter un chancre syphilitique?

(Je ne vous propose pas, bien entendu, pour pratiquer l'excision, d'attendre les résultats d'une confrontation qui peut n'être que tardivement réalisable. Mais je vous dis : l'excision faite, ne négligez jamais de remonter à la source possible de la contagion, si vous voulez que votre observation ait une portée, une valeur scientifique.)

2° En second lieu, une *incubation* classique. — Toute observation ne sera démonstrative que si la lésion présumée chancre s'est produite, à la suite d'une contagion possible avec une femme affectée de syphilis, dans les conditions où se produit le chancre, c'est-à-dire après une incubation de plu-

sieurs semaines, de trois semaines au minimum,
par exemple.

3° En troisième lieu, *une observation complète
et raisonnée*, d'où il résulte que le malade n'a pas
été affecté de syphilis antérieurement; — que sa
lésion actuelle présente bien les attributs habituels
du chancre syphilitique; — qu'elle ne saurait être
constituée ni par un herpès, ni par une érosion
inflammatoire, ni par un chancre simple, ni par
une syphilide chancriforme, ni par une lésion de
gale, ni par une folliculite ulcéreuse, etc.

4° En quatrième lieu, *une surveillance assidue
et prolongée* du malade, prolongée au minimum
six mois, afin qu'il soit bien constant, afin qu'il soit
irréfutablement établi que le sujet affecté de la lésion
supposée chancre n'a présenté, postérieurement à
l'excision, aucun accident d'ordre syphilitique, et
cela, bien entendu, *en l'absence de tout traitement
spécifique.*

Voilà, Messieurs, pour les observateurs de l'avenir, le programme à remplir strictement et dans
tous ses points, s'ils veulent établir sur une base
certaine, irréfragable, l'authenticité des effets abor-
tifs de l'excision.

Or, quant à présent, avons-nous une observation, une seule observation satisfaisant aux quatre
conditions de ce programme et démontrant qu'un
chancre excisé avec de telles garanties n'a pas été
suivi d'infection constitutionnelle? — Non.

On invoque bien 137 observations où l'on nous
dit que la syphilis « a été enrayée par l'excision
du chancre ». Mais il n'est pas une seule de ces
observations qui ne présente un desideratum, une
lacune. Impossible de les analyser devant vous, car
un tel labeur serait aussi long que fastidieux. Mais
j'ai lu tous ces cas, et vous me croirez sur parole.
Or, j'affirme qu'aucun n'est probant, qu'aucun
ne comporte la signification qu'on lui a imprudemment attribuée. — Au hasard je vous citerai
trois observations de cet ordre, les trois dernières
qui aient été publiées, celles de M. le Dr Jullien, qui
voudra bien ne voir dans la critique suivante que
le témoignage de l'estime en laquelle je tiens ses
travaux[1].

M. Jullien a tenté 15 fois l'excision. Douze fois il
a échoué ; mais trois fois il a réussi, dit-il, à préserver ses malades de la syphilis.

Eh bien, que valent ces trois observations?

Dans l'une, l'auteur avoue que son malade eut,
au cent troisième jour, une « amygdalopathie
suspecte ». — Donc, c'est là un cas au moins
douteux.

Dans une seconde, l'auteur excisa un chancre de
dix-neuf jours, qui n'avait pas d'adénopathie ; et, en
outre, il se crut obligé de prescrire des pilules de
sublimé !

---

1. V. *Union médicale*, 5 mars 1891. — V. aussi un intéressant
travail du Dr Edmond Wickham (*De l'excision du chancre syphilitique*), en réponse au mémoire de M. le Dr Jullien.

Or, je le demande à M. Jullien, un chancre de dix-neuf jours *sans adénopathie* n'a-t-il pas toutes chances pour ne pas être un chancre syphilitique? — Puis, que vient faire le traitement mercuriel, si l'auteur lui-même ne jugeait pas son malade syphilitique? — C'est donc là encore une observation à reléguer.

Dans la troisième, l'auteur excise un chancre. — L'induration se reproduit sous l'excision; et, trois mois après, se montre près du frein une « ulcération chancroïde ». — Qu'était-ce que cette ulcération? Je n'en sais rien, mais on avouera qu'elle est tout au moins suspecte.

En toute conscience, ne faut-il pas d'autres observations que celles-là pour faire la preuve d'un cas litigieux?

De sorte, en définitive, que la plus stricte et la seule légitime conclusion que nous ayons à tirer des faits produits comme exemples de syphilis enrayées par l'excision du chancre ne saurait être que la suivante :

Qu'il est bien possible que, dans quelques-uns des cas en question, l'excision du chancre ait réalisé l'arrêt de l'infection, ait enrayé l'infection en son germe; — mais que, si cela est possible, cela *n'est en rien démontré.*

Au total, donc, de par les faits produits jusqu'à ce jour et produits (remarquez bien ceci) en faveur de l'excision, il est encore également impossible

de récuser ou d'admettre les vertus abortives de la
méthode, voilà l'exacte vérité.

Malheureusement, il y a plus. Car voici venir
maintenant deux ordres de considérations qui
vont je ne dirai pas ruiner la doctrine de l'excision,
mais diminuer le reste de confiance que nous pou-
vions accorder à cette méthode.

I. — La première de ces considérations, c'est que,
*dans la presque totalité des cas où l'on s'est efforcé
d'établir la probabilité de la syphilis par une
confrontation, l'excision a échoué.*

Tels sont, par exemple, six cas publiés par
MM. Mauriac[1], Gibier[2], Rasori[3] et W. Taylor[4].

Dans ces six cas, on ne s'est pas borné à exciser,
sans se préoccuper de remonter aux sources possibles de la lésion. On a, tout au contraire, institué
des confrontations en règle. On a examiné au
préalable les six femmes accusées d'avoir transmis la contagion, et on les a trouvées toutes les
six affectées de syphilis, deux avec des chancres,
les quatre autres avec des accidents secondaires
(plaques muqueuses, roséole, adénopathies, etc.).
Puis, cela connu, on a excisé les lésions que, de par
ces données et d'autres, il y avait lieu de considérer
comme chancres syphilitiques.

1. *Leçons sur les maladies vénériennes*, Paris, 1883.
2. *Union médicale*, 29 mars 1881.
3. *Giorn. ital. delle mal. vener.*, 1881.
4. *Syphilis*, p. 24 (Hare's system of pract. therap.).

Eh bien, qu'est-il advenu? C'est que *six fois sur six* l'excision n'a rien produit et que les accidents secondaires sont entrés en scène à terme normal, tout comme si l'on avait laissé subsister le chancre.

II. — Enfin, la dernière considération qui me reste à vous exposer est vraiment de nature à discréditer l'excision, comme vous allez en juger.

Il est de règle d'excuser les insuccès de la méthode par la raison suivante, raison fort plausible d'ailleurs, au moins théoriquement. On dit : « Ce n'est pas étonnant que l'excision échoue presque toujours; car il est à cela une bonne raison, c'est que presque toujours elle intervient *trop tard*. Les malades n'arrivent guère à nous, en effet, qu'avec un chancre déjà plus ou moins âgé, déjà induré, déjà flanqué de son adénopathie. Or, l'induration équivaut à un certificat de syphilis acquise, et le bubon atteste mieux encore que l'infection a pénétré dans l'organisme. A cette époque, c'est presque puéril de tenter l'excision. Mais, si l'on arrivait plus tôt, si l'on avait la chance de pouvoir pratiquer l'excision dans les premiers jours ou, *à fortiori*, dans les premières heures du chancre, et cela avant l'induration, avant l'envahissement ganglionnaire, peut-être serait-on plus heureux; peut-être pourrait-on de la sorte tuer le mal dans son germe et enrayer l'infection. »

Eh bien, Messieurs, on a pratiqué l'excision dans les conditions susdites, c'est-à-dire tout à fait au début du chancre, dans ses *premiers jours*, voire

dans ses *premières heures*. Et, dans les observations
où l'on a pris soin d'établir au préalable que la
lésion excisée pouvait être le résultat d'une contamination syphilitique, on a toujours vu l'excision
rester impuissante à conjurer l'infection.

De cela voici la preuve.

M. Mauriac a eu l'occasion de rencontrer un
chancre âgé de 5o à 56 heures, chancre de la dimension d'une tête d'épingle, et non accompagné
d'adénopathie. Il l'excisa largement, en emportant
une zone étendue de téguments périphériques. Et
néanmoins se fit, en temps voulu, l'explosion des
accidents secondaires.

Le même observateur a pratiqué l'excision de
« deux chancres datant de 48 heures, ne dépassant
pas le diamètre d'une tête d'épingle, et non encore
accompagnés d'adénopathie ». — Au 71ᵉ jour se
produisit l'explosion secondaire.

Enfin, voici un fait qui n'a pas son pendant. Dans
celui-ci, l'excision du chancre a été pratiquée au
début même du chancre, *douze heures* environ
après l'éclosion du chancre (pourra-t-on jamais
arriver plus tôt?), et cela dans les conditions suivantes, qui méritent d'être racontées.

Un jeune homme a rapport avec une femme. Il
apprend que cette femme est syphilitique. Effrayé,
il la conduit dès le lendemain chez le Dr Rasori,
qui constate sur elle des « plaques muqueuses cou-
vrant la vulve », en même temps que la cicatrice
d'un chancre récent.

Voilà donc un malade et un médecin dûment
avertis, s'attendant à l'explosion prochaine d'une
syphilis, et surveillant l'invasion morbide avec une
scrupuleuse attention.

Qu'advient-il? Vingt-sept jours se passent, jours
de mortelles angoisses, pendant lesquels ce jeune
homme ne cesse de s'examiner la verge du matin
au soir, ne cesse de se laver avec toutes sortes de
vinaigres et de lotions antiseptiques. Rien d'anormal ne se produit.

Enfin, le matin du 28e jour, ce jeune homme se
découvre sur la muqueuse préputiale une tache
rouge, papuleuse, lenticulaire. — Il court chez le
Dr Rasori, lequel, d'un coup de ciseaux, emporte
toute la partie suspecte de la muqueuse. — A ce
moment, notez bien ceci, le chancre n'avait certes
pas plus de *douze heures*; car, la veille au soir,
le malade s'était encore soigneusement examiné
comme de coutume et n'avait rien constaté de morbide.

Résultat : 48 jours après l'excision, c'est-à-dire
au terme absolument classique, explosion de roséole et de plaques muqueuses de la gorge, exactement comme dans un cas abandonné à son évolution normale[1].

1. Un fait analogue, observé dans le service de mon distingué
collègue et ami le Dr Du Castel, vient d'être publié dans une thèse
récente (*Contribution à l'étude de l'excision du chancre induré*, par le
Dr J. Brandès, Thèses de Paris, 1891). Dans ce cas, l'ablation d'un
chancre de la verge, pratiquée par circoncision, et cela « dix heures
après l'apparition de l'accident », n'a pas empêché l'infection de

Après un tel fait, on aurait presque le droit de dire que la cause est entendue et le procès jugé; car aura-t-on jamais l'occasion de faire intervenir la méthode d'une façon plus hâtive?

Aussi bien ce dernier fait et les précédents sont-ils de véritables coups de massue pour la méthode abortive. Si la méthode échoue en de telles conditions, à une période aussi jeune du chancre, qu'y a-t-il donc à en attendre jamais? Et serait-il donc vrai ce mot de Ricord, d'après lequel « on aurait beau amputer la verge du malade dès l'apparition du chancre, que la vérole ne s'en produirait pas moins »?

VII

Je pourrais borner là, Messieurs, ce que j'ai à vous dire de l'excision du chancre. Toutefois un point annexe mérite encore notre attention.

On a plaidé les circonstances atténuantes en faveur de la méthode en question. « Ne la condamnez pas absolument, a-t-on dit. Sans doute, en tant que méthode abortive, elle est loin de ré-

se produire. — Je reconnaîtrai cependant que cette observation prête à la critique en deux points : longueur un peu insolite de l'incubation, et précocité plus insolite encore de l'invasion secondaire ; double particularité d'après laquelle on est conduit à se demander si le chancre, au moment de l'opération, n'était pas *plus âgé* que ne le déclarait le malade. — En tout cas, les ganglions inguinaux restaient encore indemnes.

pondre à ce que l'on pouvait théoriquement en
espérer. Mais elle a un autre mode d'action. C'est,
ou ce peut être une méthode *atténuante*. En supprimant le chancre, elle supprime un nid d'infection, une légion de microbes. Donc elle diminue le
nombre des ennemis qui pénètrent dans la place;
donc elle atténue l'infection. Logiquement, cela
doit être; et, cliniquement, cela est ».

Et, comme témoignages à l'appui de cette hypothèse, on a produit un certain nombre de cas dans
lesquels, en effet, les symptômes secondaires qui
ont suivi l'excision ont été discrets, de caractère
superficiel et bénin.

Mais que prouvent de tels cas? dirons-nous à notre
tour. Est-ce que la grande majorité des syphilis de
tout ordre ne débute pas par des symptômes secondaires d'ordre bénin? Est-ce que ce n'est pas de la
sorte que procède la syphilis au moins 19 fois sur 20,
et cela alors même qu'elle est destinée plus tard à
revêtir des formes graves[1]?

1. M. le Dr Humbert a dit de même : «... Ce que j'ai peine à
concevoir, ce sont les cas où l'on a prétendu que l'excision produit l'atténuation de la syphilis? *En quoi la syphilis a-t-elle été
atténuée?*

« Est-ce parce que les accidents secondaires sont retardés? Mais
qu'en sait-on? M. Jullien va certainement un peu loin lorsqu'il
affirme que, la roséole apparaissant mathématiquement le 42e jour,
le bénéfice de l'excision s'est fait sentir chez des sujets qui ne l'ont
vue survenir que 52 jours, en moyenne, après le début du chancre.

« Est-ce parce que les accidents secondaires sont peu nombreux?
C'est pour le coup que nous voyons souvent, en dehors de toute
excision, des cas analogues. Mais que signifient-ils? Rien, parce
qu'ils n'engagent pas l'avenir, parce qu'on ne peut jamais dire

D'ailleurs, inutile d'ouvrir la discussion sur ce terrain, et pour cause. C'est qu'en effet, si jeune encore que soit la question, on a vu déjà des accidents graves de syphilis surgir à la suite de l'excision. Exemples :

Un malade de M. Mauriac, chez lequel la syphilis avait d'abord paru atténuée par l'excision, fut bientôt pris de syphilides ulcéreuses profondes. Moins de deux ans plus tard, il était affecté d'une nécrose du maxillaire supérieur.

Dans un cas de Neumann, une excision de chancre, voire avec extirpation de six ganglions, fut suivie, au 53ᵉ jour, d'une poussée de syphilides maculeuses et de papules desquamatives. — Ultérieurement, orchite gommeuse, ulcérations du pharynx, gomme du palais, périostite du tibia.

Un malade de Klink, après excision chancreuse, fut affecté d'abord de syphilides, puis, un peu plus tard, de paraplégie.

Sur un autre malade l'excision du chancre fut suivie d'accidents syphilitiques des plus graves :

que la vérole la plus bénigne à ses débuts ne deviendra pas grave plus tard.

« Il y a des syphilis complètes ou frustes, intenses ou faibles, régulières ou anormales, mais il n'y a pas de syphilis atténuées.... On semble oublier que la gravité réelle de la syphilis ne dépend ni de la date, ni du nombre, ni de l'étendue ou de la durée des lésions, mais de leur siège. Et je crois que le malade qui aura été rongé de syphilides et qui jouira d'ailleurs d'une parfaite santé, pourra se vanter d'avoir une syphilis plus atténuée que tel autre qui, après une période secondaire à peu près nulle, aura un beau jour dans le cerveau un tubercule gros comme un pois, qui le tuera....» (*Société française de dermat. et de syphil.*, 1891.)

rupia, céphalée, albuminurie, symptômes de syphilis
cérébrale.

Donc, et sans qu'il soit besoin d'insister davantage, l'atténuation de la syphilis, comme résultat de
l'excision du chancre, est une pure chimère.

VIII

Arrivés au terme de cet exposé, qu'allons-nous
conclure?

I. — Une première conclusion (qui ne trouvera
pas de contradicteurs) est que nous sommes loin
d'être édifiés sur la valeur réelle de l'excision chancreuse.

Somme toute, il serait encore impossible aujour-
d'hui à n'importe quel syphiliographe de déterminer, preuves en main, si la méthode est radicalement inerte ou bien si elle est susceptible de
quelque heureux résultat. Nous manquons d'éléments pour ce jugement.

Et pourquoi en sommes-nous là? Nous en sommes
là — faisons une confession sincère — pour deux
raisons que voici :

1. — D'abord, parce que nous avons eu le tort,
les uns et les autres, de prendre les choses de haut,
de vouloir juger la question par de grands principes, par de belles raisons *à priori*.

Les uns ont dit : « La vérole est faite avec le
chancre et dès le chancre.... Le chancre n'est que

l'expression même de la vérole, et le premier des
accidents secondaires. Donc, l'excision du chancre
n'est bonne à rien; elle supprime un des accidents
de la vérole, et voilà tout. Elle résèque une branche,
mais laisse subsister l'arbre, etc.... »

Les autres ont riposté sur le même ton : « Pas du
tout! Le chancre n'est qu'un accident local, ré-
gional. C'est le nid de la vérole; c'est de là que
partent les microbes, les germes, qui, par une série
de colonisations, vont disséminer et généraliser
l'infection. Donc l'excision du chancre doit supprimer la vérole et constituer une méthode abortive ».

Verba et voces. Ces grands principes, ces considérations transcendantes, ne feront jamais pro-
gresser la question d'un seul pas. Chacun de nous
peut bien, dans son for intérieur et au gré de ses
préférences personnelles, supposer que la syphilis
est acquise ou non avec le chancre, mais chacun
de nous est forcé de s'avouer tout bas qu'il n'en
sait rien de rien. Et c'est d'après une simple *hypothèse* que nous prétendons juger une question de
thérapeutique! Laissons les principes et les beaux
discours pour revenir à l'expérimentation, laquelle,
seule, peut en l'espèce, comme en toutes choses de
même ordre, faire la lumière.

II. — Seconde raison : On a expérimenté, oui
certes, mais *on a mal expérimenté.* On a excisé,
mais sans se donner la peine d'établir que la lésion
excisée avait des raisons plausibles pour être un

chancre. En sorte qu'aujourd'hui, avec un lourd
bagage d'observations que l'on compterait par centaines, nous ne sommes pas plus avancés qu'au
premier jour. Si l'on continue de la sorte, nous ne
serons pas plus édifiés dans dix ans que nous ne le
sommes aujourd'hui sur la valeur de l'excision.

II. — Comme seconde conclusion, je dirai que
la méthode, même admise en principe, *ne saurait
être applicable à tous les cas.*

Le bon sens et l'expérience s'accordent pour
reconnaître qu'il ne saurait être question de méthode abortive en certaines situations où l'état infectieux ne peut plus être mis en doute. Ainsi, il est
vraiment abusif, presque puéril, de recourir à l'excision dans les trois ordres de cas suivants :

1° Alors que l'induration chancreuse est nettement accentuée ;

2° Alors que l'adénopathie satellite est déjà formulée ;

3° Alors qu'il existe tout à la fois une induration
bien nette et une adénopathie formelle.

A fortiori est-il abusif, irrationnel, anticlinique,
d'accumuler excision sur excision, c'est-à-dire
d'exciser une seconde fois, une troisième fois, voire
une quatrième fois (cela s'est fait), les noyaux d'induration qui persistent à se reproduire sous la cicatrice d'excisions antérieures.

Au nom du bon sens comme au nom des résultats d'observation clinique, il n'est qu'un seul ordre

de cas où la méthode abortive puisse trouver son
application, à savoir :

L'ordre des cas où l'on a affaire à un chancre
jeune, tout jeune encore, datant de quelques jours
au plus ; — à un chancre encore *dépourvu d'induration* ; — à un chancre *non encore flanqué de son
adénopathie satellite.*

C'est en de telles conditions, exclusivement, que
la méthode a chance de réussir, s'il est dans son
essence de pouvoir réussir jamais. Et tel est, en
effet, le seul ordre de cas où, de par un certain
nombre d'observations produites, elle ait *paru* réaliser ce qu'on attendait d'elle.

Inutile de dire que, bien malheureusement, les
conditions sus-énoncées restreignent — et de beaucoup — le nombre des cas où la méthode reste
applicable. Car elles sont d'occurrence singulièrement rare. Je mets en fait que, sur cent chancres
observés soit à l'hôpital, soit même dans la clientèle de ville, il en est deux ou trois tout au plus qui
répondront à ce programme, c'est-à-dire sur lesquels il sera permis de tenter l'excision d'une façon
rationnelle.

Que si cependant, par exception rare, ces conditions se rencontrent, quelle sera, quelle devra être
notre conduite ? — Nul doute, il faudra pratiquer
l'excision.

Certes, de par ce qui précède vous avez pu deviner que je ne suis guère partisan de l'excision.

Vous l'avouerai-je même? je n'y crois pas et ne lui accorde aucune confiance, de par ce que j'en ai vu et obtenu jusqu'à ce jour. Et cependant je n'hésite pas à dire que, dans les conditions que je viens de préciser et dans l'état actuel de la science sur ce sujet, notre devoir est de pratiquer l'excision.

Pourquoi? Pour les deux raisons suivantes :

I. — D'abord, parce qu'il n'est pas prouvé d'une façon absolue et définitive qu'il n'y ait rien, absolument rien à attendre de la méthode.

Certes, les résultats enregistrés jusqu'à ce jour sont loin d'être encourageants. Dans les hôpitaux de Paris, par exemple, *on a toujours échoué*, dans toutes les conditions possibles, et vous ne trouverez pas un seul de mes collègues disposé à plaider, par expérience, la cause de l'excision[1]. Peu encourageantes même sont les conclusions des partisans de l'excision, alors que nous voyons l'un d'eux, celui qui a fait sur la matière le travail le plus complet, Ehlers de Copenhague, aboutir à dire, après avoir cité 137 prétendus succès, que « la méthode n'est capable d'empêcher l'infection générale que dans certains cas bien rares », et recommander, même en cas de succès, le traitement mercuriel (!), tant est médiocre sa confiance dans ces soi-disant succès.

1. Ainsi que l'a fort bien dit M. le Dr Humbert, « le nombre des *insuccès* observés à la suite de l'excision chancreuse serait tout à fait incompréhensible si le chancre était en réalité, comme le prétendent certains médecins, l'accident primitif *purement local* de la syphilis. »

Mais n'importe. Nous ne sommes pas en droit, je le répète, de condamner la méthode; — et, comme elle est au moins rationnelle et bienfaisante d'intention, nous ne sommes pas autorisés à l'exclure, à la répudier, alors du moins qu'elle ne comporte pas de contre-indication locale.

II. — En second lieu, il faut exciser, parce que, vis-à-vis de nos malades, nous avons l'obligation morale de ne rien négliger de ce qui pourrait leur être utile. Nous n'avons pas le droit, si incrédules puissions-nous être vis-à-vis de la méthode, de ne pas les faire bénéficier d'une chance quelconque, d'un espoir quelconque de salut.

Nous pourrions ne pas y recourir pour nous, s'il s'agissait de nous; nous ne sommes pas autorisés à en négliger l'emploi pour autrui.

Il ne faut pas qu'un de nos malades, soit de sa propre inspiration, soit à l'instigation d'un confrère maladroit ou peu bienveillant, puisse dire de nous: « J'avais un chancre qui n'était rien, une vérole naissante que mon médecin pouvait tuer en germe, en m'épargnant tout le souci et tous les dangers d'une infection générale; eh bien, mon médecin n'a rien fait pour arrêter le mal, pour courir la chance de me sauvegarder; il a assisté, les bras croisés, à l'évolution de mon chancre, il a laissé naître et se développer en moi la vérole, alors qu'il était maître de la juguler à son début. C'est à mon médecin que je dois ma vérole. »

Donc, le cas échéant et dans les conditions propices sus-énoncées, *excisons le chancre*; voilà, je crois, ce qui est à faire, voilà la règle de pratique à observer, quel que soit d'ailleurs notre sentiment intime relativement aux résultats probables de cette intervention.

Et j'ajouterai finalement, à un autre point de vue : Si nous nous décidons à pratiquer l'excision, pratiquons-la du moins dans des conditions telles que l'expérience (car c'est encore une expérience) puisse enfin servir à quelque chose, c'est-à-dire ne comporte plus les lacunes, les *desiderata*, les incertitudes qui ont frappé de déchéance jusqu'ici les tentatives de ce genre. Avant et après l'opération, efforçons-nous de réunir l'ensemble de documents nécessaires pour établir en toute probabilité la *qualité* de la lésion excisée, conformément au programme que je vous ai tracé précédemment. C'est de la sorte, seulement, que nous aboutirons à fixer définitivement la science sur cette grave question de l'excision du chancre en tant que méthode abortive.

IX

TRAITEMENT GÉNÉRAL DE LA SYPHILIS.

Après les questions préalables qui nous ont occupés jusqu'ici, nous voici maintenant au cœur même de notre sujet. Je n'aurai plus dès lors à

vous parler que du traitement même de la syphilis.

Ce serait certes, Messieurs, une curieuse histoire
à vous exposer que celle des variations subies par
ce traitement à travers les âges.

J'aurais à vous dépeindre d'abord l'affolement
qui succéda à l'invasion de la syphilis en Europe
vers la fin du xv⁰ siècle; — curieuse époque où la
maladie nouvelle était considérée par les uns comme
une « punition divine infligée aux hommes en
raison de leurs péchés de luxure », et par les autres
comme une épidémie d'origine sidérale ; — curieuse
époque où les médecins, dit-on, commencèrent
par se récuser, « ne voulant pas traiter un mal
inconnu, auquel ils ne comprenaient rien », où les
invocations aux « Saints guérisseurs », où les pèle-
rinages, où les recettes fantaisistes des empiriques
de tout ordre constituèrent les premiers « traitements » opposés au mal français.

J'aurais à vous montrer comment, peu après,
une induction d'analogie conduisit à expérimenter
contre ce terrible mal français (et cela en raison
de ses manifestations cutanées) un remède qui était
déjà d'un usage vulgaire et d'une utilité avérée
contre certaines dermatoses, à savoir le *mercure*;
— quels succès ce remède obtint, tout naturellement, et quel enthousiasme l'accueillit; — puis,
aussi, quels déboires, quels méfaits, quels désastres
surgirent de l'emploi déréglé, excessif, téméraire,
de ce nouveau traitement.

J'aurais à vous dire comment, au xvie siècle, surgit un nouveau remède dont le triomphe était préparé par les excès mêmes du mercure, à savoir le bois saint, le *gaïac*, qui, violemment exalté par Ulrich de Hutten[1], chanté même par Fracastor[2], se substitua pour un temps à l'idole antérieure; — comment, au delà, l'observation clinique, faisant bonne justice du gaïac, chercha longtemps sa voie au milieu des médications les plus diverses (dépuratifs végétaux, sudorifiques, évacuants, saignées, etc.), pour faire retour au mercure; — comment, au xviiie siècle, le traitement mercuriel fut sur le point de trouver sa formule pratique dans la *méthode* dite *par extinction*, laquelle cependant ne parvint pas à se substituer à l'odieuse, à l'intolérable *méthode par salivation*, en honneur jusqu'alors; — comment, au début de notre siècle, le *traitement simple*, c'est-à-dire le traitement sans mercure, détrôna pour un temps les anciennes méthodes, sous l'impulsion puissante de Broussais et de l'école physiologique; — comment l'année 1836 fut marquée par une véritable conquête thérapeutique, à savoir par l'avènement de l'*iodure de potassium*, appliqué par Wallace au traitement de la syphilis en général, puis heureusement approprié par Ricord au traitement de la syphilis tertiaire; — comment surgit ensuite la bizarre extravagance de la *syphi-*

1. *Livre du chevalier Ulrich de Hutten*. Trad. par A. Potton.
2. Fracastor, *La Syphilis* (1530). — Trad. et comment. par A. Fournier. Liv. III.

lisation, qui, un moment, stupéfia le monde savant, etc., etc.

Enfin, j'aurais à vous montrer le rôle de l'époque contemporaine, profitant autant des erreurs que des conquêtes des siècles passés pour organiser d'une façon scientifique le traitement de la syphilis; — étudiant le traitement propre de chaque étape et de chaque manifestation morbide ; — mais se préoccupant plus encore d'attaquer la maladie d'ensemble, et visant à réaliser, par un traitement méthodique et de longue haleine, la curation vraie de la maladie, la sauvegarde du présent et de l'avenir, la préservation de l'individu et de sa descendance, etc. ; — puis enfin, à un tout autre point de vue, s'efforçant d'atteindre le fléau dans ses origines par des mesures de prophylaxie publique.

Ce coup d'œil sur le passé nous offrirait certes un curieux défilé de doctrines médicales et de personnalités médicales qui ont joué un grand rôle dans la science. Il tentera certes un jour ou l'autre la plume de quelque érudit. Mais cette tâche ne saurait être la mienne pour l'instant. Je n'ai pas à oublier, je n'oublierai pas que nous sommes ici à l'hôpital, pour parler exclusivement de choses d'hôpital. Je renonce donc, non sans regret, à ce labeur historique et, sans plus insister, j'aborde tout aussitôt la partie exclusivement pratique de mon sujet.

X

Le traitement de la syphilis ne consiste pas seulement dans l'administration des remèdes que l'expérience a consacrés comme les plus propices à la guérison des symptômes ou des lésions spécifiques. Il comprend et embrasse toutes les indications auxquelles il convient de satisfaire pour soulager et guérir un malade affecté de syphilis.

Or, s'il n'est pas impossible qu'on rencontre un malade exclusivement affecté de syphilis et ne présentant rien autre que des symptômes directement issus de la syphilis, cela n'est pas, tant s'en faut, le fait commun, habituel.

Presque toujours les sujets que nous avons à traiter de la syphilis nous offrent, indépendamment et en surplus de leur syphilis, une certaine individualité pathologique, d'ailleurs éminemment variable : tel, par exemple, sera un anémique ; tel autre un lymphatique, peut-être même un scrofuleux ; celui-ci sera un nerveux ; celui-là un arthritique, un herpétique, ou bien un paludique, etc., etc. Et de même au point de vue des habitudes, du régime, de l'hygiène, etc. : tel sera un alcoolique ; tel autre un surmené du plaisir ou du travail. Et ainsi de suite. En sorte que la plupart des malades, pour une raison ou pour une autre, apportent à la syphilis un *contingent morbide* qui leur est propre. Or, ce contingent individuel est de nature, en beaucoup de cas, à imprimer à la diathèse telle ou telle modalité spéciale, à diriger ses décharges en un sens ou un autre, à lui créer des opportunités morbides, des « facteurs de gravité », comme on dit actuellement, en un mot à la rendre autre qu'elle ne serait de par elle seule, à la compliquer, à la faire plus intense et plus nocive.

Donc, exception réservée pour le malade idéal qui, ayant la syphilis, n'a que la syphilis, le traitement applicable à la presque universalité des sujets syphilitiques ne saurait consister uniquement dans l'administration des remèdes purement et exclusivement spécifiques. Ce traitement comporte en outre, de toute nécessité, toute une autre série d'indications à remplir, en raison des particularités individuelles qui peuvent réagir sur la maladie principale.

Cela est tellement médical, si pratiquement vrai, que je me bornerai à énoncer ce point, sans m'attarder à le légitimer par des faits cliniques.

De là suit que le traitement de la syphilis, tel qu'il doit être médicalement conçu, se compose de trois éléments que voici :

1° Des *agents spécifiques*, s'adressant à l'essence même de la maladie, combattant directement la syphilis, constituant (passez-moi l'expression à laquelle je n'attache qu'un sens figuré) de véritables contrepoisons du poison syphilitique ;

2° Des *médications auxiliaires* (je ne dis pas accessoires), ayant pour visée de modifier, de réprimer les dispositions pathologiques diverses qui peuvent coexister avec la syphilis et réagir sur elle de façon à la rendre plus grave ;

3° Une *hygiène* appropriée aux conditions individuelles du malade.

De ces trois éléments thérapeutiques, le plus important et de beaucoup, c'est le premier, en toute évidence. Pour combattre la syphilis, il faut avant tout des agents antisyphilitiques. Cela va de soi.

Et cependant, Messieurs, n'allez pas prendre le change sur le rôle des deux autres éléments précités. Ce rôle, en de certaines conditions, peut devenir majeur, prépondérant, principal ; et cela, parce qu'il est de l'essence des médications auxiliaires et de l'hygiène de guérir ou de prévenir certaines manifestations devant lesquelles les remèdes purement spécifiques resteraient insuffisants.

C'est là un point sur lequel j'aurai maintes fois à revenir au cours de l'exposé qui va suivre, mais que dès à présent je tiens à bien mettre en vedette et à énoncer formellement. Non, tout le traitement de la syphilis n'est pas contenu, ainsi qu'on se le figure trop souvent, dans la seule administration des agents spécifiques. Non, il ne consiste pas seulement en un certain nombre de boîtes de pilules mercurielles ou de flacons d'iodure. Il est plus compréhensif, plus complexe, plus médical que cela. J'ai à cœur de vous convaincre de cette impor-

tante vérité, et, dans ce but, je citerai quelques
preuves de nature à fixer vos convictions.

Voyez d'abord l'*asthénie secondaire,* ce curieux
état d'alanguissement, de dépression, de débilitation
générale, qui s'observe parfois dans les premières
étapes de la syphilis, chez les jeunes femmes spécialement, en se traduisant par une asthénie véritable de tous les systèmes organiques, à savoir :
asthénie digestive (inappétence, difficultés de di-
gestion, intolérance gastrique, inertie intestinale);
asthénie circulatoire (mollesse et faiblesse du pouls);
asthénie nerveuse (lassitude, courbature, inertie,
torpeur, adynamie); asthénie nutritive, etc., etc.;
d'où l'aspect si étrange des malades affectés de la
sorte, qu'on jugerait moins, d'après leur physionomie, en état de syphilis secondaire que d'anémie
pernicieuse ou de tuberculose imminente.

Eh bien, quel est, vis-à-vis d'un état général de
ce genre, ressortissant à la syphilis comme origine,
notre meilleur recours thérapeutique? Le traitement
spécifique, le mercure? Non. Sans doute, le mercure peut être utile en l'espèce pour combattre le
principe spécifique de tels symptômes. Mais nous
avons mieux que lui; c'est l'association au mercure
des médications auxiliaires et de l'hygiène, à savoir :
tout l'arsenal des toniques, les excitants naturels de
l'appétit et des forces vitales, le grand air des cam-
pagnes, de la mer ou des plateaux élevés, les stimulants (tels que le café à petites doses), le changement d'habitudes et de vie, l'exercice, dès qu'il est

possible, le massage, les bains sulfureux, et surtout,
par-dessus tout, les douches froides, prudemment
et progressivement administrées, etc. — C'est
l'ensemble de ces moyens auxiliaires qui, dans les
cas de cet ordre, contribue le plus activement à
relever les forces, à rendre un certain ressort aux
fonctions déprimées et, somme toute, à produire
ce que le mercure seul serait insuffisant à réaliser.

Autre exemple. L'un des plus graves accidents
qui puissent dériver de la syphilis, le *phagédénisme,*
se montre parfois réfractaire à l'action des antisyphilitiques. Nombreux sont les cas où l'on a
vu le phagédénisme tertiaire résister opiniâtrément
aux médications spécifiques les mieux entendues
et le plus énergiquement dirigées. Or, que faire
en pareille et si désolante situation? Ricord,
avec son tact de grand clinicien, l'a nettement
précisé.

« Alors, a-t-il dit, qu'on a tout fait et en vain
contre un phagédénisme, le mieux est d'essayer de
ne plus rien faire. » De ne plus rien faire, c'est-à-
dire de renoncer aux spécifiques et d'en appeler aux
modificateurs généraux, aux médications indirectes,
en vue de corriger la constitution, la disposition
organique, le vice latent de l'organisme qui entretient et perpétue le processus phagédénique. Ici
donc, comme dans l'exemple précédent, les médications auxiliaires et l'hygiène reprennent le pas
sur le traitement spécifique, et c'est d'elles que dépend la guérison, guérison que maintes fois elles ont

ou préparée ou accomplie en modifiant un terrain
mauvais, devenu réfractaire à l'action spécifique.
C'est de la sorte qu'on a vu plusieurs fois des pha
gédénismes rebelles au mercure et à l'iodure se
réparer et guérir après un « stage modificateur » à
la campagne, au sein des forêts, sur une montagne,
à la suite d'un changement de milieu, d'habitudes,
de vie, après une cure hydrothérapique, etc. De
cela il faut que je vous cite un exemple, et cet
exemple sera un cas des plus graves, que j'ai observé
avec Ricord en 1856, que j'ai suivi dans toutes ses
péripéties (puisque c'était moi qui étais chargé des
pansements du malade) et qui a commencé mon
éducation sur le point spécial qui nous occupe en ce
moment.

Un jeune étudiant en médecine était affecté (sans
parler d'autres accidents) d'une horrible syphilide
serpigineuse qui, depuis trois ans, avait labouré
tout le cou, le crâne, la face, et qui, à l'époque où
je vis le malade pour la première fois, s'étalait
exactement sur toute une *moitié de la tête*, si ce
n'est plus. Tous les traitements imaginables, cela
va sans dire, avaient été mis en usage, mais en pure
perte. Le phagédénisme persistait, et même, de
temps à autre, il procédait par poussées à des enva-
hissements nouveaux. A bout de ressources, mais
non désespéré, Ricord en vint un jour (à mon
grand étonnement, je m'en souviens encore et m'en
souviendrai toujours) à suspendre tout traitement
interne et externe, et congédia le malade, en lui

prescrivant d'aller passer quatre mois à la campagne, « sans toucher à un seul remède » et de
panser simplement son énorme plaie « avec de la
charpie imbibée d'eau de guimauve » ! Lorsque,
les quatre mois écoulés, le malade nous revint après
exécution minutieuse de ce facile et singulier programme, la lésion n'avait pas changé de physionomie, mais l'état général s'était notablement amé-
lioré. Le traitement interne fut alors repris avec
vigueur, et la plaie pansée par occlusion au taffetas
de Vigo. Or, six semaines plus tard, ce phagédénisme, si opiniâtrément réfractaire jusqu'alors, était
absolument cicatrisé !

Je n'ai pas à dire si, dans ma pratique, je me suis
inspiré de cet enseignement de mon maître. Et, sur
quatre malades, dans des circonstances de même
ordre, j'ai eu la satisfaction de guérir de la même
façon des phagédénismes graves qui avaient résisté
aux agents spécifiques pendant des années entières.
Voyez ce à quoi sont bonnes les médications que,
modestement, on appelle auxiliaires, et qui, en
certaines conditions, deviennent véritablement
principales.

Comme dernier exemple (car je n'en finirais pas,
si je voulais tout dire), j'appellerai encore votre
attention sur le rôle actif que joue la médication
bromurée dans le traitement de certaines affections
syphilitiques du système nerveux. Il est, bien positivement, certains syndromes nerveux d'origine spécifique que le bromure-de-potassium aide puissam-

ment à guérir, voire qu'il est *seul* susceptible d'influencer. De ce nombre est l'épilepsie parasyphilitique ; de ce nombre est la neurasthénie d'origine syphilitique, etc.

Voilà pour les médications auxiliaires.

Quant à l'*hygiène*, j'aurai le droit d'être bref à son sujet, car son rôle dans le traitement de la syphilis ne sera bien certainement contesté par personne. Ici comme ailleurs, comme toujours, elle rendra d'éminents et inappréciables services, en fournissant les moyens de conjurer diverses manifestations spécifiques, en écartant les causes susceptibles d'appeler, de diriger la syphilis vers certains systèmes organiques. Les exemples abonderaient en l'espèce. A titre de spécimens, mentionnons les deux suivants.

Est-ce que la proscription du tabac n'aura pas pour effet de diminuer, voire de prévenir ces manifestations spécifiques de la bouche qui sont si fréquentes et parfois si graves chez les fumeurs? A savoir : pour la période secondaire, syphilides labiales, linguales, gutturales, à récidives multiples, voire parfois incessantes ; — et, pour la période tertiaire, glossites scléreuses ou scléro-gommeuses, dont le pire type, le type le plus rebelle et le plus incurable est précisément réalisé par la variété dite « glossite syphilo-nicotique ».

Voyez, d'autre part, la syphilis des centres nerveux et notamment la syphilis cérébrale. Chez qui cette dernière se produit-elle de préférence? Deux classes d'individus lui fournissent son principal contingent : les surmenés du plaisir et les surmenés du travail. De l'avis de tous, en effet, elle est particulièrement fréquente : 1° chez les sujets qui se fatiguent le cerveau par des excès de travail intellectuel, par une contention habituelle d'esprit, des veilles laborieuses, des tracas d'affaires, etc.; 2° chez ceux qui épuisent leur système nerveux par la vie de plaisirs, par des excès de tout genre (excès vénériens notamment), par les dérèglements et les dissipations de la vie mondaine, par l'irrégularité chronique des habitudes, la débauche, les émotions du jeu, etc. — S'il en est ainsi, ne concevez-vous pas quel rôle est appelée à jouer l'hygiène dans le traitement de la syphilis, puisqu'il dépend d'elle d'écarter, de conjurer, tout au moins dans une certaine mesure, les manifestations de ce genre?

Et ainsi de suite.

De sorte, vous le voyez, qu'il y a autre chose à faire pour un syphilitique que de se borner à lui administrer des pilules de mercure ou un sirop ioduré. Il y a, en plus, à traiter ce malade au point de vue des dispositions, des tendances morbides qu'il peut présenter; il y a, en plus, à le diriger dans son hygiène, dans ses habitudes, son régime, son genre de vie; et tout cela en vue de le préserver des imminences morbides auxquelles, de par le fait de sa syphilis, il est devenu sujet.

Ainsi doit être compris, suivant moi, le traite-

ment médical de la syphilis, traitement qui, pour
répéter ce que je vous disais comme préambule, ne
comporte pas moins de trois facteurs thérapeutiques : les agents spécifiques, allant droit à la diathèse; — les médications auxiliaires, ressortant de
l'état antérieur ou actuel du malade; — et l'hygiène.

De ces trois facteurs, le premier va nous occuper actuellement.

XI

MÉDICATION SPÉCIFIQUE.

Vous savez ce qu'on entend par médication spécifique. C'est une médication réputée s'attaquer à
la cause, à l'essence, au principe même d'une
maladie, une médication en quelque sorte directement curative.

En l'espèce, cette médication comprend la série
des agents dits *antisyphilitiques*, considérés comme
de véritables antidotes du principe syphilitique.

Nombreux ou, disons mieux, innombrables sont
les agents qu'on a présentés comme tels depuis les
origines de la syphilis. Les énumérer tous serait un
labeur considérable, non moins qu'inutile d'ailleurs; d'autant que la plupart n'ont eu qu'un temps
éphémère de crédit.

Est-il besoin de dire qu'en tête de ce groupe
prennent place deux grands remèdes qu'à l'avance

vous avez nommés, le *mercure* et l'*iodure de potassium*, dont nous aurons longuement à parler dans ce qui va suivre?

Mais que d'autres ont joui, à côté d'eux, d'une vogue ou durable ou passagère! A titre de souvenirs historiques, citons, mais ne faisons que citer les suivants :

I. — Le gaïac, qui s'empara de la faveur publique au XVIe siècle; — qui, pour un temps, se substitua avec éclat au mercure; — mais qui est retombé aujourd'hui dans l'ombre dont il n'aurait jamais dû sortir.

II. — La salsepareille, qui, malheureusement, n'est pas encore oubliée. — C'est elle qui faisait la base de tisanes ou sirops « antisyphilitiques » autrefois fort célèbres : tisane de Feltz[1]; — décoction de Zittmann, encore d'usage assez habituel à l'étranger[2];

1. Composition : Salsepareille, colle de poisson, sulfure d'antimoine. — Contient des traces d'antimoine et d'arsenic. — On l'additionne quelquefois de bichlorure de mercure.

2. Il y a deux tisanes de Zittmann, à savoir : le *décocté fort* et le *décocté faible.* — I. Décocté fort : Salsepareille, 375 gr.; — eau bouillante, 24 litres. — Faites digérer 24 heures. — Ajoutez dans un nouet : Sucre d'alun, 45; mercure doux, 15; cinabre, 4. — Faites réduire jusqu'à ce qu'il ne reste plus que 8 litres de liquide. Sur la fin, ajoutez : séné, 90; réglisse, 45; anis, 15; fenouil, 15. — Dose : un demi-litre matin et soir. — II. Décocté faible : Au résidu de l'opération précédente ajoutez : Salsepareille, 190; eau, 25 litres. — Réduisez à 8 litres, en ajoutant sur la fin : Écorces de citron, 12; cannelle, 12; cardamome, 12; réglisse, 12. — Dose : 1 litre, dans le milieu du jour.

Il résulte de recherches entreprises au laboratoire de l'hôpital Saint-Louis que, dans les conditions énoncées ci-dessus, le décocté fort contiendrait, par litre, 0[gr],0047 de mercure métallique à l'état de combinaison. (Dr Cathelineau.)

— tisane de Vigarous[1]; — tisane d'Arnoul; — décoction de Pollini[2]; — sirop de Cuisinier[3], etc., etc.

III. — La squine.

IV. —-Le sassafras. — Les quatre substances précédentes composaient les fameux *bois sudorifiques*,
autrefois en grand honneur dans le traitement des
maladies vénériennes.

V. — Les dépuratifs végétaux. Ceux-ci incroyablement nombreux : saponaire, chicorée, bourrache, fumeterre, scabieuse, houblon, douce-amère,
gratiole, germandrée, hysope, dictame blanc, lobe-
lia syphilitica, bois-gentil, citron, orange, etc. ; —
sans oublier l'opium, qui eut aussi, au xviii° siècle,
son heure de célébrité ; — et, à une époque plus
voisine de nous, voire contemporaine, guaco, tayuya,
jaborandi, térébenthine, condurango, chaulmoogra,
cascara amarga, etc., etc.

1. Composition : Salsepareille, séné, gaïac, sassafras, squine,
iris, antimoine cru, anis, crème de tartre, aristoloche ronde, aristoloche longue, jalap, polypode, noix fraîches avec leur brou, vin
blanc, eau.

2. Composition : Salsepareille, squine, pierre ponce, antimoine,
coquilles de noix, eau. — « Scarenzio pense que ce qui rend efficace
la décoction de Pollini (remède encore secret), c'est l'addition
d'une substance qu'il croit être un sel de cuivre. Aussi a-t-il coutume d'ajouter à la dose de 750 gr. de la décoction ci-dessus
10 centigr. de sulfate de cuivre ammoniacal ou une proportion
moindre de bichlorure de cuivre ammoniacal. » (*Annales de
dermat. et de syphil.*, 1870-71, t. III.)

3. Composition : Salsepareille, bourrache, roses pâles, séné,
anis, sucre, miel blanc. — On l'additionnait souvent de bichlorure
de mercure (15 à 30 centigr. par 500 grammes de sirop). On
comprend que, dans ces conditions, il devait être fort actif, et
pour cause.

VI. — Les purgatifs de tout genre, notamment
les drastiques.

VII. — Les eaux minérales (sulfureuses, chloru-
rées, arsenicales, et autres), très utiles agents,
à titre d'auxiliaires indirects, pour amender les vices
constitutionnels, tonifier l'organisme, etc. ; mais
agents dépourvus, contrairement aux croyances les
plus accréditées près des gens du monde, de toute
influence spéciale contre la syphilis.

VIII. —Des agents multiples d'origine minérale ou
autre : or, argent, platine, arsenic, antimoine, cuivre,
thallium, hyposulfite de soude, acide nitrique, ammoniaque, eau oxygénée, bichromate de potasse.

IX. — Puis, sont venus, de nos jours, les agents
antizymotiques : acide phénique, acide salicylique,
acide thymique, créosote, etc.

Sans parler de cent autres que je passe sous
silence — et vous n'y perdez rien[1]. — Dire qu'aucun de ces remèdes n'exerce la moindre influence
sur la syphilis serait peut-être dépasser la mesure.
Certains d'entre eux, au titre d'adjuvants et en vue
d'indications spéciales, ne sont peut-être pas incapables de rendre quelques services. Mais ce n'est
que justice en tout cas d'affirmer ceci : qu'aucun

---

1. Je ne dirai rien non plus de très nombreuses pratiques qu',
à diverses époques, ont été préconisées contre la syphilis, telles
que : émissions sanguines (saignées, sangsues, ventouses); — bains
de vapeur; — révulsifs et dérivatifs; — vésication profuse et entretenue ; — « tartarisation » par emplâtres stibiés ; — vaccination ;
cure d'inanition (cura famis, diète sèche, diète arabique), etc., etc.
Tout cela est oublié et n'a plus qu'un intérêt historique.

n'est doué d'une véritable action antisyphilitique,
et que la bien minime influence qu'on a pu reconnaître à quelques-uns est tellement inférieure à
celle du mercure et de l'iodure qu'il n'y a vraiment
pas lieu d'en tenir compte.

Au total donc, en tant qu'agents antisyphilitiques
proprement dits, la thérapeutique ne dispose que de
deux remèdes, le mercure et l'iodure.

Eh bien, de même qu'il est rationnel d'étudier
une arme avant de s'en servir, de même je vous
propose de commencer par étudier ces deux remèdes en eux-mêmes avant d'entrer dans les détails
de leur application au traitement de la syphilis.
Voyons donc tout d'abord ce qu'ils sont, quelle
action ils exercent sur l'organisme, ce qu'on peut
en espérer comme ce qu'on peut en craindre, et
surtout ce qu'il y a de vrai ou de faux dans les
dangers qu'on leur a attribués.

Le mercure va nous occuper en premier lieu.

XII

MERCURE.

C'est presque dès l'apparition du mal français en
Europe que le mercure fut appliqué au traitement
de cette maladie.

Depuis lors, il est toujours resté en scène, mais
avec des fortunes diverses, à la vérité; c'est-à-dire

tantôt exalté, prôné avec enthousiasme à la façon d'un « remède sauveur », d'un « remède incomparable, sans égal », tantôt honni, conspué, décrié, diffamé, vilipendé, mais ne tardant guère à revenir en honneur, et cela tant en raison de ses vertus propres que de l'impuissance des remèdes rivaux qui lui étaient momentanément préférés.

Et la place qu'au prix de tant de péripéties il a conquise dans la thérapeutique, il la conservera toujours, il la conservera définitivement, soyez-en sûrs; car il la doit à une action puissante qu'il exerce sur la maladie, action qui a bien pu être contestée — tout est contestable, à commencer par la lumière du jour pour ceux qui ferment les yeux —, mais qui s'affirme d'une façon tellement habituelle, tellement éclatante, qu'elle s'impose véritablement en toute évidence et ne saurait être méconnue.

Disons même dès à présent que le mercure est le remède par excellence de la syphilis, que c'en est le remède de fond, qu'il constitue le neutralisateur, le correctif, l'antidote le plus puissant dont nous disposions contre elle, ainsi que cela ressortira, je l'espère, de l'exposé qui va suivre.

Toutefois, avant de nous décider à le prescrire à nos malades, il est une question préalable qui s'impose à nous et qui demande à être résolue avant toute autre. C'est la suivante : *Le mercure peut-il nuire ?* Est-il susceptible, en quoi que ce soit, d'importer un dommage dans la situation du malade, d'ajouter un danger quelconque à la vérole?

Question bien essentielle et d'ordre bien pratique; question sur laquelle, Messieurs, vous serez incessamment interrogés par vos clients et à laquelle il importe donc que vous soyez en mesure de donner une réponse exacte, scientifique, péremptoire.

Car, s'il est un remède qui ait mauvais renom et qui éveille la défiance du public, c'est le mercure. Et ce n'est pas assez dire. Le mercure est un remède honni, détesté, exécré, dont le nom seul est un épouvantail, pour lequel toutes les classes de la société, les plus élevées comme les plus basses, les plus cultivées comme les plus ignorantes, nourrissent une haine, une horreur native. Venez-vous à le prescrire à un malade, aussitôt surgissent des récriminations comme les suivantes, stéréotypées, pour ainsi dire, dans la bouche des gens du monde : « Mais c'est du mercure, docteur, que vous me prescrivez là! Alors, adieu mes dents! Adieu mes cheveux! Vous allez faire de mon corps un baromètre! Et la carie des os, me garantirez-vous contre elle? Car le mercure reste dans les os, n'est-ce pas? Puis, ce mercure, comment me le *retirerez-vous* ensuite du corps? » Et toutes autres raisons semblables, qui ont leur origine dans une aversion profonde pour le mercure, aversion du reste, il faut en convenir, que le mercure a bien méritée jadis, et qui survit aujourd'hui comme un souvenir de ces traitements barbares auxquels étaient soumis les syphilitiques des temps passés, alors qu'on faisait résider les vertus du remède dans son action ptya- lique et que l'on condamnait les malheureux pa- tients au supplice horrible d'une salivation *entre- tenue*. Ce n'est pas en vain qu'on fait cracher au public ses dents et ses maxillaires; cela ne s'oublie guère, et le public d'aujourd'hui garde rancune au mercure en souvenir du passé.

Je n'entreprendrai pas à nouveau de justifier le mercure de toutes les calomnies dont on l'a chargé. Ce serait un labeur aussi long qu'inutile. Car vous ne sauriez vous faire une idée, à ne parler même que d'assertions d'origine médicale, du nombre de méfaits qu'on a mis à sa charge. Le réquisitoire dressé contre lui est à nul autre semblable.

Non seulement, en effet, on l'a accusé (ceci est banal et mérite à peine d'être rappelé) d'enflammer la bouche, de faire tomber les dents, de faire tomber les cheveux, mais on lui a imputé cent autres effets nocifs, désastreux. C'est de lui que dériverait une foule d'accidents et de maladies que nous aurions, paraît-il, l'aveuglement ou l'entêtement de rappor- ter à d'autres origines. Ainsi, il produirait, assure- t-on, « des ulcérations, des gangrènes, des lésions graves du système osseux, des affections viscérales multiples et notamment des néphrites, des dégéné- rescences graisseuses, des accidents de phthisie, des accidents de métrite et d'avortement, des rétrécis- sements du rectum, des phénomènes nerveux de tout genre, tels que tremblement, douleurs, apo-

plexie, paralysie, hébétude, épilepsie, folie, etc.,
etc. » Sans compter qu'en dehors de ces déterminations locales sur divers systèmes, il exercerait une
action générale plus pernicieuse encore, se traduisant par « l'anémie, l'amaigrissement, l'albuminurie,
la décrépitude, la cachexie ». Au total, il constituerait « l'un des agents de destruction les plus actifs
de la santé humaine ». — « C'est un abominable
poison à fuir comme la peste », écrivait déjà Torrella en 1497. — « C'est un toxique universel,
a-t-on dit de nos jours, un toxique pour les animaux, pour les œufs des animaux, pour les plantes,
pour les graines, etc. » — Et ailleurs encore : « Ce
qu'on a désigné sous le nom de syphilis cérébrale
ne mériterait-il pas mieux le nom de mercurisme
cérébral? » — Et ainsi de suite.

Ce n'est pas tout, d'ailleurs. Il ne fait pas que cela.
Car, sans lui, « la *syphilis constitutionnelle n'existerait pas* ». Oui, s'il n'y avait pas de mercure, il
n'y aurait pas de syphilis constitutionnelle; et ne
croyez pas que j'exagère ici, Messieurs. Je parle
textes en main. Car, d'une part, Murphy a prétendu
démontrer que le mercure est l'unique cause des
accidents secondaires. D'autre part, Bœrensprung,
bien plus heureux que tout le monde, n'a jamais
observé de syphilis tertiaire chez les syphilitiques
qui s'étaient abstenus de mercure! Et Hermann
soutient non moins explicitement que « les accidents compris sous le nom de syphilis tertiaire ne
sont jamais le produit de la véritable syphilis; on

ne les rencontre que chez les malades qui ont subi
un traitement mercuriel; ils sont exclusivement la
conséquence d'une médication mercurielle ou d'une
autre dyscrasie ». Aussi bien, comme conclusion
pratique, propose-t-il d'adresser une requête aux
Gouvernements pour les inviter à interdire la vente
du mercure !

Messieurs, il y a des erreurs, des aberrations
auxquelles vraiment il est superflu de répondre.
Celles que je viens de citer sont de ce genre. Cent
fois il a été démontré, cliniquement et anatomique-
ment démontré, que les lésions déterminées par le
mercure et les lésions issues de la syphilis sont absolument dissemblables. Des milliers de faits ont été
produits pour témoigner que des symptômes ou des
lésions qu'on avait indûment imputés au mercure
restent à la charge de la syphilis, et cela pour une
raison aussi simple que probante, à savoir que ces
symptômes et ces lésions s'observent couramment
sur des sujets syphilitiques n'ayant jamais absorbé
un atome de mercure. Exemple ces cas si nombreux,
si instructifs, de « syphilis ignorées », conséquemment de syphilis restées vierges de tout traitement,
où surabondent tous les accidents que certains de
nos confrères s'obstinent à rapporter au mercure.
Des observateurs non moins patients que scrupuleux
ont même produit des statistiques à ce propos, par
exemple sur l'alopécie, une des manifestations dont,
tout spécialement, le mercure est considéré comme
responsable. Ainsi notre éminent collègue M. Diday

(qui n'est pas cependant un ami bien fervent du mercure) a constaté l'alopécie 53 fois sur 60 malades syphilitiques traités *sans mercure*. Et de même pour tant et tant d'autres exemples que j'aurais à citer.

De sorte que je ne perdrai ni votre temps ni le mien à réfuter les billevesées qui précèdent. Nous n'avons plus à nous en occuper. Les signaler suffit, au titre d'erreurs d'un autre âge.

C'est qu'en effet jamais le mercure administré thérapeutiquement n'a produit les symptômes morbides qu'en éprouve soit un doreur, soit un chapelier, soit surtout un mineur d'Almaden ou d'Idria. Il n'est aucune analogie à établir entre les accidents du mercure à dose médicamenteuse et ses accidents industriels, professionnels. Tenter un rapprochement de cet ordre, c'est émettre une de ces hérésies médicales qui ne méritent plus aujourd'hui l'honneur d'une réfutation.

Est-ce donc à dire que le mercure administré médicalement soit inoffensif? Bien loin de nous une telle opinion, qui serait, en sens inverse, une ineptie de l'ordre de celles que je viens de condamner. Non, certes, le mercure, même à doses médicamenteuses, même sagement et prudemment administré, n'est pas inoffensif. Il a ses inconvénients, ses accidents, voire ses dangers. Il n'est actif thérapeutiquement que parce qu'il influence puissamment l'économie d'une certaine façon. Donc, tout naturellement, il peut nuire si l'on exagere les limites de cette influence, si on la dirige mal, si on ne la dirige pas. *Il n'agit en bien que par cela même qu'il peut agir en mal*, si l'on s'en sert d'une façon abusive ou défectueuse. Il en est de lui comme d'une arme quelconque, avec laquelle on peut ou tuer son ennemi ou se tuer suivant qu'on la manie bien ou mal.

Mais sortons des généralités et précisons. Au total, *quel mal peut-il faire?* Cela, nous praticiens, nous avons besoin de le savoir, et pour nos malades et pour nous-mêmes. Car, si ce remède comportait de sérieux dangers, nous n'aurions rien plus à cœur que d'en restreindre les applications; comme aussi nous ne serons aptes à conjurer ces dangers qu'après avoir appris à les connaître.

Or, tout le mal qu'il peut faire, tous les méfaits dont il peut être coupable se rangent sous les quatre chefs que voici :

1° Effets ptyaliques;
2° Troubles gastriques ou intestinaux;
3° Troubles nutritifs;
4° Accidents cutanés ou hydrargyrie.

Voyons en quoi consistent ces divers accidents, et comment, dans quelle mesure nous pouvons les prévenir.

XIII

1° *Effets ptyaliques*. — Oui, certes, le mercure peut, suivant l'expression de nos malades, « porter à la bouche » et déterminer là un ensemble d'accidents connus sous les noms de *stomatite* ou *salivation mercurielle*. C'est même là, disons-le immédiatement, le grief capital à lui opposer, car c'est là un de ses effets les plus communs. A ce point que la crainte de cette stomatite est une gêne constante, une préoccupation assidue pour le médecin qui prescrit le mercure. Ah! que nous serions bien plus à l'aise, bien plus libres de nos mouvements, bien plus hardis dans le maniement du mercure, si nous n'avions pas constamment à compter avec l'éventualité de ses accidents buccaux!

Oui, certes, dirai-je en second lieu, le mercure peut déterminer vers la bouche des accidents sérieux, très sérieux, graves même quelquefois, en tout cas pénibles, douloureux, longuement douloureux, insupportables, susceptibles de constituer un véritable supplice de plusieurs septénaires. On l'a vu autrefois (comme on le verrait encore aujourd'hui, si on l'employait de la même façon et pour les mêmes visées) déterminer des stomatites intenses, effroyables, avec ulcérations de la muqueuse, gangrènes locales, ébranlement et chute des dents, nécroses partielles, adhérences vicieuses, « bridure de la mâchoire », comme disaient nos pères, etc., etc.

Et j'ajouterai même, en troisième lieu, cette autre considération plus déplorable encore : C'est qu'il n'est ni préparation mercurielle, ni mode d'administration du mercure qui mette sûrement à l'abri des accidents de cet ordre. Ainsi :

D'une part, on a vu la stomatite se produire avec *tous* les composés mercuriels. Chaque fois qu'un nouvel agent mercuriel fait son entrée dans la thérapeutique, il ne manque guère de se recommander à nos préférences en se prévalant de « n'exercer aucune réaction sur la bouche ». Puis, après quelque temps d'expérience, il manque encore moins de rentrer dans la règle commune.

Et, d'autre part, que l'on administre le mercure par l'estomac, par la peau, par l'hypoderme, par les muscles, par les voies respiratoires, c'est tout un ; on n'échappe par aucune voie au risque de déterminer une salivation.

Tel est le triple aveu par lequel il nous faut débuter.

Mais, tout cela dit et reconnu en principe, je m'empresserai de reprendre en ces termes, au nom de la clinique et de l'observation journalière :

I. — D'abord, les stomatites graves, véritablement graves, celles qui déterminent une salivation profuse, des ulcérations étendues, des gangrènes, celles qui ébranlent les dents et menacent les maxillaires, ne sont plus des accidents de nos jours. Ce sont des souvenirs historiques. Des stomatites de cet ordre s'observaient à l'époque où l'on croyait la salivation utile, dépurative, indispensable à la cure de la vérole en tant qu'exutoire, en tant que processus expulsif des germes mêmes de la maladie. Cela se voyait, par exemple, au temps où l'on croyait, avec Astruc, que « pour une bonne guérison il fallait

une bonne salivation de quatre à cinq livres par
jour », salivation qu'il était nécessaire d'entretenir
à cette dose pour un certain temps. Les stomatites
de cette forme, de cette gravité, se produisaient
alors qu'on les cherchait, qu'on les voulait, qu'on
les accueillait comme « un favorable présage »,
alors, en un mot, que le traitement mercuriel était
synonyme de traitement « par la salivation ».

Mais aujourd'hui c'en est fait des stomatites de
ce genre. Nous n'en voyons plus, et cela pour une
bonne raison : c'est qu'au lieu de les souhaiter, nous
les redoutons; c'est qu'au lieu de les provoquer,
nous mettons tout en œuvre pour les prévenir; c'est
qu'au lieu de traiter la syphilis par salivation, nous
la combattons par une méthode tout autre et bien
autrement tolérable, la méthode dite *par extinction*.

Aussi bien les accidents mercuriels qu'il nous
arrive encore parfois (et bien malgré nous) de développer vers la bouche ne rappellent-ils en rien les
stomatites du temps jadis; ils sont à celles-ci ce
qu'est une forme bénigne d'une maladie à ses formes
malignes. Ce que nous observons aujourd'hui comme
accidents possibles de nos traitements actuels, ce
sont (sauf exceptions rares, sur lesquelles nous re-
viendrons en temps et lieu) des stomatites *ébau-
chées*, des stomatites *partielles*, sans gravité, sans
dommage pour les dents et surtout pour les maxillaires. Je n'ai pas sur la conscience, je l'affirme, la
chute, voire l'ébranlement d'une seule dent, et je

suis de ceux cependant qui ne marchandent pas le
mercure aux malades quand je le crois nécessaire
à bonnes doses; encore moins, n'ai-je jamais offensé
un maxillaire.

II. — Et surtout ce que j'ai à dire en réponse aux
griefs sus-énoncés, c'est que *nous avons moyen de
parer aux dangers buccaux du mercure*, c'est
qu'avec la préférence donnée à certains modes
d'administration du remède, avec de certains
soins, avec de l'attention et surtout avec de la *surveillance* (car tout est là), nous pouvons conjurer
ces dangers presque toujours et presque sûrement.

Gardez-vous de croire en effet, messieurs, ce
qu'admettent en principe nombre de malades, à
savoir qu'un sujet soumis au mercure est par cela
même un sujet condamné à la salivation. C'est là
une erreur profonde, absolue. J'estime, par expérience, que, sur 50 malades traités par le mercure
et surveillés par un médecin attentif, il y en aura
un tout au plus qui, du fait du mercure, aboutira à
la stomatite, et à une stomatite presque toujours
bénigne, moyenne au plus. Les stomatites graves,
je le répète et ne crains pas de le répéter, sont
des accidents périmés, qu'on ne voit plus, ou tout
au moins qu'*on devrait ne plus voir*. Dè nos jours,
des stomatites de cet ordre ne se rencontrent
plus que dans trois ordres de cas, à savoir : par le
fait de mauvaises méthodes, telles que la méthode
des injections massives dont nous aurons à parler
plus tard; — par le fait de circonstances d'excep-

tion, où la gravité des accidents à combattre (accidents cérébraux, par exemple, menaçant la vie à brève échéance) a autorisé le médecin à dépasser les limites d'une administration prudente du mercure ; — par le fait de négligences ou d'imprudences, imputables soit au médecin, soit aux malades. Spécimen du genre, que vous me permettrez de vous citer au passage : Une jeune femme contracte la syphilis. Épouvantée, elle va consulter trois médecins. L'un lui prescrit des pilules de proto-iodure, le second la liqueur de Van Swieten, et le troisième le sirop de Gibert. Ne sachant auquel de ces remèdes donner la préférence, elle les prend tous les trois. Et, dix jours après, elle m'arrive avec une stomatite intense que, franchement, elle avait bien méritée.

Ces accidents buccaux du mercure, nous avons moyen, vous disais-je à l'instant, de les conjurer, au moins dans l'énorme majorité des cas. Comment cela ? Grâce à une certaine série de mesures préventives, dont voici le moment venu de vous entretenir.

I. — D'abord, *choix du remède* et de la *méthode d'administration*. — C'est, en effet, un résultat d'expérience que tous les composés mercuriels et que tous les modes d'absorption du mercure n'exposent pas également aux dangers de la stomatite.

Ainsi, à doses thérapeutiques à peu près équivalentes, le proto-iodure est plus ptyalique que le sublimé.

Le mode d'absorption a une importance bien autre. De tous les procédés d'introduction du mercure dans l'organisme, le plus dangereux pour la bouche consiste dans ce que je vous décrirai plus tard sous le nom d'*injections massives*, d'injections dites « de réserve, d'approvisionnement ». Avec une seule injection de cet ordre on risque de produire et l'on a produit des stomatites brutales, suraiguës, phlegmoneuses, gangréneuses, susceptibles même d'aboutir à une terminaison fatale.

Le procédé par frictions expose certes beaucoup plus aux accidents buccaux que la méthode par ingestion. Et, de plus (comme nous le verrons bientôt), il a le désavantage de produire une stomatite presque spéciale, triplement différente de la stomatite qui résulte de la méthode par ingestion en ce qu'elle est plus brusque d'invasion, plus générale d'emblée et plus intense.

Eh bien, s'il en est ainsi, n'est-ce pas affaire à nous, médecins, de consulter ces données de l'expérience clinique pour choisir, entre tous les modes d'administration du mercure, celui qui expose le moins aux accidents d'irritation buccale? Quand nous avons la liberté du choix, pourquoi donner la préférence aux méthodes ptyaliques? Que ces dernières puissent être quelquefois utiles et qu'il y ait avantage à y recourir en certains cas sur des indications particulières, cela n'est pas niable.

Mais réservons-les pour ces indications particulières, et surtout n'en faisons pas (ce qu'on a proposé cependant plus d'une fois) des méthodes
usuelles, d'application courante.

II. — Puis, quel que soit le composé mercuriel,
quel que soit le mode d'administration auquel on se
soit arrêté, il est un certain nombre de précautions
auxquelles le médecin doit s'astreindre et astreindre
son malade, en vue de se tenir en garde contre
l'action ptyalique du remède. Celles-ci, pour mieux
les fixer en votre mémoire, je les grouperai sous
quatre chefs, de la façon suivante :

1° — *Ne jamais commencer le traitement mercuriel sans avoir pris soin de s'assurer de visu
que la bouche du malade est en état de tolérer
le mercure.*

Toutes les bouches ne sont pas égales en tant que
résistance à l'action du mercure. Sans parler des
idiosyncrasies individuelles qui ne sont pas en cause
pour l'instant, les bouches mal soignées, *a fortiori*
non soignées, les bouches à dents cariées ou ébré-
chées, à gencives enflammées, ramollies, couvertes
de tartre, à chicots encadrés de gingivites chroni-
ques, etc., sont celles sur lesquelles sévit de préférence la stomatite mercurielle. Cela est tellement
vrai que, dans nos services, il nous arrive souvent
de présager que tel malade à bouche mal tenue ne
supportera pas le mercure, et presque toujours
l'événement confirme nos prévisions. Cela est tellement vrai, que la stomatite du mercure débute le

plus souvent autour de dents malades, autour de
chicots, au niveau de gencives préalablement enflammées.

Inversement, une bouche en bon état, à gencives
fermes et intactes, supporte bien le mercure en
général, au moins relativement. De cela nous avons
eu ces derniers jours un exemple frappant et digne
d'être cité. Une toute jeune femme prend la syphilis
et se présente à la consultation d'un hôpital où on lui
délivre un cornet de 40 pilules de proto-iodure à
5 centigrammes. Un peu émue de sa maladie,
elle ne trouve rien de mieux, pour noyer son
chagrin, que de se griser d'importance, et, en état
d'ivresse, elle avale dans la même journée 34 de ces
pilules ! Eh bien, vous avez vu ce que cette dose
monstrueuse a produit sur la bouche de cette jeune
femme : rien de plus qu'une stomatite minime, véritablement minime, se bornant à un léger degré de
boursouflement des gencives inférieures. Pourquoi
cette bénignité singulière, étant donnée la dose
formidable de mercure ingéré? Très vraisemblablement parce que cette femme, toute jeune encore,
a la bouche et les dents dans le plus irréprochable
état qui se puisse imaginer.

De là ce précepte de pratique à ne pas oublier :
N'administrer le mercure à un malade qu'après inspection de sa bouche. Si vous lui trouvez la bouche
saine, vous pouvez inaugurer le traitement séance
tenante. Mais, au cas contraire (et tel est bien le cas
2 ou 3 trois fois sur 5, même chez les gens du

monde), *attendez*, différez le traitement, et commencez par adresser votre client à un bon dentiste qui lui soignera la bouche, lui extraira ses chicots, lui obturera ses dents cariées, nettoiera celles qui sont encroûtées de tartre, fera toutes choses techniques de son métier, et vous le renverra, huit ou quinze jours plus tard, en état de tolérer le mercure qu'il n'aurait certes pas toléré sans cet ensemble de soins préalables.

Cette précaution, avouons qu'on n'en tient guère compte, que même on n'y songe guère en pratique courante. Et cependant elle est essentielle, indispensable en nombre de cas. Que de fois, en ville, n'ai-je pas vu venir à moi des malades désolés « de ne pouvoir supporter le mercure » ! Et, quinze jours plus tard, ces mêmes malades avaient acquis la tolérance du mercure grâce aux simples soins d'un dentiste.

2° *Au cours du traitement mercuriel, surveiller attentivement l'état de la bouche et prescrire une hygiène buccale minutieuse.* C'est-à-dire :

A. — D'une part, à chacune des visites que vous fera votre malade, lui examiner la bouche, et surtout (car, sans cette précaution, on pourrait ne pas voir ce qu'il y a intérêt à voir) inspecter les régions où se localise, se cantonne usuellement la stomatite à ses débuts. C'est qu'en effet la stomatite mercurielle (j'ai déjà appelé votre attention sur ce point dans l'une de nos conférences antérieures[1]) n'est que

1. V. mes leçons sur la stomatite mercurielle.

rarement générale d'emblée. Presque toujours elle s'annonce et prélude par des *gingivites partielles,* à foyers d'élection qu'il faut connaître pour les dé couvrir sûrement. Je vous rappelle que ces gingivites partielles, ces « stomatites d'alarme », comme je les ai appelées, affectent quatre types principaux, dont l'un surtout est particulièrement commun, à savoir :

1° La *gingivite médiane inférieure,* qui se localise au collet des incisives médianes inférieures ;

2° La *gingivite périphérique,* périphérique à une dent en mauvais état, à un tronçon de dent, à un chicot encadré d'une gencive chroniquement en-flammée et ramollie ;

3° La *stomatite génienne,* se produisant sur la muqueuse de la joue au point correspondant à la dernière molaire inférieure ;

4° Et surtout le *décollement rétro-molaire,* qui est la lésion la plus commune en pareil cas, celle qu'on observe 8 ou 9 fois sur 10, et que je recommande en conséquence à toute votre atten-tion.

Ce qui se produit est ceci : le repli muqueux qui borde en arrière la dernière molaire inférieure se décolle de la dent, et figure là une petite *languette flottante,* verticale, rouge, érosive, saignant assez facilement au moindre contact. A peine le malade s'en aperçoit-il tout d'abord ; plus tard, il accuse là (encore s'il y est sollicité) une certaine gêne, « comme un point endolori ». Et c'est tout.

Eh bien, cette lésion minime, minuscule, géné-

ralement négligée, passant le plus souvent inaperçue
et du malade et du médecin, n'en constitue pas
moins un signe *révélateur* en l'espèce; car c'est là,
par excellence, une lésion *mercurielle*; c'est là un
prélude de stomatite, et de stomatite qui, primitivement localisée, tendra à s'étendre, voire à se généraliser peut-être, si la cause qui l'a produite
vient à se continuer.

Donc, c'est sur ce point, à savoir la région rétro-
molaire, que devra porter surtout et spécialement
votre examen.

B. — D'autre part, au cours du traitement par le
mercure, prescrivez à votre malade des soins
assidus d'hygiène buccale, à savoir : rinçage de la
bouche à la suite de chaque repas; — brossage des
dents, matin et soir pour le moins, avec une brosse
molle saupoudrée d'un dentifrice quelconque, tel
que le suivant, en usage dans nos salles :

$\not\!\!\!\!2$ Poudre de charbon finement porphyrisée . ⎱ ãã 60 grammes
   Poudre de quinquina. . . . . ⎰
   Essence de menthe . . . .   q. s.
   M.

Ou bien celui qui a été proposé par mon collègue
et ami le Pr Panas :

$\not\!\!\!\!2$ Poudre de quinquina. . . . . ⎱ ãã 15 grammes
   Poudre de cachou. . . . . ⎰
   Poudre de tanin. . . . .   1 gramme
   Essence de menthe . . . .   5 gouttes
   M.

On a conseillé aussi, à titre préventif :

Des gargarismes fréquemment répétés soit avec une solution de chlorate de potasse (4 grammes de ce sel pour un grand verre d'eau), soit avec de l'eau tiède additionnée de la mixture suivante :

℞ Eau de Botot. . . . .   200 grammes
  Alcool de cochléaria.   10   —
  Teinture de quinquina.   8   —
  Teinture de cachou   4   —
  Teinture de benjoin. . . . .   2 g. (J. Simon)
  M.

Ou bien encore des badigeonnages sur les gencives, plusieurs fois par jour, avec un pinceau d'aquarelle trempé dans un collutoire boraté ou chloraté, tel que le suivant :

℞ Glycérine pure . . . .   30 grammes
  Borate de soude.   10   —
  M.

Tous ces moyens et tant d'autres analogues ne peuvent qu'être favorables. On ne saurait leur reprocher que d'être superflus, l'hygiène précitée étant amplement suffisante dans la plupart des cas.

3° *Faire l'éducation du malade relativement aux accidents buccaux qui peuvent dériver du mercure.*

Encore une précaution qu'on néglige le plus habituellement, et cela parce qu'on a peur d'effrayer les malades, déjà si prévenus et si timorés à l'égard du mercure. C'est une faute, car, en l'espèce,

le malade doit être son propre médecin, et il
sera son meilleur médecin si, prévenu de ce qui
peut se produire, il cesse son traitement à la
première alerte.

Ne négligez donc jamais — vous voyez que je ne
crains pas d'insister sur les choses de pure pratique
— de dire à votre client : « C'est du mercure que
je vous prescris là. Or, le mercure peut déterminer
un certain degré d'irritation des gencives. N'ayez
pas peur de cela, car il dépend de vous que cela
ne soit rien. Mais observez-vous, et du premier
moment où vous vous sentirez les gencives agacées,
irritées, cessez tout aussitôt votre traitement, et
venez me voir. »

Nombre de malades, en effet, n'ont dû leur stomatite qu'à leur ignorance des effets possibles du
mercure sur la bouche. Souffrant de la bouche et
ne soupçonnant pas la cause de cette irritation
buccale, ils continuent leur traitement quand même
et aboutissent de la sorte à des accidents de plus
en plus sérieux. Exemple du genre, bien fait pour
vous convaincre :

Un tout jeune homme prend la syphilis. Ne voulant
rien dire de cela à sa famille, il va consulter en ca-
chette un de ces médicâtres de bas étage qui éta-
lent leurs annonces dans de petits monuments
publics. On lui ordonne des pilules mercurielles,
à raison de deux par jour. Quelques jours après, il
se sent mal à la bouche. Effrayé, il croit, suivant sa
propre expression, que « c'est la vérole qui lui

remonte à la bouche », et s'empresse de prendre
trois pilules par jour au lieu de deux. Les douleurs
augmentent; alors il se met à une ration quotidienne
de quatre pilules. Finalement, il arrive chez moi,
en proie à une stomatite intense, généralisée, ulcéreuse, laquelle ne dura pas moins de 5 à 6 semaines.

— Eh bien, cette stomatite, le mercure certes en
était moins responsable que le médecin qui avait
négligé de prévenir ce jeune homme des effets
possibles du remède prescrit.

4° Enfin, dernier point, et celui-ci tellement
simple que je pourrai me borner à l'énoncer :

*Suspendre le traitement mercuriel à la pre-
mière menace, si légère soit-elle, d'irritation
buccale.*

Cela est élémentaire. Et cela, de plus, est presque
toujours suffisant à enrayer l'évolution morbide.

Telles sont les précautions de divers genres qui
doivent, dans tous les cas, présider à l'institution
du traitement mercuriel.

Grâce à elles, ce traitement peut trouver son
application pratique sans dangers réels pour la
bouche.

Comme témoignage, voyez ce qui se passe dans
nos services spéciaux, où nous avons toujours en
permanence une cinquantaine de malades environ
(hommes et femmes) soumis au traitement mercuriel et souvent même à des traitements mercuriels
intensifs. Si la stomatite était un accident inévitable

du mercure, elle devrait être à l'ordre du jour dans nos salles. Eh bien, elle y est rare, absolument rare; elle n'y est qu'à l'état d'exception.

Et, quand elle s'y produit, sous quelle forme s'y produit-elle? Presque toujours, à l'état d'ébauche, à l'état de gingivite partielle, circonscrite, localisée, qui cède rapidement sous l'influence de la suppression immédiate du traitement et de quelques soins locaux, dont je vous parlerai en temps et lieu.

Mais les stomatites véritablement graves, en rencontrez-vous dans nos services? Les cas de cet ordre que, de temps à autre, vous avez pu y voir, nous viennent presque invariablement du dehors, c'est-à-dire nous sont offerts par des malades qui n'ont pas été surveillés, qui se sont traités eux-mêmes et sans direction, qui ont abusé du mercure. Exclusion faite de ces cas (dont nous ne sommes pas responsables), les stomatites graves sont devenues de nos jours, je le répète, une exception rare dans les hôpitaux de vénériens.

Je ne dis certes pas que nous soyons maîtres aujourd'hui de l'action ptyalique du mercure; je ne dis pas que nous soyons à l'abri des accidents, voire des dangers buccaux du mercure. Ce serait là une exagération qui provoquerait aussitôt des démentis motivés. Certes oui, nous avons tous sur la conscience d'avoir déterminé des stomatites plus ou moins sérieuses, mais pourquoi et dans quelles conditions? Parce que, d'abord, il nous arrive plus qu'à d'autres d'avoir affaire, dans nos services hospi-

taliers, à des malades dont la bouche, en raison de
son déplorable et incurable état, est devenue absolument intolérante pour le mercure; — parce que
nous sommes parfois amenés, en face de cas de
gravité extrême, à prescrire le mercure jusqu'à des
doses dangereuses; — parce qu'enfin il est des surprises issues d'intolérances idiosyncrasiques, surprises auxquelles personne ne saurait échapper.

Mais je dis que, réserves faites pour ces conditions particulières, les effets véritablement nocifs
du mercure sur la bouche peuvent être presque
toujours conjurés. Et j'affirme qu'ils deviendront
exceptionnels pour tout médecin prudent qui commencera par faire un choix judicieux et du remède
et de la méthode à mettre en œuvre, qui mesurera
ses doses à la tolérance étudiée de son malade, qui
s'astreindra au programme préventif sus-indiqué,
et surtout, par-dessus tout, qui ne dédaignera pas
de descendre à de menus soins de pratique pour
surveiller comme il convient l'état de la bouche au
cours du traitement mercuriel.

XIV

II. — *Troubles gastriques et intestinaux.* — Il
est positif qu'en nombre de cas le mercure est
mal accepté par l'estomac ou l'intestin. De cela
témoigne la pratique journalière.

Ainsi, à ne parler que du proto-iodure et du

bichlorure (les deux remèdes les plus usités de nos
jours), rien de plus commun que de voir l'un ou
l'autre déterminer soit des douleurs d'estomac,
soit des coliques abdominales (« comme des pincements d'intestin », suivant l'expression des malades), soit de la diarrhée.

Il est non moins avéré que leur administration
prolongée peut aboutir à « couper l'appétit », à
produire des accidents de dyspepsie ou de gastralgie,
accidents tantôt éphémères et tantôt assez durables.

On rencontre même (mais ceci n'est plus que très
exceptionnel) des malades dont l'estomac ou l'intestin se montre absolument réfractaire au mercure,
et qui, littéralement, ne le tolèrent pas.

Puis, chose singulière, mais absolument authentique, quelquefois le mercure, bien que donné par
les voies dermique ou hypodermique, n'en aboutit
pas moins à développer des accidents gastriques ou
intestinaux, exactement comme s'il était administré
par la bouche.

Tout cela est indéniable.

Mais suit-il de là qu'il faille, comme on l'a dit,
renoncer au mercure? Cent fois non! Cette conclusion ne s'imposerait que si les accidents en question
étaient inséparables de l'administration du remède.
Or, tel n'est pas le cas, bien heureusement.

D'abord, le fait de beaucoup le plus commun est
que le mercure, même donné par l'estomac et *à
fortiori* par les voies dermiques, n'offense en rien
les fonctions gastro-intestinales, pour peu qu'on ne

dépasse pas certaines doses et qu'on observe certaines règles que nous aurons à spécifier.

Puis, alors même qu'il éveille quelques troubles de cet ordre, ces troubles ne sont en général que légers, et, très généralement aussi, nous avons moyen de les combattre, de les atténuer, de les réduire à néant. C'est affaire à nous de réaliser ce résultat d'une façon ou d'une autre, soit en variant le remède jusqu'à ce que nous ayons mis la main sur une préparation inoffensive, soit en proportionnant les doses à la tolérance individuelle, soit en associant au mercure quelque correctif, tel que l'opium, qui lui serve de « passeport » dans l'estomac. (C'est là, par exemple, ce qu'ont fait Dupuytren et Ricord en introduisant l'extrait thébaïque dans les célèbres pilules qui portent leurs noms).

Dans le même but, il sera indiqué de ne jamais prolonger au delà de quelques semaines l'administration du mercure. Car l'expérience démontre ceci, qu'au delà de quelques semaines l'estomac le plus vigoureux peut fléchir, se fatiguer du remède et en éprouver quelque dommage. J'ai vu maintes et maintes fois en ville des malades, après cinq à six semaines de traitement mercuriel, venir me dire : « Docteur, j'en ai assez, je crois; vos pilules me troublent l'estomac, je me sens mal à l'aise, etc. ». Il y a alors indication formelle à suspendre le traitement. De là, pour le dire immédiatement, une des raisons, une des bases de la méthode que j'ai essayé d'introduire dans la thérapeutique sous le nom de *méthode des traitements successifs* ou *traitement intermittent* de la syphilis.

Que si, d'ailleurs, en dépit de tous nos efforts, il devient certain que le mercure donné par la bouche offense les voies gastro-intestinales, le bon sens dit qu'il faut renoncer à cette méthode et lui substituer telle ou telle autre. Cela est obligatoire en certains cas, mais cela est rare. J'en appelle à l'expérience journalière, combien il est peu de malades qui ne supportent pas le mercure! Combien peu en est-il à qui l'on ne parvienne, après quelques rébellions éphémères de l'estomac ou de l'intestin, à le faire tolérer, et cela grâce à tel ou tel artifice, par exemple en ayant soin de le donner soit immédiatement avant les repas, soit même incorporé aux aliments!

Qu'il y ait des « intolérants » pour le mercure, qu'il y ait des estomacs ou des intestins qui s'y montrent réfractaires, je ne le nie pas; mais j'ai le droit de dire qu'il y en a peu, bien peu, relativement à la masse énorme d'individus qui le supportent sans dommage.

De sorte, au total, que la possibilité réelle, indéniable, de troubles digestifs, comme résultat de l'administration du mercure, ne constitue pas une raison suffisante pour contre-indiquer l'usage de ce remède dans le traitement de la syphilis.

XV

III. — *Troubles nutritifs ou généraux.* — Voici
qui est plus sérieux. « Le mercure, a-t-on dit,
produit ou peut produire des troubles nutritifs.
Il détermine une chloro-anémie toxique; il amai-
grit; il fatigue, il détériore la constitution.... Il peut
même aboutir à la cachexie, au marasme, et cela
parce que c'est un dénutriteur, un *antiplastique*, un
destructeur des éléments du sang, etc. ».

Pour une petite part de vérité, que d'exagérations
et d'erreurs dans ce que vous venez d'entendre!

Oui, il est absolument vrai que le mercure est
susceptible de déterminer quelques phénomènes
d'alanguissement, d'anémie, d'inappétence, de fatigue générale, d'amaigrissement, etc.; mais en
quelles conditions? Presque exclusivement dans les
deux ordres de cas que voici : 1° alors qu'il est
donné à fortes doses, à des doses qui fatiguent le
tube digestif, qui déterminent de la dyspepsie, de
la diarrhée, des coliques, etc.: — 2° alors que l'administration en est continuée trop longtemps, et
cela même à doses modérées. Je l'ai dit et ne cesse de
le répéter, *le mercure n'est tolérable que pour un
temps,* passé lequel ou l'estomac, ou l'intestin, ou
l'organisme se révolte contre lui. Et alors, ou il ne
fait plus rien ou il fait mal. De cela j'ai eu la preuve
des centaines de fois en voyant des malades, qui

jusqu'alors avaient bien supporté le mercure, venir
me dire : « Docteur, je ne sais ce que j'ai, mais cela
ne va pas. Je perds l'appétit; j'ai des coliques de
temps à autre; je me sens faible, mal en train; je
maigris, et tout le monde me dit que j'ai mauvaise
mine, etc. ». Qu'est-ce que cela? Tout simplement,
de la *saturation mercurielle*. Et alors, si vous con-
tinuez le mercure quand même, les choses vont de
mal en pis. Au contraire, suspendez-le, tous ces
phénomènes se dissipent, et quelques jours après
il n'y paraît plus.

Mais, en dehors de ces deux conditions, j'affirme
que le traitement mercuriel administré à doses modérées et administré par cures intermittentes (suivant le programme dont je vous parlerai bientôt)
est toléré par l'organisme sans le moindre dommage, sans échec à la nutrition générale, sans production de symptômes d'anémie, sans fatigue, sans
amaigrissement, sans « détérioration de la santé ».
Et j'affirme qu'il est toléré de la sorte non pas seulement par des individus de robuste constitution,
mais par tout le monde, par les femmes aussi bien
que par les hommes, voire par les enfants. Je dirai
même qu'il est peu de médicaments qui soient aussi
bien acceptés que lui par l'organisme pour un traitement de longue haleine.

D'ailleurs, jugez-en par ce que vous voyez dans
nos salles, où constamment vous avez sous les yeux
une cinquantaine de malades des deux sexes, de
toute constitution et de tout âge, soumis à tous les

modes de médications mercurielles. Est-ce que leur
santé paraît en souffrir? Est-ce qu'ils se plaignent de
leur traitement? Est-ce que vous constatez sur eux
quelques troubles de l'état général paraissant ressortir à ce traitement?

Et de même en ville. En ville, où nos clients
jouissent naturellement et d'un régime meilleur qu'à
l'hôpital et d'un « confortable » très différent, le
traitement mercuriel est, sauf exceptions rares, bien
toléré. A ce point que la plupart « prennent leur
mercure, comme ils le disent, sans même s'en apercevoir »; ce qui, par parenthèse, ne laisse pas de
les étonner parfois et de leur inspirer quelque défiance à l'endroit d'une médication « aussi inoffensive ». Ainsi maintes fois j'ai entendu de mes clients
le propos suivant : « Ah çà, docteur, est-ce que
vous espérez me guérir avec vos petites pilules?
Mais elles ne me font rien, mais je n'en sens aucun
effet ».

Et c'est bien autre chose encore à certaines eaux
minérales. Dans les eaux sulfureuses par exemple,
où les malades sont soutenus par un ensemble réconfortant (grand air des montagnes, exercice,
bonne hygiène forcée, stimulation tonique de la
cure et des douches, etc.), on arrive à faire tolérer
le traitement par frictions à des doses considérables
sans exercer la moindre influence fâcheuse sur
l'économie. Ce traitement par les « grandes frictions » aux eaux d'Uriage, de Luchon et autres
constitue même pour les malades des classes aisées

une ressource énergique dont j'aurai plus tard à vous parler[1].

Enfin, j'ai soumis au contrôle irréfutable de la *balance* l'action exercée sur l'organisme par les cures mercurielles. Pendant plusieurs années, j'ai pesé mes malades avant et après chaque cure, comme aussi au début et à la fin d'un traitement composé de toute une série de cures de ce genre. Or, sans vous importuner par un long défilé de chiffres, je vous donnerai le résultat général de ces pesées en vous disant ceci : Un traitement mercuriel, à doses moyennes et par cures intermittentes, n'exerce pas d'influence bien sensible sur le poids du corps. Il l'accroît quelquefois, mais le plus souvent il le laisse en l'état. Je n'ai pas vu (sauf exceptions bien rares) qu'il le diminuât.

Et je n'ai été ni le premier ni le dernier à constater cette innocuité du mercure donné à doses thérapeutiques. Ainsi :

Hufeland a signalé l'augmentation du poids du

1. «... Le traitement par frictions mercurielles combiné au traitement thermal sulfureux est généralement très bien toléré par les malades. A Uriage, je fais pratiquer journellement des frictions avec des doses de 6 à 8, 10, 12 grammes d'onguent mercuriel (et quelquefois davantage) sans déterminer d'accidents d'intolérance. La stomatite même n'est que très exceptionnelle.... Sous l'influence de ce traitement, on voit d'une façon presque constante l'état général s'améliorer, en même temps que s'atténuent et disparaissent les symptômes spécifiques.... J'ai pris l'habitude de peser mes malades avant et après la cure. Or, le fait habituel est de constater après la cure une augmentation de poids plus ou moins notable, en moyenne d'un demi-kilogramme à deux kilogrammes....» (D' Doyon.)

corps chez les syphilitiques traités par le mercure.

Liégeois, qui a étudié avec précision la méthode des injections mercurielles, a constaté de même chez ses malades une augmentation du poids et de l'embonpoint, en coïncidence avec un fonctionnement normal du tube digestif. Il tenait le mercure administré à faibles doses pour un reconstituant des plus puissants, propre à déterminer l'assimilation nutritive.

Martineau a établi, à Lourcine, une série de recherches comparatives sur trois séries de malades (femmes), traitées les unes par des injections de peptone mercurique, les autres par l'usage interne de cette même peptone, les autres par des frictions mercurielles. Dans les trois séries il a noté invariablement une augmentation du poids et une élévation du chiffre des globules sanguins.

Wilbouchewitch, Keyes, E. Robin ont constaté que le mercure donné à petites doses agit comme tonique et augmente le nombre des globules.

Enfin, un très intéressant travail d'hématologie clinique, dû au Dr Galliard, élève de M. le Pr Hayem, nous montre également le mercure exerçant une action tonique et réparatrice dans la période secondaire, au double point de vue de la richesse globulaire et de la richesse hémoglobique[1]. — Mais il y a plus. Le même auteur a étudié l'action du mercure sur le sang des anémiques en dehors de la syphilis,

1. *De l'action du mercure sur le sang chez les syphilitiques et chez les anémiques*, Arch. gén. de méd., 1885, t. II.

et, en traitant des sujets anémiques par des doses
quotidiennes de 1 à 2 centigrammes de sublimé ou
de 10 centigrammes de proto-iodure, il a vu, sous
l'influence de cette cure pour le moins singulière,
« l'appétit augmenter, le poids du corps s'accroître,
le sang s'enrichir en hémoglobine ». De sorte, dit-
il comme conclusion, « qu'il est permis de comparer
le mercure au fer, et cela non seulement chez les
syphilitiques qui n'auront jamais de tonique plus
efficace, mais chez les anémiques qui pourraient
parfois en tirer profit[1] ».

Bien entendu, je laisse à qui de droit la responsabilité de tous ces beaux résultats, qui me paraissent
exiger encore confirmation. Mais il m'est impossible
de n'en pas retenir pour le moins cette impression
générale, à savoir que le mercure n'est pas ce qu'on

1. De même encore, dans une série de recherches plus récentes,
M. le Dr Stoukovenkoff (de Kiew) et son médecin-adjoint, le
Dr Jelenew, ont été conduits à constater ceci : que, dans la première partie d'un traitement mercuriel (de 1 à 16 injections benzo-
mercurielles, par exemple), la quantité d'oxyhémoglobine et de
globules rouges, généralement abaissée chez les syphilitiques, se
relève jusqu'au taux normal, au taux de la santé (sauf en cas de
complications, telles que diarrhée, fièvre, etc.).
A la vérité, si l'on insiste sur le traitement, si, par exemple, on
continue les injections (de 16 à 30), un résultat inverse se produit,
c'est-à-dire la quantité de l'oxyhémoglobine et des globules
rouges décroît graduellement. — Mais, après cessation du traitement, elle peut revenir à la normale en 6 à 8 jours. (De la chloro-
anémie syphilitique et mercurielle, Annales de dermat. et de syph.,
1892, p. 924.)
Nous aurons plus tard à mettre à profit ces curieux résultats
pour la direction du traitement et, plus spécialement encore, pour
la durée qu'il convient d'assigner aux cures mercurielles successives qui composent ma méthode.

croyait autrefois quant à son action dangereuse sur la nutrition, sur la santé, sur le sang. Que nous voici loin, avec ces derniers résultats de la science exacte, non seulement des préjugés populaires, mais encore de certaines doctrines médicales qui faisaient de ce remède un véritable épouvantail, un ennemi-né de tous les êtres vivants, un destructeur universel! Pour le moins, je le répète, c'en est fait de ces vieilles erreurs, et l'observation clinique, aidée de l'observation expérimentale, nous permet d'affirmer ceci : que, donné à doses thérapeutiques, donné avec mesure et prudence, le mercure est innocent de cette influence nocive qu'on lui attribuait jadis par rapport à la nutrition, à l'état général, à ce qu'on appelle la santé.

C'est là surtout et par-dessus tout ce qu'il nous importait de savoir pour la pratique et dans l'intérêt de nos malades.

XVI

IV. — *Accidents cutanés (Hydrargyrie)*. — Le mercure a deux façons d'être éruptif : par irritation locale et par absorption.

Les éruptions mercurielles dérivant d'une action topique se bornent le plus souvent à quelques accidents locaux que nous étudierons à propos du traitement par les frictions. Celles du second ordre, seules, nous occuperont pour l'instant.

Ces dernières ont eu, historiquement, une fortune singulière. Bien longtemps ignorées, méconnues, elles furent du premier coup décrites d'une façon magistrale par Alley, au début de notre siècle[1]. Puis, elles tombèrent immédiatement dans un oubli profond, dont ne parvint pas à les tirer une description nouvelle de Bazin, d'ailleurs calquée sur celle d'Alley. A ce point que, ces derniers temps, elles ont été reniées, répudiées, dans l'une de nos sociétés savantes[2]. Je confesse que, pour ma part, je n'y attachais guère créance ou du moins ne les considérais qu'au titre de curiosités idiosyncrasiques d'ordre tout à fait exceptionnel, lorsqu'il y a quelques années elles se sont révélées et imposées à nous d'une façon irrécusable par toute une série de cas qui se sont produits dans cet hôpital et qui ont été présentés pour la plupart à notre Société de dermato-syphiligraphie. Conséquemment l'attention s'est trouvée rappelée sur elles, et voici que maintenant, depuis que notre éducation s'est faite à leur sujet, il nous arrive d'en rencontrer de temps à autre quelques nouveaux spécimens qu'à coup sûr nous aurions *méconnus* jadis et affublés d'une étiquette toute différente. Leur étude a été reprise à compte nouveau, et vous en trouverez un exposé complet dans un très intéressant mémoire dû à mon dis-

1. G. Alley (de Dublin), *Observations on the peculiar eruptive disease arising from the exhibition of mercury*, 1804. — 2ᵉ édit. Londres, 1810.
2. Société de Thérapeutique, 26 février 1890.

tingué chef de clinique et ami le Dr Morel-Lavallée[1].

Ces hydrargyries par absorption du mercure sont donc moins exceptionnelles qu'on ne l'avait cru jusqu'à ces derniers temps, tout en restant néanmoins d'une incontestable rareté.

Résultant d'un phénomène d'absorption, elles paraissent indépendantes — et c'est logique — du mode suivant lequel se fait cette absorption. C'est ainsi qu'on les a vues succéder soit à l'ingestion de divers composés mercuriels (calomel, protoiodure, sublimé); — soit à des frictions avec l'onguent napolitain; — soit à des injections mercurielles; — soit à des applications d'emplâtres mercuriels; — soit à des inhalations mercurielles; — soit même (mais ceci très exceptionnellement) à de simples cautérisations avec le nitrate acide de mercure, etc.

Tantôt elles se produisent (à la façon de la plupart des éruptions médicamenteuses ou alimentaires) immédiatement après l'absorption première du remède, c'est-à-dire dès les premières heures; c'est là le cas le plus habituel; — tantôt elles n'entrent en scène qu'après quelques jours; — tantôt enfin elles n'apparaissent, à la façon d'un phénomène de saturation lentement acquise, qu'après plusieurs semaines.

Aucune cause appréciable ne préside à leur manifestation. Elles sont purement et simplement

1. A. Morel-Lavallée, *Des hydrargyries pathogénétiques, érythèmes polymorphes scarlatiniformes dus à l'usage interne du mercure.*

un résultat de l'absorption mercurielle par un organisme qui ne tolère pas le mercure, et qui ne tolère pas le mercure quant à son système cutané; car, chose curieuse, elles ne s'accompagnent le plus souvent d'aucun phénomène d'intolérance vers d'autres systèmes, c'est-à-dire se produisent isolément, sans diarrhée, vomissement, gingivite, etc.

Qu'elles dérivent d'une prédisposition personnelle, d'une idiosyncrasie, cela ne fait pas l'ombre d'un doute, de par les trois considérations que voici :

I. — D'une part, il est certains sujets mal doués vis-à-vis du mercure, qui, positivement, ne peuvent accepter le mercure sans irritation cutanée. J'ai cité de vieille date le cas d'un malade qui, infailliblement, prenait une éruption scarlatinoïde chaque fois qu'il touchait au mercure. J'ai vu, sur lui, cette éruption se produire à propos de pilules de protoiodure, à propos de pilules de sublimé, à propos d'onctions mercurielles, à propos d'un bain mercuriel, voire (c'est à n'y pas croire, et pourtant le fait est des plus authentiques) à la suite d'une cautérisation très limitée au nitrate acide de mercure[1].

II. — D'autre part, les hydrargyries sont bien moins affaire de dose médicamenteuse que de susceptibilité individuelle; car il suffit souvent, pour les provoquer, de quelques pilules, d'une seule

1. Voy. Hallopeau, *Du Mercure.* Thèse d'agrégation, 1878.

pilule, d'une seule friction, d'une seule inhalation mercurielle[1], etc.

III. — Les récidives de ces exanthèmes sont, sinon fatales, au moins absolument habituelles chez les mêmes sujets, à propos de chaque nouvelle administration du mercure; — et tantôt elles se produisent sous l'influence de la même préparation, tantôt elles succèdent à la mise en œuvre du mercure sous des modes différents[2].

Que sont, cliniquement, ces éruptions mercurielles? Sans vous les décrire, je vous les signalerai du moins à grands traits.

Dans leur type le plus commun, elles se présentent sous la forme d'*érythèmes polymorphes desquamatifs*. Mais elles sont éminemment variables et comme caractères objectifs et comme importance clinique, ce qui explique qu'on ait pu longtemps les méconnaître et les confondre avec des éruptions très diverses, telles que la scarlatine (méprise la plus habituelle en l'espèce), la rougeole, l'urticaire, l'eczéma, l'érythème polymorphe de Hébra, l'érysipèle, la variole au début, la dermatite exfoliatrice.

I. — Dans un type léger, l'éruption reste circonscrite, limitée à quelques départements de la peau (régions inguino-crurale et axillaire, région

1. Telle est, comme exemple, une curieuse observation d'Engelmann relative à un malade qui fut pris d'un exanthème mercuriel pour avoir respiré les vapeurs de *Serpents de Pharaon* (sulfocyanure de mercure).
2. Voy. Morel-Lavallée, *mémoire cité*, p. 489.

périgénitale, main, poignet), et revêt la forme soit
d'un érythème ortié, soit d'un eczéma, soit d'un rash
morbilliforme ou scarlatinoïde, soit d'une urticaire
tubéreuse ou œdémateuse, etc.

II. — Plus souvent, dans ce qu'on peut appeler
le type moyen (lequel est aussi le type commun),
l'éruption, après avoir débuté par quelques placards
circonscrits d'érythème ou d'eczéma *granité*, se
dissémine et s'étale sur la plus grande partie du
corps, en affectant, suivant les régions, des formes
diverses, à savoir : aux membres et au thorax, celle
d'un érythème rose ou rouge, quelquefois doublé
d'une certaine infiltration sub-œdémateuse; ou bien
celle de nappes rouges, cramoisies, tout à fait semblables à l'exanthème scarlatineux (*scarlatine mercurielle*); ou bien encore celle de l'urticaire, de la
roséole, de la rougeole; — à la face, celle d'un
érythème, voire d'un érysipèle qui tuméfie les
paupières et peut aller jusqu'à l'occlusion des yeux;
— au cuir chevelu, celle d'une séborrhée sèche,
quelquefois générale, profuse, surabondante; —
à la paume des mains et à la plante des pieds, celle
d'un érythème craquelé, avec bouffissure des téguments et parfois légers soulèvements phlycténoïdes,
etc. — De là un aspect *polymorphe* des plus bizarres qui, pour un œil habitué, devient aussitôt
suspect et trahit presque d'emblée l'origine mercurielle de l'exanthème.

Puis, après quelques jours, et souvent d'une
façon très rapide, s'établit une *desquamation*

abondante sur divers points. Cette desquamation
est de caractère variable suivant les régions :
pulvérulente et farineuse au cuir chevelu et à la
face notamment ; — lamelleuse, écailleuse, foliacée,
sur le tronc ; — constituant ailleurs de grands
lambeaux parcheminés, comme aux doigts ou à la
plante des pieds, d'où se détachent parfois des
« doigts de gant » ou de véritables « semelles cornées ». — Quelques ongles dystrophiés peuvent
même être entraînés par la desquamation.

Si bien qu'à cette période et dans les cas de desquamation profuse, l'affection revêt exactement
l'aspect de la *dermatite exfoliatrice.* J'imagine
même que certains cas d'hydrargyrie desquamante
ont dû prendre indûment place dans le cadre de
cette dernière affection.

III. — Enfin, dans le type extrême, beaucoup
plus rare, l'éruption est générale, universalisée.
Les téguments sont cramoisis, boursouflés, tendus.
Certaines régions deviennent le siège d'une desquamation profuse qui jonche le lit de débris écailleux,
tandis que d'autres sont converties en de vastes
placards érosifs, en de véritables *vésicatoires,* dont
l'aspect et l'odeur rappellent tout à fait ce qu'on
observe chez les « grands brûlés ».

Pour les formes légères ou moyennes, la scène
morbide est très simple. Elle n'est constituée que
par ceci : l'éruption ; — quelques symptômes
annexes de l'éruption, consistant en chaleur locale,

ardeur, brûlure et démangeaisons parfois assez
vives; — et un ensemble fébrile initial, qui ne tarde
pas à s'apaiser au delà des premiers jours.

Mais, dans les formes graves, cette scène peut se
transformer du tout au tout par l'addition de divers
symptômes plus ou moins sérieux, voire alarmants,
tels que les suivants : état fébrile continu, avec re-
doublements; — anorexie, sécheresse de la bouche,
vomissements, diarrhée; — accablement des forces,
prostration; — céphalalgie, insomnie; — délire; —
dyspnée; — symptômes divers de congestions viscérales, comme dans les fièvres; — bref, aspect ty-
phique ou, plus exactement encore, physionomie
terminale des grandes brûlures. — La mort a pu
survenir au cours de phénomènes aussi graves. Je
n'en ai pas encore observé d'exemples pour ma
part; mais l'une de nos malades a été pendant plusieurs jours dans un état tout à fait alarmant et
aussi voisin que possible d'une terminaison fatale.

Laissons de côté ces dernières éventualités
d'ordre absolument exceptionnel. Toujours est-il
que, même dans ses formes moyennes, l'hydrargyrie constitue une maladie réelle, importante,
douloureuse, énervante en raison de son prurit, et,
de plus, une maladie de longue haleine, dont la
durée ne s'abaisse guère au-dessous d'un mois et
peut s'élever jusqu'à 40, 50 jours, voire trois mois.
C'est donc là une conséquence des plus fâcheuses
du traitement mercuriel.

Encore n'est-ce pas là le pire dommage qu'elle comporte. Ce pire dommage, c'est le renoncement forcé au mercure. Et alors, que faire, surtout si l'on est en face d'une syphilis à accidents plus ou moins graves? Convient-il d'*essayer* (essayer est bien le mot de circonstance) d'une préparation mercurielle autre que celle d'où a dérivé l'éruption, dans l'espérance qu'elle sera mieux tolérée? Est-il préférable de modifier le mode d'administration, par exemple de substituer les injections aux frictions ou les frictions aux pilules, etc. ? Ne vaut-il pas mieux encore abandonner résolument le mercure sous n'importe quelle forme, et ne plus mettre en œuvre que l'iodure? Enfin, la répudiation du mercure doit-elle être seulement temporaire ou définitive? Ce sont là toutes questions sur lesquelles l'expérience nous manque et qui restent à l'étude.

Est-il besoin de dire qu'en pareille occurrence la situation du médecin devient fort embarrassante? De cela vous venez d'avoir ici même un exemple des plus instructifs, que je vous rappellerai en quelques mots.

Une jeune femme syphilitique était traitée depuis quelques semaines par le protoiodure, qu'elle supportait fort bien, lorsqu'à l'occasion de deux frictions mercurielles, qu'elle se fit de sa propre inspiration contre une pédiculose pubienne, elle fut prise d'une hydrargyrie intense[1]. A peine guérie de

1. Un fait identique a été observé dans le service de M. le P' Diculafoy. Un malade, qui avait toléré sans le moindre accident

cette dernière manifestation, elle s'est représentée à
nous, ces derniers jours, avec une syphilide papulo-
tuberculeuse, criblant les épaules et le dos d'éléments éruptifs en couronne. Nous nous sommes
crus autorisés à reprendre le traitement par les
pilules qui, primitivement (notez bien ceci), avait
été bien toléré. Or, dès la troisième pilule s'est fait
un retour menaçant de l'hydrargyrie. Nous avons
donc prescrit l'iodure; mais l'iodure sera-t-il suffisant? Et, s'il l'est dans le présent, le sera-t-il dans
l'avenir, le sera-t-il pour l'extinction, la guérison
de la maladie? Voilà, vous en conviendrez, une situation critique, où le médecin a lieu d'être perplexe.

Mais, fort heureusement, je le répète, les cas de
cet ordre se comptent en pratique, et, au total,
l'hydrargyrie ne constitue qu'un accident des plus
rares du traitement mercuriel.

XVII

J'en ai fini, messieurs, avec la revue des accidents que comporte le mercure administré à doses
thérapeutiques. Voilà tout ce qu'il peut produire
en mal.

Eh bien, que trouvons-nous au total dans ce

le traitement mercuriel par pilules de protoiodure et bains de
sublimé, fut affecté, deux ans plus tard, d'une éruption hydrargyrique à la suite d'une seule friction mercurielle qu'il se pratiqua
sur les régions génitales à propos d'une pédiculose pubienne. —
(V. A. Dupré, *De l'hydrargyrie,* Thèses de Paris, 1884.)

bilan des méfaits possibles du mercure? Ceci :

1° Des inconvénients, voire des dangers, résultant des exanthèmes mercuriels (*hydrargyrie*). Je le confesse, les inconvénients, les dangers de cet ordre sont inévitables. Il n'est pas, il ne sera jamais en notre pouvoir de les conjurer, parce qu'ils consistent d'essence en des *surprises* issues d'idiosyncrasies inconnues, latentes, mystérieuses, dont la prescience nous échappe et nous échappera toujours. Mais ce ne sont là que des accidents exceptionnels, absolument exceptionnels, tout aussi rares, voire même plus rares (je parle approximativement) que les accidents mortels du chloroforme.

2° Des inconvénients (plutôt que des dangers) d'intolérance buccale et d'intolérance gastro-intestinale. — Mais ceux-ci, nous en sommes presque maîtres, et, pour l'énorme majorité des cas, il dépend de nous d'en préserver nos malades par le choix d'une méthode, d'un remède, de dosages appropriés à la tolérance individuelle, et par une surveillance assidue des effets du traitement.

3° Des *troubles de nutrition générale*. — Mais ceux-ci, encore, nous saurons les écarter, les exclure, par une direction prudente de la médication, notamment par la méthode des traitements intermittents.

Telle est exactement la situation, et voilà tout le *mal* que nous avons à redouter du mercure. — Concluons maintenant.

Allons-nous raisonner comme certains de nos

confrères et dire avec eux : « Le mercure est un
remède dangereux; donc il faut y renoncer et le
bannir de la thérapeutique »? — Mais, à ce compte,
il nous faudrait renoncer à la plupart de nos grands
remèdes, car ces grands remèdes ne sont actifs
que parce qu'ils exercent sur l'économie une action
puissante qui, conséquemment, peut être dangereuse si elle est mal dirigée. Il n'est pas que le
mercure qui soit *dangereux*. Entre des mains
inhabiles ou imprudentes, l'opium, le sulfate de
quinine, l'arsenic, la belladone, la digitale, la cocaïne, etc., etc., sont susceptibles de bien autres
dangers, de bien plus redoutables méfaits. Et même
des agents inoffensifs n'aboutissent-ils pas à nuire
quelquefois, alors qu'ils sont employés sans règles,
sans direction, sans mesure?

Non, il ne faut pas proscrire le mercure sous le
prétexte qu'il peut être dangereux. Soyons plus
logiques que lesdits confrères et disons simplement
ceci comme conclusion : Certes, le mercure a ses
inconvénients, ses accidents, ses dangers. Mais il
n'est dangereux qu'en raison même de l'action
puissante qu'il exerce sur l'organisme. Eh bien,
sachons profiter, bénéficier de cette action, en
nous efforçant d'en écarter les effets nuisibles; car,
vraiment, il serait insensé de renoncer à un remède
utile, éminemment utile (comme nous allons l'établir dans un instant), pour cette raison qu'il possède
une puissance dont on peut faire abus ou qui, mal
dirigée, serait susceptible de nuire.

XVIII

Second point, contre-partie du précédent : *Le mercure peut-il être utile ?* C'est-à-dire : Un malade affecté de syphilis a-t-il, oui ou non, à bénéficier du traitement par le mercure?

Les solutions les plus diverses, voire toutes les solutions imaginables ont été données à cette question.

Les uns se refusent absolument à accorder au mercure la moindre influence bienfaisante sur la syphilis. « Non seulement, disent-ils, il ne guérit pas la syphilis, mais il lui nuit, il l'aggrave ». Ce sont là les irréconciliables du mercure.

Les autres, à l'extrême opposé, n'ont pas assez d'éloges et de panégyriques enthousiastes pour le mercure. Ils en font le correctif, le contre-poison, l'ennemi-né de la vérole. A les en croire, tout ce qui est syphilitique devrait *ipso facto* guérir de par le mercure.

D'autres, plus sages et plus cliniciens, tout en croyant au mercure, n'ont en lui que la confiance qu'il convient d'accorder à un remède, à un agent modificateur quelconque, et, tout en applaudissant à ses succès, ne se dissimulent pas ses défaillances.

Inutile de dire de quelle importance est pour nous, praticiens, une question de cet ordre. Mon devoir est donc de l'envisager sous toutes ses faces.

Or, pour être étudiée méthodiquement et dans toutes ses parties, cette question doit être divisée, scindée en deux autres questions, à savoir :

1° Le mercure a-t-il une influence curative sur les symptômes *actuels* d'une syphilis?

2° A-t-il une *influence d'ensemble et d'avenir* sur la syphilis?

Ou, plus simplement : 1° Le mercure guérit-il les symptômes de la vérole; — 2° guérit-il la vérole?

L'examen de ces deux points va nous occuper actuellement.

XIX

Le mercure a-t-il une action curative sur les symptômes de la syphilis?

J'aurai vraiment l'obligation d'être bref sur ce premier point, car la démonstration en a été faite si souvent qu'elle n'est plus à faire. D'ailleurs elle est patente et s'offre en permanence à tous les yeux. Entrez aujourd'hui dans un service quelconque de syphilitiques et voyez ce qui s'y passe. Vous y trouverez 20, 30, 40 malades en voie de traitement pour des accidents spécifiques de tout ordre, syphilides cutanées ou muqueuses, iritis, périostites, exostoses, céphalée, névralgies, paralysies, lésions viscérales, hémiplégie, aphasie, etc., etc. Revenez dans quinze jours ou un mois revoir ces mêmes

malades, comparez leur état actuel à l'état où
ils étaient lors de votre première visite, et, je
vous l'affirme, vous serez édifiés.

La curation des accidents syphilitiques par le
mercure est un fait d'observation journalière, un
fait qui s'impose aux plus incrédules, aux plus
sceptiques. C'est là une vérité éclatante comme la
lumière du jour, une vérité qui ne saurait être
méconnue que par les aveugles ou par ces « pires
aveugles » du texte sacré qui ont des yeux pour ne
pas voir.

« Illusion ! a-t-on dit. Ce dont on fait honneur
au mercure n'est qu'un effet du temps et de l'évolution morbide. Les symptômes syphilitiques ne sont
pas continus, permanents, éternels. Ils guérissent
sponte suâ, et le mercure ne fait qu'assister en témoin à leur guérison, sans y prendre part, sans y
jouer un rôle effectif. »

Certes, répondrons-nous, il est des accidents
syphilitiques qui guérissent sans qu'on les traite.
Cela ne fait pas l'ombre d'un doute. Mais tous les
accidents de la syphilis guérissent-ils ainsi ? Guérissent-ils ainsi, par exemple, ceux (en si grand nombre) qui se terminent par une sclérose, une muti-
lation, une destruction locale ? Guérissent-ils ainsi
ceux qui conduisent les malades sur nos tables
d'amphithéâtre ?

Il faut se rendre à l'évidence, et l'évidence qui
ressort actuellement d'une longue expérience de
la syphilis, qui est acceptée par l'universalité des

praticiens (à cela près de quelques rarissimes et inexplicables exceptions), la voici :

I. — C'est, d'abord, que les accidents syphilitiques qui peuvent guérir seuls sont notablement *abrégés* dans leur évolution par le mercure. Exemple : Une syphilide papulo-squameuse d'intensité moyenne mettra des mois à disparaître *sponte suâ*. Elle s'effacera en trois semaines, quinze jours peut-être, sous l'influence du mercure.

II. — C'est, en second lieu, que nombre d'accidents syphilitiques, au lieu de guérir *sponte suâ*, tendent *sponte suâ* à se terminer par des destructions d'organes et même assez fréquemment par la mort; — et que les accidents de cet ordre guérissent, non pas toujours certes, mais habituellement, sous l'influence et par le secours bienfaisant du mercure.

Quel est le médecin qui, grâce au mercure, n'a pas préservé d'une sclérose, c'est-à-dire d'une mort fonctionnelle, un testicule affecté de sarcocèle spécifique?

Quel est le médecin qui, grâce au mercure, n'a pas sauvé la vie à un malade en imminence de syphilis cérébrale?

Quel est le médecin qui, grâce au mercure, n'a pas arraché à la mort un petit enfant hérédo-syphilitique, dont la fragile existence était plus que gravement menacée?

Les faits de cet ordre sont si nombreux, si authentiques, si formels, que je ne m'attarderai pas à en citer de nouveaux spécimens.

D'ailleurs, il en est d'autres où la démonstration, si c'est possible, est encore plus frappante et aboutit à l'évidence même. Tels sont les cas où des accidents syphilitiques, méconnus comme nature, ont longtemps subsisté sans guérir, puis se sont mis à guérir comme par enchantement le jour où un médecin plus clairvoyant les a traités par le mercure.

Voici, je suppose, une névralgie qui, imputée à telle ou telle cause, durait depuis des mois, rebelle à tout; — voici une affection psoriasiforme que depuis un an l'on traitait en tant que psoriasis vulgaire par l'arsenic ou les alcalins, et qui ne guérissait pas; — voici une dermatose que l'on avait diagnostiquée lupus et qui, en dépit de tout traitement, s'éternisait dans une immobilité absolue depuis de longues années. Puis, à un jour donné, on s'est dit : « Mais si cette névralgie, si ce prétendu psoriasis, si ce prétendu lupus, n'étaient rien autre que des manifestations syphilitiques? Essayons donc un peu du mercure! » Et l'on a essayé du mercure. Et tout aussitôt cette névralgie s'est calmée en quelques jours; — et ce psoriasis s'est fané, puis effacé rapidement; — et ce lupus a disparu en quelques semaines!

Que veut dire cela, au nom du simple bon sens, sinon que le mercure a guéri ces accidents parce qu'ils étaient d'essence syphilitique?

Objectera-t-on encore que ces accidents auraient pu guérir seuls et que le mercure n'est pour rien dans leur disparition? Mais pourquoi donc ne guérissaient-ils pas depuis des semaines, depuis des mois, depuis des années, puisque, grâce à l'erreur faite sur leur nature, on leur avait laissé toute latitude pour aboutir à résolution spontanée? Et comment expliquer qu'à point nommé, le jour où on les a attaqués par le mercure, ils se soient aussitôt modifiés, pour disparaître à brève échéance?

Non, vraiment, il n'est pas à discuter de telles choses. Méconnaître, dans les cas de ce genre, une influence médicamenteuse, c'est outrager la logique et le bon sens.

XX

Seconde question : *Le mercure exerce-t-il une action d'ensemble et d'avenir sur la maladie?* C'est-à-dire : Agit-t-il sur le principe même de la syphilis, de façon à modifier la maladie, à l'atténuer, à la neutraliser, et, par suite, de façon à mitiger ou conjurer ses manifestations d'avenir?

Entendons-nous bien. Voici, je suppose, un malade syphilitique qui, actuellement affecté d'accidents divers de syphilis, est soumis au mercure. Ce mercure agira bien, comme nous venons de l'établir, sur les symptômes actuels ; mais fera-t-il autre chose? Exercera-t-il une influence sur la cause même de ces accidents, c'est-à-dire *sur la maladie* ? Modifiera-t-il le principe du mal? Aura-t-il le pouvoir d'enrayer la diathèse dans son évolution, de prévenir d'autres accidents, de mitiger ceux qui, en dépit de lui, viendraient à se produire, de *sauvegarder l'avenir*, en un mot, après avoir guéri dans le présent? Telle est la question.

Or, cette influence *d'ensemble* et *d'avenir* sur la maladie est ce qu'on a le plus souvent et le plus vivement contesté au mercure. Car bon nombre de médecins, tout en acceptant l'action indéniable de ce remède sur les accidents de la syphilis, lui refusent la faculté d'exercer une modification générale sur la diathèse. « Oui, disent-ils, le mercure atténue et guérit les manifestations de la vérole ; mais il n'agit que sur ces manifestations et ne touche pas à la vérole. Il laisse la maladie ce qu'elle est ; il *blanchit* pour le moment) suivant l'expression consacrée), et c'est tout. » — « Et la preuve, ajoutent-t-ils, c'est que, les phénomènes pour lesquels on a donné le mercure une fois effacés et disparus, d'autres reparaissent, puis d'autres encore. En un mot, *il ne guérit pas*. C'est un palliatif, un curatif même d'accidents actuels, mais ce n'est que cela; ce n'est pas un antidote, un contre-poison de la vérole. »

Nous croyons, nous, au contraire, que l'action du mercure ne se borne pas aux symptômes, mais s'étend à la maladie. Nous croyons que ce

remède, d'une part, guérit les accidents actuels de
la vérole, et que, d'autre part, administré suivant
une méthode dont je vous parlerai bientôt, il
exerce sur l'ensemble de la diathèse, sur la maladie
tout entière, une influence *générale*, que je n'hésite
pas à qualifier de curative. — Notre opinion sur ce
point si essentiel, si important, n'est pas une simple
vue de l'esprit, une appréciation conjecturale ; elle
repose sur des arguments cliniques et sérieux que
je dois vous soumettre.

A priori, je me représente difficilement comment
le mercure, exerçant une action incontestée sur les
manifestations ou les lésions syphilitiques de *tous*
les systèmes vivants, pourrait posséder cette action
s'il n'avait prise sur la cause même de ces phénomènes, s'il n'influençait pas *la maladie*. Je conçois
bien que l'opium puisse calmer une douleur sans
agir sur la cause même de cette douleur, et que la
digitale soulage certains symptômes cardiaques sans
modifier les lésions des valvules ou des orifices du
cœur. Mais mon intelligence se refuse opiniâtrément
à comprendre qu'un remède puisse modérer tous les
effets d'un poison et poursuivre ce poison dans tous
les organes où il lui plaît de se retrancher, qu'un
remède puisse guérir les manifestations successives,
variables non moins que disséminées, d'une diathèse, sans se trouver en rapport, en conflit avec ce
poison, avec le principe de cette diathèse, avec la
cause première de ces troubles morbides. Toutefois,

comme, après tout, cela pourrait être sans que j'eusse la faculté d'en comprendre la raison, je passe outre, et je cherche ailleurs des éléments de conviction.

Or, les éléments de cette conviction, c'est-à-dire les témoignages attestant que le mercure exerce une action d'ensemble, une action de présent et d'avenir sur la syphilis, je les trouve nettement dans trois ordres de considérations que je tiens essentiellement à vous soumettre et sur lesquelles même j'appellerai toute votre attention. La question est majeure en effet, puisque de la solution qu'elle comporte dépend (comme nous le verrons plus tard) la préférence qu'il convient d'accorder à telle ou telle de deux méthodes rivales pour le traitement de la syphilis, à savoir : la *méthode opportuniste* et la *méthode préventive*.

Quels sont donc ces trois témoignages ? Les voici.

I. — *Le mercure exerce incontestablement une action préventive sur les manifestations de la période secondaire.*

Et, en effet, voyons d'une façon comparative ce qu'est la période secondaire chez les sujets traités *ab ovo*, dès le début de l'infection, et ce qu'elle est chez les sujets non traités ou insuffisamment, négligemment traités.

Ce qu'elle est chez ces derniers, vous le savez de reste, messieurs, par ce dont vous êtes témoins ici chaque jour. C'est une période ultra-chargée

d'accidents, d'accidents certes qui ne compromettent pas la vie, qui même n'ont rien de
grave le plus habituellement, mais qui ne laissent
pas d'être importuns, vexatoires, affichants, douloureux pour quelques-uns, à savoir : syphilides
cutanées de divers types, depuis la roséole jusqu'aux types pustuleux, pustulo-crustacés, etc. ; —
syphilides muqueuses de tout siège (bouche,
gorge, langue, larynx, organes sexuels, anus,
etc.), prenant parfois en tant que lésions locales
une réelle importance ; — onyxis, périonyxis ; —
adénopathies diverses, quelquefois confluentes,
sujettes même, quand elles trouvent un terrain
propice, à dégénérer en bubons strumo-phlegma-
siques ; — alopécies plus ou moins intenses, pouvant aller jusqu'à dénuder partiellement le cuir
chevelu ; — ophthalmies secondaires, dont quelques-unes réellement sérieuses (iritis, choroïdite,
névrite optique) ; — affections du système loco-
moteur (ostéalgies, périostites, arthralgies, arthro-
pathies, ténosites, myosalgies); — phénomènes
nerveux ; céphalée, souvent très douloureuse;
névralgies ; asthénie nerveuse, toujours plus ou
moins rebelle, etc. ; — accidents fébriles, susceptibles parfois de prendre une intensité peu commune, comme dans le type actuellement décrit
sous le nom de typhose secondaire ; — etc., etc.

Eh bien, parallèlement, quelle est cette même
période secondaire chez les sujets qui, d'emblée,
ont pris soin de se traiter et qui continuent au

delà de se traiter méthodiquement, correctement?
Cela, vous ne pouvez le savoir encore, Messieurs,
car vous l'apprendrez seulement dans votre pratique de ville, dans votre cabinet. Mais il m'appartient à moi de vous le dire, et voici, à cet égard,
ce qui dérive pour moi d'une expérience déjà longue.

Sur cette seconde catégorie de malades, la
syphilis secondaire *se réduit* (sinon toujours, au
moins presque toujours) *à un petit nombre d'accidents, et d'accidents du type le plus superficiel,
le plus bénin.* Ce que vous observerez en de telles
conditions se bornera généralement, passez-moi
l'expression, à quelques éclaboussures légères de
syphilis, telles que ceci : une roséole discrète; —
quelques plaques érosives (qui se porteront surtout
à la bouche, si vous avez affaire à des fumeurs); —
quelques croûtelles du cuir chevelu, avec éclair-
cissement momentané et à peine appréciable de la
chevelure; — quelques adénopathies cervicales;
— et rien de plus. Comparez cela au type usuel
des syphilis secondaires abandonnées à leur évolution propre !

Traitée, la syphilis secondaire s'atténue, se
réduit comme cadre, se mitige, et devient comme
un diminutif d'elle-même. Elle devient ce qu'est
une forme fruste ou bénigne d'une maladie par
rapport aux formes complètes et sérieuses de la
même affection. A ce point — ceci est topique —
que les malades eux-mêmes en sont étonnés, éba-
his. De par le renom de la syphilis, ils s'atten-

dent à quelque chose de grave, d'important pour
le moins; et, ne voyant rien venir, ils vous
disent alors quelquefois : « Mais à quand donc,
docteur, les grands accidents? Quand dois-je m'attendre à quelque chose de sérieux ? Car jusqu'à
présent je n'ai presque rien eu. »

Et même, tel n'est pas le dernier mot de la bénignité possible de la syphilis secondaire *traitée*.
Car certains sujets en sont quittes encore à
meilleur compte, en sont quittes, par exemple,
pour une roséole sans rien autre, pour quelques
plaques muqueuses sans rien autre, voire pour *une*
plaque muqueuse sans rien autre! Cela s'est vu,
cela n'est même pas une rareté, et je vais tout à
l'heure vous en montrer quelques exemples.

Enfin, on a cité le cas de malades qui, traités
énergiquement *ab ovo* et au delà, ont traversé
toute la période secondaire sans être affectés d'un
seul accident secondaire. C'est là chose rare, exceptionnelle; d'accord! mais c'est là chose bien authentique, irrécusable.

En l'espèce, quelques citations me semblent
indispensables, car il s'agit de toutes choses que
vous ne voyez pas à l'hôpital et dont sans doute
vous attendez la preuve. Eh bien, cette preuve, je
vous la donnerai en mettant sous vos yeux une vingtaine de cas de cet ordre observés en ville et longtemps suivis par moi. Voyez ce à quoi s'est réduite
la période secondaire sur les vingt malades dont
l'histoire se trouve résumée dans le tableau suivant.

	DURÉE D'OBSER-VATION.	ACCIDENTS OBSERVÉS AU COURS DE LA PÉRIODE SECONDAIRE.
1er malade	10 ans	A quatre reprises, syphilides amygda-liennes (légères).
2e —	6 ans	Roséole. — Deux fois, syphilides buccales de forme érosive.
3e —	8 ans	Roséole. — Deux fois, syphilides buccales de forme érosive.
4e —	26 ans [1]	Deux fois, plaques muqueuses buccales.
5e —	10 ans	Roséole. — Une plaque muqueuse la-biale ; une plaque muqueuse du gland, très superficielle, éphémère.
6e —	8 ans	Deux fois, plaques muqueuses buccales. — Quelques taches érythémato-squameuses sur le front.
7e —	9 ans	Roséole.
8e —	8 ans	Roséole. — Une plaque muqueuse buc-cale.
9e —	7 ans	Une seule fois, syphilides érosives de la langue.
10e —	5 ans	Roséole.
11e —	6 ans	Roséole.
12e —	15 ans	Syphilide papuleuse discrète sur le visage. — Trois fois, plaques mu-queuses buccales (fumeur).
13e —	9 ans	Roséole. — Plaques érosives du gland.
14e —	11 ans	Quelques plaques buccales ; — à deux reprises, érosions superficielles du gland.
15e —	15 ans	Taches rosées palmaires. — Quelques plaques buccales (fumeur).
16e —	8 ans	Syphilides linguales, à trois reprises (fumeur).
17e —	5 ans	Roséole.
18e —	9 ans	*Une* plaque linguale. Jamais rien autre.
19e —	5 ans	Une papule du scrotum. Rien autre.
20e —	6 ans	Pas d'accident secondaire constaté.

1. Il s'agit de l'un de mes amis, que je n'ai jamais perdu de vue depuis 26 ans, époque où il eut le malheur de con-tracter la syphilis.

Qu'en dites-vous, messieurs? Est-ce là, oui ou
non, de la syphilis secondaire *atténuée ?* Croyez-
vous, et qui pourrait croire que, si ces vingt malades[1] (pris comme exemples entre beaucoup d'autres) n'avaient pas été traités, l'étape secondaire
eût été sur eux ce qu'elle a été? Est-ce sous cette
forme essentiellement fruste et rudimentaire qu'elle
se présente usuellement? Toute une période secondaire se composant ou bien d'une roséole, ou
bien de quelques plaques muqueuses, ou même
d'une plaque muqueuse *unique,* est-ce là ce que
nous avons l'habitude d'observer ?

Donc, si les malades en question ont eu une
syphilis secondaire si remarquablement bénigne, il
convient, au nom du bon sens, d'en faire honneur
au mercure.

Et, d'autre part, comment le mercure aurait-il
pu réaliser cet effet, s'il n'avait agi sur le principe
même de la maladie, sur la cause même d'accidents
qui, sans lui, n'auraient pas manqué de se produire?

Conséquemment, le mercure a exercé, en l'espèce, une *action d'ensemble* et une *action préventive* sur la maladie. — C'est là ce que je voulais établir.

II. — Second témoignage : *Le mercure exerce
incontestablement une action préventive sur la
période tertiaire.*

1. Je possède, dans mes notes de ville, plus de 200 cas analogues aux précédents.

De cela la preuve est contenue dans les deux faits suivants :

D'une part, fréquence considérable des manifestations tertiaires sur les sujets à syphilis non traitée ou insuffisamment traitée ;

Et, d'autre part, rareté de ces mêmes manifestations tertiaires sur les sujets à syphilis correctement et longtemps traitée.

Je ne voudrais pas dire que toute syphilis non traitée aboutit fatalement au tertiarisme ; et cela, si je ne le dis pas, c'est que je n'ai pas moyen d'en faire la preuve. Mais ce que j'ai le droit d'affirmer, preuves en mains, c'est que la syphilis non traitée ou insuffisamment traitée conduit au tertiarisme d'une façon excessivement fréquente, absolument commune, habituelle.

Eh bien, inversement, il ressort de l'observation que la syphilis tertiaire ne sévit que d'une façon rare, très rare, sur les sujets qui ont fait un traitement sérieux et prolongé, un traitement digne de ce nom. De cela les exemples seraient à citer par milliers. L'accord est même unanime sur ce point. M. Rollet dit formellement qu'il a vu « la syphilis bien traitée rester extrêmement bénigne ». D'après lui, « il n'est pas cinq malades sur cent qui, en dépit d'un traitement méthodique et prolongé, soient affectés d'accidents graves, secondaires ou tertiaires ». De même pour Ricord, « les accidents tertiaires ne constituent qu'une rare exception à la suite d'un traitement mercuriel bien suivi[1] ». Telle est aussi la conviction à laquelle m'a conduit mon expérience personnelle. Mais j'ai tenu à vous donner sur cet important sujet autre chose qu'une impression générale, à savoir un *témoignage statistique* issu de documents écrits, précis, authentiques. Et ce témoignage, le voici.

Quel contingent relatif fournissent à la syphilis cérébrale, d'une part, les sujets traités et, d'autre part, les sujets non traités?

Sur cent cas de syphilis cérébrale à antécédents thérapeutiques bien connus, j'en ai trouvé :

5 sur des malades ayant subi un traitement mercuriel sérieux et prolongé ;

6 sur des malades ayant subi un traitement moyen, mais à coup sûr insuffisant ;

10 sur des malades ne s'étant traités que de 7 à 18 mois ;

70 sur des malades n'ayant fait qu'un traitement très écourté, variable de 6 à 1 mois[2] ;

4 sur des malades n'ayant jamais subi le moindre traitement ;

5 sur des malades ne s'étant jamais traités que par l'iodure de potassium.

—————
100

1. Communication orale.
2. Voici le détail des cas de cette catégorie :

Après traitement de 4 à 6 mois.	. . . .	15 cas.
— 5 mois	. . . . .	2 —
— 4 mois.	. . . .	4 —
— 3 mois.	. . . .	14 —
— 2 à 3 mois.	. . . . . .	18 —
— 2 mois	. . . . . .	8 —
— 6 semaines.	. . . . . .	4 —
— 1 mois	. . . . . .	5 —
Total	. . . . .	70 cas.

C'est-à-dire, en chiffres ronds : Cinq malades sur 100 ayant fait un traitement sérieux, contre 95 n'ayant subi qu'un traitement insuffisant, court, très court, dérisoire, ou nul.

D'où il suit, arithmétiquement, que la syphilis cérébrale est 19 fois plus rare à la suite d'un traitement sérieux que chez les sujets insuffisamment traités ou non traités.

Donc, de par cette statistique, le mercure exerce une action efficace et puissante pour conjurer l'invasion de la syphilis sur le cerveau; donc nous sommes en droit de le considérer comme un *préventif* de la syphilis cérébrale.

Eh bien, par d'autres chiffres que je vous épargnerai, mais que j'ai relevés pour mon édification personnelle, je pourrais vous montrer de même que le mercure constitue un préventif non moins puissant d'autres accidents tertiaires, tels notamment que les gommes, les affections viscérales, les lésions du voile palatin, du nez, du pharynx, etc., etc.

De sorte qu'au total le mercure fait pour la syphilis tertiaire ce que nous lui avons vu faire, il n'y a qu'un instant, pour la syphilis secondaire. Il la rend légère au malade ; il diminue la fréquence des éventualités du tertiarisme. Au total, il prévient — non pas toujours, bien malheureusement, mais dans une proportion considérable — les accidents graves des périodes avancées de la maladie.

Troisième témoignage : *Le mercure est un préventif par excellence de l'hérédité syphilitique.* —
Déjà, messieurs, vous êtes édifiés sur ce point,
que nous avons eu l'occasion de discuter dans un
chapitre précédent. Je ne ferai donc que vous rappeler très sommairement les conclusions auxquelles
nous avons abouti. Ces conclusions, les voici en
deux mots :

C'est, d'une part, qu'abandonnée à elle-même et
sans traitement, la syphilis traduit son influence
héréditaire par les plus lamentables résultats : avortements ; — accouchements avant terme d'enfants
morts ou moribonds ; — naissance d'enfants
étiolés, chétifs, infectés de syphilis, destinés le plus
souvent à une mort rapide ; — et, de plus, répétition possible, voire habituelle, de résultats de
même ordre au cours de plusieurs grossesses.

C'est, d'autre part, que le traitement spécifique
(et le traitement mercuriel notamment) corrige,
amende, neutralise cette influence héréditaire de
la façon la plus étonnante, la plus merveilleuse, la
plus extraordinaire. Ici plus que jamais éclate, en
évidence lumineuse, l'action préventive du mercure. Rappelez-vous les statistiques que je vous ai
mises sous les yeux à ce sujet : mortalité infantile
s'élevant jusqu'à 82 pour 100 dans le camp des sujets
non traités, pour descendre jusqu'à 3 pour 100 dans
le camp des sujets à traitement prolongé ! — N'est-
ce pas là le cas ou jamais de dire que de tels chiffres n'ont pas besoin de commentaires ?

Résumons actuellement cet exposé, qui a pu être long, mais qui était indispensable, en raison de l'importance de la démonstration à établir.

Trois ordres de témoignages viennent de nous montrer ce qu'est capable de produire l'intervention du mercure relativement à la période secondaire, à la période tertiaire et à l'hérédité syphilitique. Invariablement nous avons constaté ce fait, que le mercure exerce une action *préventive* sur les manifestations de la syphilis. On avait récusé cette influence préventive, tout au moins on la donnait comme douteuse, hypothétique. De par les données de la clinique nous sommes en droit de l'affirmer positivement, énergiquement, et ce n'est même que justice de la proclamer à la fois authentique et puissante.

Non, très certainement, le mercure n'est pas, comme on l'a dit, un simple « effaceur d'accidents ». Il est plus que cela. Non, très certainement, il ne fait pas que « blanchir », guérir des symptômes. Il fait plus que cela. Par un mécanisme que j'ignore, mais dont je constate les effets, il entre en conflit avec la cause même des symptômes, il s'en prend au principe pathogène, quel que soit ce principe, virus ou microbe, ce que j'ignore également. Très positivement, il exerce sur la maladie une influence d'ensemble, une influence générale, de par laquelle non seulement il guérit les symptômes actuels, mais encore prévient des manifestations qui, sans lui, se produiraient quelque jour.

Or — notons-le bien — c'est l'action préventive
du mercure qui constitue le bénéfice capital de la
médication mercurielle. En fait de syphilis, guérir
des symptômes, c'est fort bien; mais mieux est
encore de *prévenir*.

C'est l'action préventive du mercure qui confère
espérance et consolation aux malades, aussi bien
qu'elle constitue l'idéal que s'efforcera de réaliser la
thérapeutique du médecin. — Et de cela voulez-
vous la preuve? La voici :

S'il nous arrivait, à nous médecins, de contracter
aujourd'hui la syphilis, qu'est-ce qui nous affecte-
rait le plus, et que redouterions-nous principalement
dans la syphilis? Le chancre? Non; car le chancre
n'est qu'une lésion locale et éphémère, sans importance. — La période secondaire? Non encore; car,
si elle peut être importune, vexatoire, nous savons
bien qu'elle est généralement sans gravité. — La
période tertiaire? Oui, très certainement, oui.
Toutes nos appréhensions porteraient sur cette
période éloignée de la maladie. Ce qui ferait
notre chagrin, notre inquiétude, c'est la perspective de quelque catastrophe tertiaire dans un
avenir plus ou moins éloigné; — sans parler
aussi de l'éventualité d'une transmission héréditaire possible.

En l'espèce, donc, quelle serait notre aspiration,
et quel serait notre confort? Un remède qui réa-
liserait ce suprême bienfait de porter avec lui
une *garantie d'avenir*.

La sauvegarde de l'avenir, tout est là dans la syphilis.

Or, cette sauvegarde, il est d'expérience que le mercure la confère, non pas certes d'une façon constante et absolue, mais d'une façon habituelle, très habituelle. C'est pour cela que, tous tant que nous sommes ici, nous prendrions du mercure. — Conclusion : nous ferons pour nos malades ce que nous ferions pour nous-mêmes.

Somme toute, c'est dans cet esprit, c'est avec cet idéal en perspective, à savoir la préservation de l'avenir, que le traitement mercuriel de la syphilis doit être institué, dirigé, poursuivi, prolongé, et cela suivant une méthode que j'aurai à vous développer dans ce qui va suivre.

XXI

Pour achever ce que j'appellerai volontiers le *procès du mercure*, il me reste encore à vous parler de quelques objections secondaires qui ont été opposées au traitement mercuriel de la syphilis.

Mais soyez rassurés, je serai bref, le plus bref possible sur les litiges de cet ordre. Car il me tarde, comme à vous sans doute, d'aborder les questions pratiques, ce que je ferai dans un instant.

I. — « Le mercure, a-t-on dit, *ne prévient pas les récidives.* » — Oui, sans doute, répondrai-je, on observe des récidives (ou ce qu'on appelle improprement des récidives) à la suite du traitement mercuriel; et cela, nous le savons de reste, car c'est un fait dont nous avons des exemples chaque jour. Oui, sans doute, tel malade, à qui nous donnons aujourd'hui du mercure pour un chancre ou pour une syphilide, pourra fort bien, dans deux mois, dans six mois, dans un an, présenter de nouveaux accidents. Cela est vrai, mais quelle est la portée de ce fait qu'on présente comme une objection au traitement mercuriel? Prétendons-nous, par cela seul que nous administrons le mercure, étouffer du coup, *juguler* la syphilis, de façon à ce qu'elle ne donne plus signe de vie? Nullement. Nous croyons, tout au contraire, que, si le mercure influence et atténue la syphilis, il n'arrive à cet immense résultat que peu à peu, lentement, graduellement, progressivement; nous croyons que, si l'on parvient à maîtriser finalement la diathèse, ce n'est jamais qu'au prix d'une médication longtemps, très longtemps poursuivie, et grâce à une *série de traitements* échelonnés sur un certain nombre d'années. Nous savons parfaitement qu'un malade syphilitique qui commence à prendre du mercure aujourd'hui, je suppose, sera exposé, quoi qu'on puisse faire, à des accidents, accidents qu'on appelle récidives et qu'avec plus de raison, je pense, on doit considérer comme des poussées normales, des décharges prévues et attendues de la maladie. Mais ce que nous ne savons pas moins, de par expérience, c'est que,

chez un sujet en voie de traitement, ces décharges
ultérieures sont, d'une part, plus rares que de coutume et, d'autre part, se montrent *atténuées*, singulièrement atténuées comme caractère d'accidents.
Que voyons-nous, en effet, se produire comme
symptômes de retour en de telles conditions? Le
plus souvent, rien autre que des manifestations *relativement bénignes*. Ce sont, par exemple, des éruptions superficielles et sèches, à une époque où la
diathèse abandonnée à elle-même devrait se traduire par des éruptions profondes et suppuratives;
— ce sont encore et surtout des éruptions partielles,
circonscrites, discrètes, remarquablement discrètes;
— ce sont non moins souvent des syphilides muqueuses isolées; — ce sont, en un mot, tous
phénomènes légers et insignifiants pour la plupart,
témoignages non équivoques de *poussées avortées*,
lesquelles attestent par leurs caractères mêmes une
atténuation de la diathèse.

Donc, le mercure ne coupe pas court d'emblée
à toute manifestation spécifique et n'éteint pas du
coup la syphilis; il n'empêche pas que les poussées
ultérieures, qui composent le processus normal de
la maladie, ne tendent à se produire; mais il atténue
progressivement ces poussées comme fréquence de
retours et comme intensité de manifestations.

II. — Seconde objection : « Le mercure laisse
parfois se produire à sa suite des accidents divers,
voire des accidents *graves*. »

Cela est vrai encore, incontestablement et mal-

heureusement vrai. Oui, chez quelques malades, le
traitement mercuriel, même rigoureusement suivi,
même prolongé, n'empêche pas toujours des manifestations plus ou moins sérieuses de se produire.
Cela, il nous faut le reconnaître et même le dire
bien haut, pour signaler un *desideratum* dans notre
thérapeutique et faire appel en ce sens à de nouveaux efforts.

Mais j'ajouterai aussitôt : Cela est rare. Comptons,
s'il vous plaît. Ouvrons les recueils d'observations,
les livres d'anatomie pathologique, et voyons si les
cas graves, les cas mortels de syphilis s'observent
communément chez les malades qui se sont bien
traités, ou s'ils ne sont pas plutôt le fait soit de
l'expectation pure et simple, soit de traitements
incomplets, tronqués, irréguliers, insuffisants. J'ai
fait ce travail de statistique pour mon édification
personnelle. Eh bien, je puis vous affirmer que
l'immense majorité de ces cas néfastes est relative à
des sujets qui ne se sont pas traités ou qui, s'étant
crus guéris après une médication de quelques
mois, se sont abstenus au delà de tout traitement.
Je le répète, les cas de vérole grave ou mortelle
incombent, sinon tous, du moins pour l'énorme
majorité, soit à la méthode expectante, soit à des
traitements incomplets.

Au surplus, voici ma statistique, basée sur
1703 cas d'accidents tertiaires de tout ordre, la
plupart graves, et même mortels pour un certain
nombre.

ANTÉCÉDENTS THÉRAPEUTIQUES DE 1703 CAS DE
MANIFESTATIONS TERTIAIRES :

Traitement nul, absolument nul	217 cas
Traitement court (au-dessous d'une année)..	1162 —
Traitement moyen (d'un à deux ans)	265 —
Traitement long (au-dessus de deux ans).. .	53 —
Traitement d'une durée supérieure à trois ans	6 —
Total. . .	1703 cas

Ainsi, sur 1703 cas d'accidents tertiaires, nous en trouvons :

Cinquante-neuf s'étant produits à la suite et en dépit de traitements sérieux, de traitements qu'on aurait pu croire suffisants ;

Et *seize cent quarante-quatre* ayant succédé soit à des traitements écourtés, d'insuffisance notoire, soit à l'expectation pure et simple.

Devant de tels chiffres tout commentaire serait superflu.

Et, d'ailleurs, les exemples d'accidents graves se produisant à la suite d'un traitement mercuriel sérieux seraient-ils moins rares qu'ils ne le sont, que prouverait encore cela? Tout simplement, que le mercure, efficace et préservateur le plus souvent, reconnaît parfois des cas rebelles; tout simplement, qu'il n'est pas infaillible. Or, avons-nous jamais prétendu le contraire? Avons-nous jamais pris parti pour l'infaillibilité du mercure? — Mais réservons ce point, car il constitue pré-

cisément la troisième et dernière objection qu'il
nous reste à discuter.

III. — « Le mercure, dit-on encore, n'est pas un
spécifique. » — « Spécifique » est un de ces mots
vagues et à double entente que chacun interprète à
sa guise. Si l'on veut réserver la dénomination de
spécifique à tout remède exerçant sur une maladie
ou sur un symptôme donné une action propre,
particulière, directe, oui, le mercure est un remède
spécifique. Mais tel n'est pas habituellement le sens
qu'on attache à ce terme, alors qu'on reproche au
mercure de ne pas être un spécifique contre la
vérole. Spécifique, dans les débats qui se sont
élevés sur le point qui nous occupe, est devenu,
par une appropriation détournée, par un véritable
abus de langage, synonyme d'*infaillible;* et, dans
la bouche de nos adversaires, la non-spécificité
du mercure équivaut à sa non-infaillibilité. —
Soit! Acceptons la discussion sur ce terrain et
dans ces termes.

Eh bien, ma réponse se bornera à répéter ceci :
que nous ne considérons pas le mercure comme
infaillible, que nous ne le donnons pas comme un
remède qui guérisse la vérole à coup sûr et dans
tous les cas. Loin de là. Nous insistons, au contraire, et nous insistons énergiquement pour dire
que le mercure a ses défaillances, qu'il lui arrive
parfois de ne pas produire ce qu'il produit le plus
habituellement, bref qu'il connaît, comme tout

agent thérapeutique, des cas rebelles. Ce qu'en effet
nous redoutons le plus pour lui, c'est l'enthousiasme
irréfléchi, l'optimisme exagéré de quelques-uns de
ses partisans (les « amis dangereux » du fabuliste)
qui l'exaltent comme une panacée merveilleuse,
comme un incomparable remède, comme l'antidote radical et l'ennemi *invaincu* de la vérole. La
stricte et simple vérité est toujours préférable à de
tels panégyriques, et cette vérité, en l'espèce, la
voici : c'est que le mercure exerce sur la plupart,
sur la presque généralité des sujets syphilitiques,
une influence curative des plus puissantes ; mais
c'est aussi qu'en certains cas cette influence fait
défaut ou du moins reste insuffisante. Incontestablement, il est des malades sur lesquels le mercure semble n'avoir pas prise, sur lesquels, en dépit
d'une médication régulière, des accidents plus ou
moins sérieux ne cessent de se produire et de se
reproduire, chez lesquels, en un mot, la diathèse
persiste envers et contre tous nos efforts, multi-
pliant et disséminant ses manifestations, poursuivant son évolution comme si elle était astreinte
à une marche fatale, passant du stade secondaire
au stade tertiaire, et menaçant même la vie quelquefois par des localisations viscérales aux conséquences les plus graves.

De tels cas sont rares, plus que rares même,
exceptionnels, je m'empresse de l'affirmer. Mais
seraient-ils plus communs, qu'ils ne constitue-
raient pas encore une raison pour condamner le

mercure et le bannir de la thérapeutique. Quoi!
parce qu'un médicament compterait des échecs,
parce qu'il n'aurait qu'une puissance réelle comme
10, au lieu d'avoir une action idéale comme 20,
il faudrait y renoncer, le proscrire, et ne pas bénéficier des résultats heureux qu'il peut produire!
Mais, à ce compte, quel remède nous resterait, quel
remède trouverait grâce devant de telles exigences?
Est-ce que le sulfate de quinine guérit toutes les
fièvres palustres? Est-ce que le copahu tarit
toutes les chaudepisses? Est-ce que l'opium soulage
toutes les douleurs, toujours et quand même?
Est-ce qu'il est un seul agent thérapeutique absolument parfait? N'empêche que le sulfate de quinine,
le copahu, l'opium, ne soient d'admirables remèdes
dont nous faisons un très utile usage, dont tout le
monde se sert et s'applaudit.

Eh bien, le mercure ne fait ni plus ni moins, ne
vaut ni mieux ni pis. Au lieu de l'attaquer, de le
rejeter parce qu'il ne guérit pas toujours et à coup
sûr, *prenons-le pour ce qu'il est*, profitons de ce
qu'il vaut, et bénéficions en somme de l'influence
qu'il peut exercer sur la vérole, quelle que soit
d'ailleurs la mesure de cette influence.

Voilà ce que dit le simple bon sens, et nous ne
disons pas autre chose.

Enfin, messieurs, un dernier mot pour terminer
ce long débat. Nous serions peut-être autorisés à
tenir rigueur au mercure, si nous avions par devers

nous nombre d'autres agents à mettre en œuvre
d'une façon efficace dans le traitement de la syphilis
secondaire ou de la syphilis en général. Mais c'est
que, bien malheureusement, telle n'est pas la situation. En tant que remèdes produisant ce que produit le mercure et capables de le suppléer, de le
« doubler », notre pénurie est absolue. L'iodure
de potassium même ne saurait lui servir de succé-
dané, comme nous le verrons bientôt. De sorte
que, tout compte fait, nous sommes loin d'être
gênés par l'embarras du choix. Excellente raison
à ajouter à tant d'autres pour légitimer, s'il en était
besoin, l'intervention du mercure dans le traitement de la syphilis.

XXII

MODES D'ADMINISTRATION DU MERCURE.

J'arrive enfin, Messieurs, au point le plus important et le plus pratique, mais aussi le plus
délicat, le plus difficile, de notre sujet.

Vous avez décidé en principe, je suppose, de
traiter par le mercure un sujet affecté de syphilis. Comment allez-vous lui administrer, lui faire
absorber ce mercure?

Quatre méthodes principales se présentent à
votre choix. (Je dis principales, parce que chacune

d'elles comporte des variantes ou des annexes dont nous parlerons en temps et lieu.)

Ces quatre méthodes sont :

1° La *méthode par ingestion* (appelée encore méthode buccale ou stomacale), qui consiste à donner le mercure par la bouche, sous forme de pilules, de solutions, de sirops, etc.

2° La *méthode par frictions*, qui consiste à faire pénétrer le mercure par la surface de la peau, fortement frottée avec un composé mercuriel.

3° La *méthode par injections hypodermiques*, qui se définit d'elle-même.

4° La *méthode par fumigations*, dans laquelle on fait absorber le mercure, sous forme de vapeurs, soit par la surface cutanée, soit par la voie pulmonaire.

De ces quatre méthodes laquelle allez-vous choisir?

J'ai regret à entendre souvent des médecins expérimentés me dire : « Moi, je n'emploie le mercure que sous forme de frictions »; ou bien : « Moi, je ne donne le mercure que par l'estomac »; ou bien encore : « Moi, je ne mets plus en œuvre que les injections sous-cutanées, etc., etc. ». Eh bien, ou je me trompe fort, ou cet absolutisme, ces préférences exclusives pour tel ou tel mode d'administration du mercure sont aussi contraires que possible au véritable esprit médical.

Le bon sens, en effet, et l'expérience s'accordent sur ce point, qu'il n'est pas de règles à formuler en

pareille matière, et qu'il ne saurait y avoir rien
d'absolu dans la préférence à donner à telle ou
telle méthode. Et cela, pour la très simple et excellente raison qu'*il n'est pas de méthode qui soit
bonne à tout*, qu'il n'est pas de méthode qui s'applique également et indistinctement à tous les cas.

Le choix d'une méthode, d'un mode d'administration du mercure, doit être fait non pas sur des
données théoriques et des conceptions de cabinet,
mais bien d'après des indications cliniques relevant
de conditions propres au malade, de circonstances
afférentes à la maladie, etc., tous éléments essentiellement variables et souvent impossibles à prévoir. Telle méthode, bonne ici, sera mauvaise là,
et réciproquement. La meilleure sera celle que,
d'abord, tolérera le malade, et qui, d'autre part,
exercera une influence salutaire sur les manifestations morbides. Or, cette méthode meilleure que
d'autres, nous ne la connaissons pas *a priori;*
l'expérience seule nous la révèle. L'absolutisme n'est
donc pas de mise en l'espèce, et le médecin véritablement jaloux des intérêts de son client abordera
le traitement de la maladie sans esprit préconçu,
sans plan invariablement déterminé à l'avance;
il l'abordera, tout prêt au contraire à sacrifier ses
préférences aux indications du cas particulier,
tout prêt à abandonner sa méthode favorite pour
telle autre qui pourra sembler mieux appropriée.

De cela faut-il vous fournir quelques exemples?
Oui, puisque nous voici sur le terrain de la pure

pratique et que rien n'est superflu pour la pratique.

D'abord, un cas grave, très grave, ne comportera pas la liberté du choix. Le plus vulgaire bon sens indique qu'il y a nécessité, en vue de conjurer un danger imminent, de mettre en œuvre le procédé de mercurialisation le plus actif, le plus rapidement actif et le plus intense. C'est donc en pareil cas ce procédé qui s'impose, à l'exclusion de tout autre, et quels qu'en puissent être d'ailleurs les inconvénients. On ne discute pas avec une nécessité d'urgence.

Inversement, rien de grave n'est en question. Il s'agit seulement d'instituer un traitement courant, un traitement de longue haleine, un traitement « par extinction », destiné à épurer une diathèse qui ne s'accuse actuellement par aucune manifestation sérieuse, qui même reste actuellement latente. Ne serait-ce pas un contresens pratique que d'aller faire choix, en telle situation, d'un traitement gênant, fastidieux, insupportable, exposant aux dangers de la stomatite, tel que la méthode par les frictions? A quoi aboutirait une pratique aussi malencontreuse, si ce n'est à dégoûter, à fatiguer le malade, qui bientôt n'aspirera qu'à se débarrasser d'une médication aussi importune?

Troisième exemple. Votre malade est un dyspeptique, un gastralgique; ou bien c'est un sujet qui, pour un rien, prend la diarrhée. Lui prescrire le mercure par l'estomac ne ferait qu'exaspérer son intolérance gastro-intestinale. Ici, donc, force sera d'exclure la méthode par ingestion.

Autre éventualité des plus fréquentes. En certains cas ou complexes ou graves, il peut y avoir indication à faire feu de toutes pièces, c'est-à-dire à prescrire simultanément plusieurs agents thérapeutiques. Or, administrer tous ces remèdes à la fois par l'estomac serait inciter comme à dessein des symptômes d'intolérance gastrique. Donc, pour éviter une surcharge médicamenteuse de l'estomac, on aura soin, en pareil cas, d'administrer le mercure par les voies externes, en réservant la voie gastrique aux autres remèdes.

Viennent ensuite les indications dérivant de l'âge. Chez le tout jeune enfant, il y a toujours grand avantage à respecter l'intégrité des fonctions digestives, d'où dépend la vie, si vulnérable à cet âge. Les frictions conviennent donc mieux que la méthode par ingestion à cette période de l'existence.

Enfin, il n'est pas jusqu'à certaines considérations extra-médicales qui parfois n'imposent l'exclusion de telle ou telle méthode, d'ailleurs excellente en soi. Exemple : Un mari prend la syphilis et entend se traiter à l'insu de sa femme. Lui conseillerez-vous la méthode des frictions, qui le dénoncerait tout aussitôt?

Et ainsi de suite.

De sorte, vous le voyez, que, pour des raisons aussi multiples que diverses, le choix d'une mé-

thode d'administration du mercure ne saurait être
déterminé d'une façon générale, abstraite, théorique. Ce choix reste soumis à des nécessités de
pratique, à des circonstances spéciales, à des considérations imprévues et tout individuelles. *Tout est
subordonné*, en l'espèce, *aux indications du cas
particulier*, et c'est à ces indications qu'il faut
toujours obéir.

Cela posé, venons maintenant à l'étude des
diverses méthodes qui servent à l'absorption du
mercure.

XXIII

I. — MÉTHODE DES FRICTIONS MERCURIELLES.

C'est la plus ancienne de toutes les méthodes
d'administration du mercure. C'est elle qui fournit
un premier et très utile secours, au xv⁰ siècle,
contre les ravages de ce qu'on appelait l'épidémie
nouvelle, le mal napolitain, le mal français. C'est
elle qui excita bientôt un enthousiasme dont font
naïvement foi les écrits des plus vieux auteurs
et qui même fut chantée sur le ton épique par
Fracastor. Mais c'est elle aussi qui, mal dirigée ou
plutôt non dirigée, administrée sans règles et d'une
façon excessive, aboutit à produire ces désordres,
ces accidents, ces stomatites effroyables qui ne
tardèrent pas à mettre le mercure en exécration et
à lui constituer un renom sinistre. Si bien qu'à

l'origine même de ce traitement une réaction des plus violentes commença à se déchaîner contre lui. « Fuyez comme la peste, s'écriait l'évêque-médecin Gaspard Torrella en 1497, ces *onguents meurtriers* des charlatans qui déjà ont fait tant de victimes! Ce sont eux qui ont tué le cardinal de Ségorbe. Alphonse Borgia et son frère ne doivent qu'à ces onguents leur mort prématurée... Laissez de tels remèdes aux charlatans, qui, s'ils échappent à un juste châtiment sur cette terre, le trouveront dans l'éternité! etc. [1] » Ulrich de Hutten, qui avait « passé onze fois par les onguents », a retracé les horreurs de ce traitement, « le pire de tous », dans un tableau resté célèbre [2]. — Rabelais félicitait son « Gargantua » d'avoir servi de récréation et d'allègement aux souffrances « des pauvres verollez, bien oingtz et engressez a poinct, à qui les dents tressaillent comme les marchettes d'un clavier d'orgues ou despinette quand on joue dessus, etc. [3] ».

Gardez-vous de croire, Messieurs, qu'il y ait autre chose qu'une analogie de principe entre ce vieux traitement des siècles passés et ce que nous appelons aujourd'hui le traitement par les frictions. Pour vous en convaincre, une digression va m'être nécessaire, mais l'intérêt historique qu'elle comporte lui servira d'excuse.

1. *De dolore in Pudendagrá dialogus.*
2. Trad. du D᷉ Potton, p. 28 et suiv.
3. Livre second, prologue de *Pantagruel.*

Vous m'avez entendu dire parfois qu'il ne faisait pas bon avoir la vérole dans « le bon vieux temps ». Jugez-en par ce qui va suivre.

Le vieux traitement « *par les onguents* », ce qu'on appelait médicalement « passer par les *grands remèdes* », ce que le vulgaire appelait « passer par la casserole » (vous verrez la raison du mot dans un instant), ne consistait pas seulement en une série de frictions faites sur le corps avec une pommade mercurielle, mais bien en une kyrielle de diverses pratiques associées à ces frictions. Il comprenait (sans parler de la « préparation » préalable) : la *séquestration ;* — le *surchauffage ;* — une soi-disant *dépuration* par des purgatifs, des électuaires, voire par la saignée, les ventouses, etc. ; — une *diète* équivalant parfois à une quasi-inanition ; — et, enfin, la *salivation*.

La réunion de ces cinq facteurs était considérée comme indispensable au traitement, lequel, sur cette base, était institué de la façon suivante.

D'abord, précaution réputée majeure, on commençait par « *préparer* » le malade. Préparer le malade, c'était : le saigner une fois ou deux ; — le purger plusieurs fois ; — lui administrer force lavements ; — le baigner de dix à vingt fois ; — lui interdire le vin ; le sevrer de viandes et de tous aliments nourrissants ; le réduire à la portion congrue ; — mais, par compensation, le gorger de tisanes à vertus merveilleuses (germandrée, cresson d'eau, cerfeuil, chicorée, pimprenelle, scolopendre, etc., etc.).

La préparation ainsi faite, on enfermait le malade dans une chambre bien close, bien garantie contre le froid, l'humidité et les vents, « lesquels pouvaient exercer une action des plus funestes au succès de la cure » ; — chambre dont on n'ouvrait jamais les fenêtres, et dont l'air ne devait jamais être renouvelé; — chambre dont le malade ne pouvait sortir, fût-ce pour un instant, pendant tout le temps de la cure, sous peine de s'exposer aux accidents les plus graves. On avait vu en effet des malades, affirmait Astruc, qui, « pour s'être octroyé la liberté de sortir et d'aller prendre l'air, avaient payé chèrement une pareille imprudence et s'étaient mis par là *à deux doigts de la mort!* »[1].

1. De même on lit dans Haguenot : « ... Il est certain qu'une des précautions indispensables dans cette manière de traiter est d'empêcher que les malades ne s'exposent à l'air pendant le tems des frictions, de les obliger à garder la chambre environ un mois ou un mois et demi, de les tenir chaudement, de leur faire observer une diète exacte, et de les priver de l'usage de la viande. Sans ces précautions, les malades ou ne guérissent point, ou risquent beaucoup pour leur vie. On en a vu dont *la tête était devenue d'une grosseur prodigieuse* pour s'être seulement présentés à une fenêtre dans un temps froid, inconvénient d'autant plus fâcheux qu'il suspend les frictions, et met dans la suite un obstacle invincible à l'effet du remède, dont on n'a pu faire entrer une quantité suffisante. J'en appelle là-dessus à l'expérience de tous ceux qui ont eu soin de pareils malades ; ils ne sçauroient disconvenir qu'il ne leur soit arrivé en semblables cas des accidents encore plus fâcheux. » (*Mémoire contenant une nouvelle méthode de traiter la vérole,* Montpellier, 1734.)

Puis, l'on chauffait cette chambre close, et cela
plus ou moins fortement, suivant les médecins. Les
uns se contentaient d'une température douce, mais
d'autres, en plus grand nombre, convertissaient
littéralement ladite chambre en *étuve*[1]. Ce surchauffage en vase clos, passez-moi l'expression, n'était
pas quelquefois sans inconvénients. « J'ai connu,
raconte Ulrich de Hutten, un médicastre sans pu-
deur qui fit périr trois pauvres artisans dans son
étuve, où il avait recommandé de forcer la transpiration. Convaincus que, plus la chaleur supportée
serait grande, plus la guérison serait sûre et prompte,
ces malades furent étouffés, etc. ». En propres
termes, ce « marchand de pommades » asphyxia
ses trois clients.

Enfin, l'on procédait aux frictions. Pour cela, on
allumait un grand feu « flambant » devant lequel
se plaçait le malade pour être frotté. De plus exigeants voulaient même que le malade fût frotté
« entre deux feux » (ce qui pouvait n'être pas toujours commode). Et alors, les choses ainsi préparées,
le garçon chirurgien se mettait à frictionner le
patient sur telles ou telles parties du corps qui lui
étaient soigneusement spécifiées. — Dans les
« grands traitements », les frictions étaient étendues à une grande partie du corps.

On faisait ainsi, généralement, une ou deux frictions par jour, exceptionnellement trois ou quatre.

---

1. V. Ulrich de Hutten, édit. précitée, p. 31.

— Quelquefois, aussi, on espaçait de plusieurs jours les séances de frictions.

Quant à l'agent pharmaceutique servant à la friction, c'était un onguent mercuriel, mais non pas un onguent tel que ceux d'aujourd'hui simplement composés de mercure et d'un corps gras ; c'était une de ces préparations ultra-complexes destinées à faire la joie et à enrichir la bourse des pharmaciens de l'époque[1]. On aurait taxé d'imprudence et d'ignorance le médecin qui aurait eu l'audace de prescrire le mercure sans un cortège de nombreux *correctifs*. Dans cet esprit, on s'efforçait d'incorporer aux onguents mercuriels quantité de substances étranges, extraordinaires, destinées à amender « la malignité » du mercure, à tempérer ses qualités froides, chaudes, ou autres. On y ajoutait, par exemple, de la myrrhe, du mastic, de la résine, de la céruse, de l'alun, du corail, du bol d'Arménie, du minium, de la térébenthine, de l'huile de laurier ou de genévrier, du nard, de la graisse d'oie ou de canard, de la graisse d'ours, de blaireau ou *d'homme*, de la moelle de cerf ou de bouc, de l'euphorbe, du camphre, du castoréum, voire de l'huile de vers de terre pulvérisés, etc.

1. Le célèbre *onguent de Vigo* ne contenait pas moins de *dix-neuf* substances, toutes indispensables à l'action du remède, savoir : graisse de porc, huile de camomille, d'aneth, de mastic, de baies de laurier, styrax liquide, racine d'aunée et d'yèble, jonc odorant, stœchas, euphorbe, vin aromatisé, litharge d'or, oliban, mastic, térébenthine, mercure *éteint dans la salive*, et cire blanche. (V. Jean de Vigo, traduit par A. Fournier, p. 61.)

Sans parler même de certaines prescriptions burlesques, telles que celles où l'onguènt devait être
préparé avec du mercure « éteint dans de la salive
d'homme » ou même « d'homme à jeun », etc., etc....

Enfin, la friction faite, on recouvrait d'étoupes
ou de laine les parties enduites d'onguent; on cou-
chait le malade dans un lit bien chaud, et on le
chargeait de lourdes couvertures, de façon à
déterminer une forte transpiration, laquelle devait
durer au moins deux heures.

Au cours de cette cure, le malade avait l'obligation de rester couché, dans la crainte qu'il ne
prît un refroidissement s'il venait à se lever. Par
tolérance, seulement, on lui permettait parfois
de se lever quelques heures de temps à autre, en
lui recommandant de bien se tenir devant son
feu, lequel brûlait toujours.

Et cela durait ainsi de vingt à trente jours, quarante jours, quarante-cinq jours, quelquefois
davantage.

Pendant tout ce temps, bien entendu, il était in-
terdit au malade de changer de linge et de draps,
« afin que les linges salis rendissent à la peau ce
qu'ils pouvaient lui emprunter de mercure et qu'il
n'y eût rien de perdu »[1]. De là résultait qu'après

---

[1] « Le malade, pendant tout le temps de la salivation, ne doit
pas changer d'habits, ni prendre de draps blancs... Il doit porter
des bas de laine, pour ne point contracter de mauvaises odeurs,
se tenir en robe de chambre, avoir grand soin de se couvrir la
tête et le front, etc.... » (Boerhaave, *Traité des maladies vénériennes.*
Traduct. française, 1753.)

quelques jours malade, chemise, caleçon, draps de
lit, tout était noir. Les murs mêmes des salles d'hôpital où se pratiquait le traitement par les frictions
arrivaient, raconte-t-on, à se noircir d'une sorte de
crasse mercurielle, en sorte qu'elles avaient reçu un
surnom significatif; on les appelait « les *salles au
noir* »[1].

Il va sans dire aussi que, pendant toute la durée
de la cure, les malades étaient astreints au régime le
plus sévère. On ne leur permettait que des « soupes
légères, des bouillons, des panades, des crèmes de
riz, des jaunes d'œuf, etc. ».

En revanche, on les surchargeait de quantité de

1. Au Val-de-Grâce, nous apprend N. Devergie, il y avait deux
ordres de salles pour les soldats vénériens, à savoir : les salles *au
noir*, destinées aux malades qui devaient être soumis aux frictions
mercurielles, et les salles *au blanc*, où seulement étaient reçus les
malades pour lesquels les frictions étaient jugées inutiles. « Les
salles au noir, nous dit-il, avaient un aspect sordide, repoussant...
Là, affublés d'une chemise grossière, dégoûtante par sa couleur
noire et par son odeur souvent repoussante (quoiqu'elle vînt d'être
blanchie), les malheureux vénériens étaient condamnés, pour sur-
croît de dégoût, à coucher dans des *draps noirs* qui exhalaient
aussi une odeur insupportable, et à se servir de couvertures et de
capotes de laine également empreintes d'émanations mercurielles...
Suivant la gravité des symptômes, le traitement variait de 25 à 30
et même 40 frictions, faites sur les jambes et sur les cuisses... Les
bains se prenaient tous les huit jours environ. Mais, comme l'eau
seule (celle d'Arcueil) ne dissolvait pas le résidu des frictions, il
en résultait que les malades sortaient du bain aussi sales qu'ils y
étaient entrés. Ils ne pouvaient se défaire de la *crasse mercurielle*
qu'en prenant des bains savonneux, qui leur étaient seulement
prescrits quand ils venaient à passer du *noir* au *blanc*, etc., etc. »
(*Clinique de la maladie syphilitique*, Paris, 1826.)
Je tiens de M. Ricord, qui avait visité ces salles *au noir*, une
relation semblable à celle de Devergie.

drogues qui, sous les noms pompeux de *lénitifs,* de *minoratifs,* de *dissolvants,* de *digestifs,* d'*éradicatifs,* etc., avaient mission de « digérer » et d'évacuer les humeurs peccantes. Et gardons-nous d'oublier les tisanes qu'on leur prodiguait par grandes verrées, à température tiède ou chaude.

Enfin, pour que rien (pas même le comique) ne manquât à la scène, venait le chapitre des *lavements.* Boerhaave, le grand Boerhaave, voulait qu'au cours de ce traitement les malades prissent des lavements tous les jours, et cela « *de quatre en quatre heures* »[1].

Ainsi reclus, surchauffés, purgés, lavementés et non nourris, les patients ne tardaient guère à maigrir, à pâlir, à se débiliter, à s'étioler. Au point même que nombre d'entre eux se trouvaient pris d'une lassitude extrême, d'une faiblesse extraordinaire, et n'avaient plus la force de se lever. Quelques-uns même en arrivaient à la syncope, ce qui du reste était considéré comme un « favorable présage ».

Il est vrai que, comme réconfortant, on leur donnait le salutaire conseil « de ne point se laisser aller au découragement, d'éviter la tristesse (car les passions tristes éteignent la chaleur naturelle), et de se réjouir par l'espérance d'une guérison prochaine ». On leur permettait même « de se divertir par des conversations gaies ou par la musique »,

1 Ouvrage cité, p. 291.

mais à la condition expresse de « mettre un frein à leurs passions ».

Recommandation plus que superflue, sans doute. Car ils avaient autre chose à faire, les malheureux, que de donner cours à leurs passions. Ils avaient à *saliver*. Tout naturellement, en effet, des frictions, de fortes frictions pratiquées de la sorte ne tardaient guère à exciter ce qu'on appelait le « flux de bouche ». C'est là ce qu'on attendait, ce qu'on désirait comme le gage d'une guérison prochaine. Pour la plupart des médecins qui, à cette époque, poussaient l'humorisme jusqu'à ses conséquences extrêmes, ce flux de bouche n'était rien autre que l'élimination des « humeurs corrompues »; c'était la vérole en substance qui s'évacuait ainsi par la bouche, c'était la vérole dans les crachats. Lisez à ce propos les beaux vers de Fracastor[1]. Aussi se réjouissait-on de voir les malades aboutir à cette salutaire et bienheureuse salivation.

[1] « Malades, s'écrie Fracastor, trève au dégoût que peut vous inspirer cette médication, car votre guérison est à ce prix. Donc, sans hésitation, étalez cet onguent sur votre corps, et couvrez-en toute l'étendue de la peau, à l'exception de la tête et de la région précordiale... Dix jours entiers supportez cette épreuve, dont le bénéfice ne se fera guère attendre. Bientôt, en effet, un infaillible présage vous annoncera l'heure de votre délivrance. Bientôt vous sentirez les ferments du mal se résoudre en votre bouche par une bave immonde, *et vous verrez le virus, le virus même s'évacuer à vos pieds en des flots de salive.* »

> ..... Liquefacta mali excrementa videbis
> Assidue sputo immundo fluitare per ora,
> Et largum ante pedes tabi mirabere flumen.
> (La Syphilis, livre II. — Trad. citée, p. 91.)

Il est vrai qu'à ce moment de la cure commençaient les divergences entre médecins.

Quelques-uns, une fois la salivation produite, se déclaraient satisfaits, et ne poussaient pas les choses plus loin.

Mais d'autres s'efforçaient d'entretenir cette salivation, et cela pour un certain temps, voire jusqu'à *trente et quarante* jours (!). Une « bonne salivation », pour eux, était celle qui donnait en vingt-quatre heures quatre, cinq à six livres d'une salive visqueuse, gluante, pituiteuse. A peine se suffisaient-ils de trois livres; au-dessous de ce chiffre, on ne pouvait répondre de rien. Boerhaave — c'est à n'y pas croire — voulait que la salivation « séparât du corps, dans l'espace de trente jours, environ *cent livres de salive*[1] ! ».

Si bien que les malades passaient leurs jours et leurs nuits à baver dans une écuelle *ad hoc*, qui portait le nom de *casserole*. D'où le terme populaire de « passer à la casserole » comme synonyme de traitement par les frictions.

Et voilà ce qu'était au temps jadis, ce qu'était même dans le premier tiers de notre siècle, le traitement de la syphilis par les frictions mercurielles.

Eh bien, sans transition, voyons ce qu'il est de nos jours.

Rien de plus simple. Il consiste en ceci : une série

1. Ouvrage cité, p. 313.

de frictions faites sur la peau avec une pommade mercurielle; — et, coïncidemment, un bon régime, une hygiène confortable. Comme annexe, rien; et, notamment, pas le moindre vestige des pratiques d'autrefois: ni séquestration, ni sudations, ni saignées, ni purgations, ni tisanes, ni lavements; pas même de salivation!

C'est qu'en effet le bon sens clinique a fini, à travers les âges, par se révolter contre les inepties du temps jadis et par les exclure.

D'abord, les enseignements de la clinique ont fait justice de la salivation. On la croyait utile, voire indispensable autrefois. « Le mercure, disait Boerhaave, doit, pour guérir, exciter la salivation; autrement il ne guérit pas[1]. » Eh bien, il est acquis de nos jours que les malades *guérissent sans saliver*, et qu'on peut leur épargner cet odieux supplice du bavage qui avait fait dire si justement à Sydenham : « *Remedia pejora morbo patimur*, nous souffrons de remèdes qui sont pires que le mal ». Et, en effet, on ne guérit pas parce qu'on salive; la preuve en est qu'on guérit sans saliver.

Signalée de vieille date par Chicoyneau[2] (dont le

---

1 Ouvrage cité, p. 293 et 305.

2. *An ad curandam luem veneream frictiones mercuriales in hunc finem adhibendæ sint ut salivæ fluxus concitetur.* Montpellier, 1718. Thèse d'Antoine de Pellissery, manifestement inspirée par Chicoyneau.

Haguenot a rendu, sur ce point, pleinement justice à Chicoyneau : « ... C'est à M. Chicoyneau, premier médecin du Roy, que nous sommes redevables de cette (nouvelle) manière de traiter, qu'il rendit publique en 1718, dans une Thèse qui fut soutenue aux Écoles de Médecine de cette ville (Montpellier), dans laquelle

nom est trop oublié parmi nous), l'inutilité de la
salivation dans le traitement de la syphilis est
devenue, grâce au contrôle de deux siècles, une
vérité qui n'a plus de contradicteurs aujourd'hui.
Or, cette vérité — ne vous y trompez pas — constitue plus qu'un progrès thérapeutique ; c'est un
véritable *bienfait* pour les malades.

En second lieu, on est arrivé — lentement, il
est vrai, — à reconnaître la parfaite inutilité des
prétendus « dépuratifs, digestifs, dissolvants, éradicatifs, etc. », qui formaient autrefois le cortège
obligé des frictions, et l'on a enfin laissé dormir
dans les vieux bocaux des pharmaciens toutes ces
panacées, tous ces arcanes du moyen âge. — Les
tisanes, les fameuses tisanes, tout au plus propres
à charger l'estomac et à couper l'appétit, ont eu la
vie plus dure ; elles ont résisté opiniâtrement, et,
de nos jours même, elles exercent bien encore quelque effet *moral* sur certains malades ; mais, médicalement, elles ont vécu.

De même on a fini par s'apercevoir que le régime
austère, la diète véritable à laquelle on soumettait
les patients n'avait pour résultat que de les affaiblir,
de les anémier, de leur enlever tout ressort, toute

---

il prouve par de solides raisons et par des observations très bien
circonstanciées que le principal but qu'on doit se proposer dans
la guérison de la vérole est d'*éviter autant qu'il est possible la salivation*, que ce genre d'évacuation est plus dangereux qu'utile, et
qu'on doit chercher à *éteindre* le virus et non à l'évacuer, etc.... »
(*Mémoire contenant une nouvelle méthode de traiter la vérole*, Montpellier, 1734.)

résistance contre la maladie. Si bien qu'aujourd'hui, alors que l'on prescrit les frictions, on laisse les malades à leur régime habituel, s'il est bon, s'il est suffisant; et même, au cas contraire, on s'efforce de leur fournir le régime le plus tonique possible; — ce dont ils se trouvent d'ailleurs à merveille, voire d'autant mieux que le traitement par les frictions n'est pas sans exercer quelquefois une action débilitante sur l'organisme.

Enfin, on a constaté que la séquestration et le confinement dans une atmosphère surchauffée, avec sudations intermittentes, n'aboutissent qu'à constituer de déplorables conditions thérapeutiques, en affaiblissant les malades, en leur enlevant l'appétit, en alanguissant les fonctions nutritives.

Aussi bien, aujourd'hui, au lieu d'enfermer nos malades, les laissons-nous en liberté; aussi bien ne leur imposons-nous plus ni sudations, ni séjour en étuves. Bien loin de là! Nous leur intimons — et cela leur réussit fort bien — d'aller et de venir, de vaquer, comme si de rien n'était, à leurs occupations, de faire un exercice suffisant au grand air et au meilleur air possible. Nous ne prenons plus souci à leur propos, comme le faisait Astruc, de « consulter les girouettes pour voir de quel côté vient le vent », et peu nous importe, quant à l'opportunité du traitement, que « ce soit la bise ou le vent du midi qui souffle pour l'instant ». Sans doute nous ne leur recommandons pas de braver les intempéries des saisons et de s'exposer au froid,

non plus qu'à l'humidité; mais nous ne leur prescrivons rien autre à ces divers points de vue que ce
qu'impose à tout un chacun, même en dehors d'un
traitement spécial, l'hygiène commune et banale.

Force m'est cependant de reconnaître que toutes
les pratiques, toutes les exigences, toutes les vétilles,
dont se composait le vieux traitement par les frictions, ne sont pas complètement tombées en désué-
tude. Quelques-unes survivent encore, surtout à
l'étranger.

C'est ainsi que bien des fois j'ai entendu des
malades exotiques, spécialement des Allemands et
des Russes, me raconter qu'ils avaient subi la cure
par les frictions confinés dans leur chambre, avec
interdiction d'en sortir. Je les ai vus me témoigner
une certaine défiance, voire une appréhension
réelle, alors que, leur conseillant le même traitement, je les invitais à faire des promenades en plein
air, à aller passer quelques heures au bois, à la
campagne, etc. — Et, pour le coup, ils étaient
sidérés lorsqu'il m'arrivait (en vue de quelque autre
indication) de leur prescrire simultanément des
frictions et des douches froides. Pour eux, une
telle association (frictions mercurielles et douches
froides) confinait à l'extravagance. Et cependant,
il n'est aucune incompatibilité entre les frictions et
l'hydrothérapie. C'est même là une combinaison
heureuse, très heureuse, pour certains cas. Ainsi,
M. le professeur Charcot et moi, sans nous être
entendus, sommes arrivés empiriquement à cette

conviction, que rien ne vaut, pour combattre l'épilepsie syphilitique, l'association des douches froides au traitement spécifique par les frictions et l'iodure.

Et de même pour les sudations. A Aix-la-Chapelle, où tout Allemand, voire tout Russe de distinction se croit obligé, pour guérir de la syphilis, d'aller faire ce qu'on appelle « la cure », les sudations sont encore en faveur. La friction s'y fait au cours de la journée et immédiatement après le bain ; on couche le malade après la friction et on le charge de couvertures, de façon à provoquer une sudation de quelques heures.

Et de même pour le régime. Je pourrais citer certaines maisons de santé étrangères où le régime restreint reste encore en honneur. Il est vrai que ce respect pour une vieille tradition peut ne pas être préjudiciable à tout le monde.

Chez nous, fort heureusement, c'en est fait de toutes ces pratiques annexes, et le traitement par les frictions est devenu d'une simplicité parfaite. — En quoi consiste-t-il au total ? Quelques mots vont suffire à l'exposer.

I. — D'abord, quelle pommade convient-il de mettre en usage ?

Chez nous, tout le monde a recours à l'onguent mercuriel double, dit *onguent napolitain*, composé, comme chacun le sait, de parties égales de mercure et d'axonge.

Il importe que cette pommade soit fraîchement
préparée. Ancienne, elle irrite la peau.

Nombre d'agents ont été proposés pour remplacer
l'onguent napolitain. Par exemple :

1° Les pommades à la *lanoline*, substance qui,
dit-on, « pénétrerait la peau mieux que ne fait
l'axonge, en entraînant avec elle les agents médica-
menteux ».

2° Les *savons mercuriels* ou *napolitains*, expérimentés et vantés par quelques médecins, notamment par Schuster (d'Aix-la-Chapelle). Celui de
Spillmann (de Nancy) est dosé au même titre
que l'onguent napolitain.

Pour pratiquer la friction avec ces savons mercuriels, il suffit de mouiller la peau à l'eau chaude
et de la frictionner jusqu'à ce que toute la dose
prescrite soit convertie en une mousse écumeuse,
qu'on laisse ensuite sécher sur place en la recou-
vrant avec du papier de soie ou du papier parche-
miné très mince.

Ce mode de frictions aurait, dit-on, pour avantages d'être moins sale que la friction avec des
corps gras, de ne provoquer aucune irritation
cutanée, et de permettre une facile détersion des
téguments par un simple lavage, le savon étant
soluble dans l'eau.

Mais il comporte un gros inconvénient, c'est la
longue durée qu'exige la friction pour l'épuisement
d'une faible dose de savon. Une dose moyenne ou
forte excéderait certes la patience de tout malade.

En sorte que ces préparations et d'autres encore
(telles que l'oléate de mercure[1] et le calomel[2], etc.)
que l'on a proposées comme succédanés de l'onguent napolitain n'ont fait jusqu'ici que peu de
prosélytes. C'est ce dernier onguent qui reste favori.

II. *Dosage*. — La dose à employer pour chaque
friction est naturellement variable suivant des
conditions multiples (âge, sexe, indications à
remplir, etc.).

En moyenne, pour un adulte, elle sera de quatre
grammes.

Cette dose de début pourra être élevée à six et
huit grammes, dès qu'on se sera rendu compte de
la tolérance du malade.

Mais, sauf indication majeure (résultant, par
exemple, d'un danger imminent à conjurer), il est
prudent de ne pas dépasser ces dernières doses, et
cela pour deux raisons : d'abord, parce qu'elles
sont amplement suffisantes en général à réaliser
l'effet thérapeutique poursuivi ; — et, en second
lieu, parce qu'au delà de ces doses on s'expose (non
pas sûrement, mais probablement) à offenser les
gencives.

Sachez de plus que la femme est bien plus sensible que l'homme aux effets ptyaliques des frictions.
Il est peu de femmes, je crois, dont la bouche ré-

1 Proposé par Smirnoff — D'après cet auteur, cette préparation,
« tout aussi active, dit-il, que l'onguent napolitain, offrirait plusieurs avantages importants : propreté, facilité d'absorption, apparition moins fréquente du mercurialisme ».

2. Ruata et Bovero, *Giorn. della R. Accad. di med. di Torino*, 1891.

sisterait à des doses de six ou huit grammes d'onguent double. Et même je vous conseille, à moins
d'indication particulière, de ne guère dépasser
chez la femme une dose quotidienne de quatre
grammes.

Chez l'enfant, au contraire (j'entends chez le tout
jeune enfant), nous avons la liberté d'être plus
hardis, relativement. Et cela, parce qu'à cet âge
nous n'avons pas à compter avec la stomatite, pour
la bonne raison que les dents ne sont pas encore
sorties. (On ne salive qu'avec des dents, comme
vous le savez.) On peut donc sans crainte, dans le
tout jeune âge, prescrire d'emblée des frictions à
la dose d'un et de deux grammes (ce qui est une
dose énorme pour le poids relatif d'enfant à adulte);
— comme aussi, plus tard et après observation
des effets produits, dépasser cette dose.

J'affirme qu'en moyenne une dose quotidienne
de deux grammes d'onguent napolitain en frictions
est absolument bien tolérée par des enfants de quelques semaines, voire par des enfants de quelques
jours. Et j'affirme que cette dose est souvent indispensable pour conjurer les dangers si rapidement
mortels de la syphilis héréditaire.

Voilà pour les doses usuelles, courantes, répondant à l'ordre des indications les plus communes.

Mais ces doses doivent ou peuvent être dépassées
quelquefois, et de beaucoup, à savoir, comme
exemples :

1° Dans les cas de syphilis rebelles ou graves, sur

l'indication de proportionner l'intensité de la médication soit à la résistance de certains accidents,
soit, plus souvent encore, à l'urgence d'un péril
imminent. C'est ainsi, de l'aveu commun, qu'il convient d'attaquer d'emblée certaines manifestations
particulièrement graves de la syphilis cérébrale ou
médullaire par des frictions quotidiennes de 8, 10
et 12 grammes.

2° Dans les traitements thermaux qui se font aux
eaux sulfureuses. — Les eaux sulfureuses semblent
favoriser, exagérer l'aptitude à la tolérance du
mercure. Est-ce en raison de quelque action chimique, ou, plus vraisemblablement, de la réconfortation, de la stimulation que ces eaux confèrent
à l'organisme, de l'activité qu'elles impriment aux
échanges nutritifs, etc.? Je ne saurais le dire. Toujours est-il qu'aux thermes sulfureux nos malades
supportent le traitement par les frictions à des
doses qui, en des conditions différentes (j'en ai eu
l'expérience), détermineraient sur eux de violentes
stomatites. Je tiens d'un excellent observateur, le
Dr Doyon, qu'il administre couramment, à Uriage,
des frictions quotidiennes aux doses de 8, 10, 12,
15 grammes d'onguent napolitain — et cela pendant trois à quatre semaines — sans déterminer
d'accidents de stomatite. Quelquefois il lui est bien
arrivé de provoquer une « légère excitation de la
bouche », mais jamais, assure-t-il, il n'a observé
de salivation véritable.

III. — Simple détail de pratique, pour en finir

avec les questions de posologie, mais détail à ne pas
négliger : Exigez, messieurs, que chaque friction
soit faite avec une certaine quantité d'onguent
déterminée et *pesée*.

C'est là une précaution dont on ne tient guère
compte en pratique courante. Alors qu'on dose
tout remède, je ne sais pourquoi on juge superflu
de doser l'onguent mercuriel, qui est loin cependant d'être une substance inoffensive et indifférente. Interrogez les malades qui se traitent par
les frictions, et demandez-leur combien ils em-
ploient de ce remède pour chacune de leurs frictions. Neuf sur dix (j'ai compté) vous répondront
ceci : « On m'a donné ma provision de pommade
dans un petit pot, et j'en prends à peu près ce
qu'on m'a dit d'en prendre, à savoir gros comme
un pois, comme un haricot, comme une olive,
comme le *bout du doigt* ». Évaluations bien élasti-
ques que celles-là, vous en conviendrez. Qu'est-ce,
par exemple, que le « bout du doigt » comme
étalon de dosage d'un médicament? Soyons plus
exigeants, et faisons sérieusement des choses sérieuses. Rien de plus simple d'ailleurs. *Formulons.*
Nous voulons, je suppose, que, pour une semaine,
des frictions soient faites à la dose quotidienne de
4 grammes; eh bien, prenons la peine de formuler
ainsi :

℞ Onguent mercuriel double (fraîche-
     ment préparé). . . . . 30 grammes
  A diviser en 7 cartouches.

Chacune de ces cartouches (perte défalquée) contiendra donc exactement 4 grammes d'onguent; et c'est avec cette dose — et non telle autre arbitraire — que sera faite chaque friction.

Pardon de vous dire de telles choses; mais force m'est bien de les dire, puisqu'on les néglige neuf fois sur dix.

IV. — *Quand doit être faite la friction?*

Généralement on ne pratique qu'une friction par jour, ce qui suffit amplement pour les indications à remplir. Il n'y a guère que les cas graves où il peut être utile de déroger à cette habitude, en prescrivant deux frictions par vingt-quatre heures.

Il est à peu près indifférent, certes, de pratiquer la friction à tel ou tel moment. Mais, pour la plus grande commodité du malade, l'heure *du coucher* est naturellement plus propice que toute autre. A cette heure, le malade a tout son temps pour bien faire sa friction; il a de plus toute la nuit devant lui pour conserver la pommade sur sa peau le temps nécessaire à une absorption suffisante, et pour la conserver sans aucune gêne, sans même s'en apercevoir, en dormant. Tandis que, la friction étant faite le matin ou dans la journée, ce serait un véritable dégoût que de se sentir englué d'un corps gras et poisseux sous ses vêtements.

V. — *Où doit être pratiquée la friction?*

Rigoureusement, on pourrait la faire n'importe où, car la peau absorbe n'importe où. Cependant on a beaucoup discuté sur la préférence qu'il con-

vient d'accorder pour les frictions à tel ou tel
département cutané. Chaque auteur a son siège de
prédilection, et c'est ainsi que tour à tour la plupart des parties du corps (face antérieure, latérale
ou postérieure du tronc, membres, extrémités des
membres, aines, aisselles, paume des mains, plante
des pieds[1], etc.) ont été proposées comme localisations plus propices. On a même pratiqué des frictions jusque sur la verge, sur la muqueuse du
prépuce, sur le gland, sur la face interne des
grandes lèvres, et cela en vue de l'idée théorique
d'après laquelle « le mercure, pour guérir, a besoin
de suivre la même voie qu'a suivie la matière contagieuse pour infecter l'organisme »[2].

Quant à moi, après bien des essais, j'ai donné
la préférence à la *partie latérale du tronc*, depuis
la limite inférieure de l'aisselle jusqu'à la crête
iliaque. Et cela, pour deux raisons : 1° parce que le
malade peut *commodément* se frictionner lui-même
sur ce point, sans avoir besoin de recourir à un
aide ; — 2° parce qu'il trouve là à sa disposition
une *grande surface*, non velue ou relativement
peu velue, sur laquelle peut être étalée toute la
dose d'onguent qui compose la friction. Cette con-

---

1. La *méthode de Larrey* consistait en des « frictions faites le soir
sur les pieds, que l'on recouvrait de chaussettes durant la nuit et
qu'on lavait au savon le matin ». — C'est ce procédé que Denis-
Dumont a tenté de remettre à la mode sous le nom de *Chaussettes
napolitaines* (*De la syphilis*, Paris, 1880).
2. V., pour tous les détails du traitement externe de la syphilis,
l'estimable travail de R. Combret : *Notes sur les principales méthodes
d'administration du mercure par la peau*. Th. de Paris, 1882.

sidération devient d'importance majeure pour des frictions à doses plus ou moins élevées.

Au reste, je n'attache qu'une importance secondaire au choix de la région, pour peu qu'on observe les deux précautions suivantes :

1° Ne pas faire les frictions sur certaines régions qui semblent absorber trop facilement ou qui sont riches en poils (scrotum et aisselles, notamment).

Ainsi, il est d'observation que les frictions mercurielles faites sur le scrotum ou les parties génitales déterminent très rapidement une irritation des gencives. A preuve l'excessive fréquence de la stomatite à la suite de simples onctions d'onguent gris contre la phthiriase pubienne. J'ai vu maintes fois une seule onction de ce genre provoquer une fluxion gingivale plus ou moins importante.

A l'aisselle, la puissance d'absorption est assez considérable pour qu'on ait proposé de se borner à une simple onction, c'est-à-dire à un *dépôt* de la pommade sur les téguments, sans frictions (procédé connu sous le nom de *méthode italienne*). « On enduit, le soir, le creux axillaire d'une certaine quantité d'onguent, et l'on recommande au malade de tenir le bras rapproché du tronc ; de la sorte, rien ne se perd ; le malade ne se salit même pas, et la température axillaire, toujours assez élevée, favorise énergiquement l'absorption. »

Mais la région de l'aisselle, comme l'aine, comme le scrotum, comme la région pubienne, comporte un désavantage majeur : c'est d'être particulièrement sensible à l'action des pommades mercurielles, qui ne manquent guère, après quelques jours, de déterminer là une irritation cutanée d'abord érythémateuse, puis eczématoïde, voire quelquefois pustuleuse. On a bien proposé, en vue de prévenir ces accidents, de faire raser les poils avant de pratiquer les frictions, précaution sans laquelle, dit Gamberini, on risque de provoquer une éruption « presque composée d'autant de petits boutons qu'il y a de poils »; mais je doute fort que la rasure suffise toujours à conjurer les symptômes d'hydrargyrie auxquels la région paraît particulièrement prédisposée.

2° Second point : Varier le siège des frictions. — Pourquoi? Parce qu'une série de frictions pratiquées sur la même région aboutit souvent à déterminer *in situ* des phénomènes d'irritation cutanée, et cela sous la double influence mécanique et chimique de ce mode de traitement.

Pour éviter cet inconvénient, j'ai été conduit à procéder de la sorte :

Le premier jour du traitement, la friction est pratiquée sur un des côtés du thorax, soit le gauche, je suppose;

Le second jour, elle sera faite sur le côté droit;

Le troisième, sur le côté gauche;

Le quatrième, sur le côté droit.

Et ainsi de suite. — De la sorte, un jour sur deux, on laisse « reposer » la région frictionnée, ce qui suffit, en général, à prévenir les symptômes d'irri-

tation locale. Que si cependant cela est insuffisant,
c'est-à-dire si la peau s'irrite, alors on modifie la
méthode comme il suit :

1ᵉʳ jour. Friction sur le côté gauche du thorax ;
2ᵉ   — Friction sur le côté droit du thorax ;
3ᵉ   — Friction sur la face interne d'une cuisse ;
4ᵉ   — Friction sur la face interne de l'autre cuisse;
5ᵉ   — Friction sur la face interne d'un membre supérieur;
6ᵉ   — Friction sur la face interne de l'autre membre supérieur.

Puis l'on reprend la série.

VI. — *Comment procéder à la friction, et de
quels soins la faire suivre?* — Ce n'est pas pour
rien que la friction est dite *friction*. Pour mériter
son nom, elle doit consister non pas en un simple
dépôt, en un simple étalage ou étendage de la pommade à la surface de la peau, mais en un véritable
frottement de la peau avec cette pommade.

Ce frottement est indispensable au succès de la
méthode, et cela parce que la peau n'absorbe pas
naturellement. Il faut la forcer à absorber, en déterminant une pénétration mécanique du mercure
dans sa substance, c'est-à-dire (probablement) dans
les goulots de ses glandes, où (probablement aussi)
le métal se transforme en une combinaison propre
à être résorbée. Donc, un certain degré de violence
est nécessaire à cette pénétration.

Conséquemment, il ne suffit pas de se borner
(comme je l'ai vu faire si souvent) à caresser la peau,
à l'effleurer avec les doigts chargés de pommade.

Je ne dis pas non plus qu'il faille tomber dans l'excès inverse et aller jusqu'à l'étriller. Mais il faut la *frotter*, la frotter véritablement, et avec une certaine énergie.

Il faut de plus la frotter « *à siccité* », suivant l'expression technique, c'est-à-dire jusqu'au moment où la main qui frotte, au lieu de glisser comme sur un verglas, commencera à éprouver une certaine sensation de résistance, de desséchement.

Et combien faut-il de temps pour en arriver là, c'est-à-dire quelle durée comporte une friction pour être bien faite et suffisante? — Ceci, naturellement, est variable suivant la quantité d'onguent mise en usage; car il va sans dire qu'il faut beaucoup plus de temps pour faire absorber une forte dose qu'une dose moyenne ou petite. En tout cas, la friction doit être beaucoup plus prolongée qu'on ne le croit en général, et exige une durée bien supérieure à celle qu'on lui accorde dans la pratique courante. La plupart des médecins prescrivent des frictions « de cinq minutes ». C'est tout à fait insuffisant. Par expérience j'affirme qu'il faut bien dix minutes, si ce n'est plus, pour faire absorber convenablement la dose usuelle d'une friction, c'est-à-dire 4 grammes d'onguent. Et, pour des doses plus fortes, la durée sera, tout naturellement, surélevée à proportion.

Par qui sera faite la friction? Par le malade lui-même, le plus souvent; — quelquefois par une

main étrangère, si le malade est faible ou alité[1].
Dans les eaux sulfureuses où se pratique le traitement par les frictions, on rencontre toute une
escouade de garçons et de filles de bains dressés à
cette pratique.

Alors que la friction est faite par une main
étrangère, cette main doit être protégée contre
l'absorption par un gant (gant de peau ou gant de
caoutchouc), qu'on déterge et qu'on savonne après
chaque opération. Mais, le plus souvent, cette précaution est omise par les intéressés, qui cependant
ont eu plus d'une fois à s'en repentir. Voyez,
comme exemple, ce qui est arrivé ces jours-ci à
notre infirmière de la salle Henri IV. Ayant eu à
frictionner plusieurs de nos malades, elle a négligé
de se protéger la main, et aujourd'hui elle est affectée
d'une gingivite mercurielle assez intense.

Ces derniers temps, on a imaginé, pour la pratique
des frictions, un instrument spécial, dit *frottoir,*
constitué par un gros disque de verre, plan et poli
sur l'une de ses faces (celle qui doit frotter), articulé
sur l'autre avec un manche horizontal, bien résistant. La pommade une fois déposée sur la peau, on
l'étale avec cet instrument, et l'on continue à frotter
avec lui toute l'étendue de la surface où doit se
faire l'absorption. Ce frottoir remplace donc la
main. Il est d'un usage assez commode, mais moins
doux naturellement que la friction à la main, que

1. C'est dans ce cas que la région du dos devient une région propice pour les frictions, en raison de sa grande étendue.

rien ne remplacera jamais. Aussi n'est-il pas applicable à tous les cas, notamment chez les sujets maigres, à thorax quelque peu décharné, en raison des
saillies costales qu'il froisse douloureusement.

Quelques menus soins doivent succéder à la friction. On place sur la partie enduite de pommade
soit une couche d'ouate, soit un linge humecté d'eau
tiède, puis un taffetas gommé, et l'on fixe le tout
par un bandage approprié, à savoir : par un bandage de corps, si la friction a été faite sur le thorax ;
par quelques tours de bande ou par un manchon en
toile ou en flanelle, par un caleçon, par un bas, etc.,
si la friction a été faite sur un membre.

La pommade reste ainsi au contact de la peau
pendant plusieurs heures (huit à dix heures en
moyenne), c'est-à-dire pendant toute la nuit, si,
comme d'usage, la friction a été pratiquée le soir.

Puis, on procède à la levée de l'appareil. On
déterge soigneusement la peau ; on la savonne à
l'eau chaude ; on l'essuie derechef, et on la sau-
poudre largement d'amidon ou de poudre de riz.

Enfin, il est bon de prescrire au moins deux bains
émollients chaque semaine de ce traitement, pour
nettoyer à fond la peau et prévenir tout phénomène d'irritation.

Telle est la technique de la friction mercurielle.
— Quelques mots maintenant sur le traitement par
les frictions considéré d'ensemble.

Ce traitement se compose d'un certain nombre

de frictions du même genre. Mais de combien? Et quelle peut être la durée d'un traitement de cet ordre?

Le nombre des frictions, la durée de ce traitement, la dose totale d'onguent à faire absorber, etc., tout cela n'est en rien sujet à une réglementation fixe. Car tout cela, forcément, reste subordonné à des facteurs multiples : nature du résultat thérapeutique à obtenir, degré de tolérance du malade, effets produits, etc.

Ce qu'il y a de certain, c'est que ce mode de traitement peut être continué longtemps. Avec de la prudence et de la surveillance on est parvenu à le prolonger deux et trois mois de suite, et cela sans accidents.

Toutefois, on s'accorde généralement sur ce point, qu'il y a prudence à ne pas le continuer au delà d'un certain temps, passé lequel il n'est plus toléré, affecte les gencives, fatigue, déprime et énerve le malade, qui finit par demander grâce et y renoncer, quoi qu'on fasse.

Il y a donc pour la durée des frictions une *limite de tolérance* à ne pas excéder. Cette limite (éminemment variable suivant les sujets, cela va sans dire) ne peut être déterminée qu'empiriquement. Eh bien, empiriquement, on peut la fixer à trois ou quatre semaines, maximum cinq semaines.

Il m'a toujours semblé qu'on peut sans inconvénient prescrire des frictions pour quinze jours à trois semaines, mais qu'au delà de ce terme il y a avantage à les suspendre, quitte à y revenir après un certain temps, s'il y a indication.à persévérer.

Et même, chez certains sujets dont la bouche est un peu sensible au mercure, chez les femmes notamment, il est souvent besoin d'une certaine stratégie pour faire tolérer ce traitement tout le temps nécessaire à en tirer un profit sérieux. C'est ainsi que parfois on est forcé de l'interrompre de temps à autre pour « laisser *reposer* la bouche », qui menace de se prendre à tout instant. D'autres fois, on ne parvient à poursuivre la cure qu'en la *fragmentant*, si je puis ainsi parler, c'est-à-dire en procédant comme il suit : ou bien, une friction un jour sur deux ; — ou bien une friction trois jours de suite, suivie de trois ou quatre jours de repos ; — ou bien, alternativement, une semaine de frictions et une semaine de repos, etc. — Tel ou tel de ces dispositifs sert parfois d'artifice pour faire accepter le traitement qui, de toute autre façon, ne serait pas toléré.

Si bien que gouverner un traitement de ce genre, alors que les choses ne marchent pas d'elles seules et qu'on se heurte à une susceptibilité buccale individuelle, devient affaire de tâtonnement, de tact médical, d'empirisme, et exige de la part du médecin une attention assidue, une surveillance de chaque jour.

XXIV

Comment agissent les frictions mercurielles ?
Certainement et forcément, par absorption du
mercure.

Cette absorption est triplement démontrée :
1° par la constatation du mercure dans l'urine des
sujets soumis aux frictions ; — 2° par la constatation des effets physiologiques du mercure, de la
stomatite notamment, chez ces mêmes sujets ; —
3° par la production d'effets thérapeutiques souvent
intenses et quelquefois merveilleux.

Mais cette absorption, à son tour, comment
s'explique-t-elle ? Comment le mercure, corps métallique, corps insoluble, peut-il être absorbé?
Simplement déposé à la surface de la peau, comment parvient-il à pénétrer dans l'organisme?

C'est là un point qui a donné lieu à de nombreux
travaux et suscité d'ardentes discussions. Quatre
théories divisent les expérimentateurs. Ainsi :

Pour les uns, le mercure pénétrerait mécaniquement dans les tissus, en raison de son extrême
division, et serait absorbé en tant que mercure
métallique.

Pour d'autres, introduit mécaniquement dans
la peau, il serait résorbé sous forme de vapeurs, par
une sorte de volatilisation interstitielle.

Pour d'autres, après avoir pénétré dans les gou-

lots des follicules pileux et des glandes sudoripares,
il serait transformé là en composés solubles par les
corps gras de l'onguent ou des sécrétions cutanées,
puis absorbé sous cette forme. — C'est là, disons-le,
l'opinion la plus généralement admise (sans preuves
bien démonstratives, à la vérité).

Pour d'autres, enfin, le mercure ne pénétrerait
jamais par la peau, ni sous une forme ni sous une
autre. Il serait simplement volatilisé à la surface de la
peau, puis inhalé. Il filtrerait, sous forme de vapeurs,
à travers la muqueuse pulmonaire, et passerait
ainsi dans le sang, puis dans tout l'organisme. C'est
là une théorie qui a été proposée et soutenue, ces
dernières années, par M. le Dr Merget[1].

Il ne rentre pas dans mon sujet de vous exposer
ici les expériences aussi ingénieuses que multiples
qui ont servi de base à ces diverses théories. Si vous
aviez le désir d'en prendre connaissance, je ne saurais mieux faire que vous renvoyer sur ce point à
l'excellente monographie du Dr Merget. D'ailleurs,
sans parler de mon incompétence en pareille
matière, il est une raison qui m'excusera de ne pas
aborder ces discussions de haute et délicate chimie;
c'est que, vraiment, la question n'est pas jugée, et
que je n'aurais aucune conclusion ferme à produire. Oui, aujourd'hui encore, nous en sommes —
telle est la difficulté du problème — à ne pas
savoir comment le mercure est absorbé dans le

1. A. E. Merget, *Action toxique, physiologique et thérapeutique des vapeurs mercurielles*. Thèse de Bordeaux, 1888.

traitement par frictions; et c'est là, à coup sûr, une lacune dans nos connaissances non moins étrange que regrettable.

Cependant tout n'est plus mystère dans la question. Quelques points ont été élucidés. C'est de ceux-là seulement que je vous parlerai.

On sait par exemple, à n'en plus pouvoir douter, que le mercure administré en frictions *pénètre dans la peau*, d'une façon ou d'une autre. Car on l'a *vu* dans la peau. On l'a trouvé soit dans la peau humaine (à l'autopsie de sujets qu'on avait frictionnés peu de temps avant leur mort), soit dans la peau de divers animaux qu'on avait frictionnés après rasure préalable.

On sait, de plus, que des globules mercuriels, introduits dans la peau par frictions, y disparaissent après un certain temps. Voici l'expérience : on frictionne au mercure l'oreille d'un lapin ; — on constate, sur un lambeau d'oreille extirpé, la présence dans la peau de globules mercuriels nettement appréciables. — On attend alors un certain temps ; puis on enlève un autre lambeau de la même oreille, et l'on n'y trouve plus traces de globules mercuriels. Donc ces globules ont disparu. Voilà le fait.

Reste l'explication : Comment ces globules ont-ils disparu? Par volatilisation, ainsi que l'ont avancé certains confrères? C'est bien peu probable, en vérité. Plus généralement, on s'accorde à penser qu'ils ont été résorbés *in situ*, mais résorbés par un mécanisme qui reste encore à spécifier.

Enfin, un troisième fait est ressorti d'expériences récentes : c'est que le mercure est beaucoup plus volatil, même à la température ordinaire, qu'on ne le croyait jusqu'ici. M. le Dr Fauconnier, agrégé de notre Faculté, qui a bien voulu, sur ma demande, contrôler les résultats nouvellement énoncés sur ce point, a calculé que 1 gramme de mercure, éteint dans 2 grammes de carbonate de chaux et étendu sur une table, perd presque 2 centigrammes de son poids en vingt-quatre heures[1].

On s'est emparé de ce fait pour attribuer toute l'action curative des frictions à la volatilisation du mercure et à sa résorption par la voie pulmonaire. Une telle assertion ne soutient pas l'examen. Si elle était vraie, les malades de nos salles qui ne prennent pas de mercure devraient être mercurialisés par voisinage, ce qui, à ma connaissance, ne s'est jamais produit. Qu'une certaine dose du mercure étalé sur la peau se volatilise et puisse être inhalée, c'est possible; mais cette dose, très sûrement, ne constitue, en l'espèce, qu'une quantité négligeable.

Cela dit, venons aux questions de pratique, et voyons tour à tour quels avantages peut revendiquer la méthode des frictions; — quels inconvénients elle comporte; — à quelles indications elle répond plus spécialement.

1. Des résultats analogues ont été constatés par M. le Dr Cathelineau, au laboratoire de la Clinique

XXV

I. — L'avantage capital de la méthode, celui qu'il faut placer en tête de cet exposé, c'est de constituer un traitement actif, puissant, comme effets thérapeutiques.

De cela la preuve est faite de vieille date. Une démonstration qui peut invoquer une expérience quatre fois séculaire n'est pas de celles qui exigent des preuves nouvelles. C'est par milliers que vous trouveriez, dans les annales de la science ancienne ou contemporaine, des observations tendant à établir cette action énergique des frictions sur diverses manifestations, disons mieux sur toutes les manifestations de la syphilis, comme aussi sur la syphilis considérée d'ensemble.

Il y a plus même. C'est qu'en nombre de cas on a vu les frictions réaliser, comme effets curatifs, ce que d'autres méthodes avaient été impuissantes à produire. Oui, il est des cas où, avec le mercure donné de toute autre façon, on n'arrive pas à modifier certaines lésions spécifiques, tout au moins à les modifier d'une façon suffisante et permanente, tandis que, soumises aux frictions, ces mêmes lésions s'amendent, voire guérissent. Citons, comme types du genre, ces glossites tertiaires hyperplasiques dont la résistance aux traitements usuels est bien connue, et qui parfois ne cèdent qu'à un traitement prolongé par les frictions. J'ai sous les yeux actuellement un bel exemple du genre : Un malade de la ville est venu me consulter, il y a trois ans, pour une glossite tertiaire, qui déjà avait commencé à lobuler et mamelonner les deux tiers antérieurs de la langue. Marié, il refusa obstinément de suivre le traitement par les frictions. Je le traitai donc autrement et à dôses énergiques. A diverses reprises j'obtins un résultat presque satisfaisant; mais à peine le traitement était-il interrompu qu'une recrudescence se produisait. De guerre lasse, mon client consentit enfin à se soumettre aux frictions. Une longue cure à Uriage, avec frictions qui furent poussées jusqu'aux doses quotidiennes de 12 et 16 grammes d'onguent napolitain, détermina une résolution presque complète de la glossite. Chacun des six mois suivants, dix frictions furent encore pratiquées. Et j'ai la satisfaction de dire qu'aujourd'hui la langue de ce malade est complètement guérie. A coup sûr, jamais je n'aurais obtenu ce résultat avec n'importe quel autre traitement.

II. — Un second avantage de cette méthode, c'est de *laisser indemnes les voies digestives.*

Et, en effet, le mercure administré par la peau ne retentit pas (sauf exceptions assez rares dont nous parlerons bientôt) sur l'estomac et l'intestin.

Or, nombreuses en pratique sont les conditions où l'on peut bénéficier de cet avantage, à savoir, comme exemples :

1° les cas où l'on a affaire à des sujets dyspep-

tiques, gastralgiques ou contractant facilement la
diarrhée ; — 2° les cas où il y a intérêt majeur
à respecter ce qu'il reste d'appétit ou de puissance
digestive à des sujets déjà alanguis, affaiblis, épuisés. C'est à ce titre que les frictions conviennent si
parfaitement aux tout jeunes enfants, dont la vie, si
fragile à cet âge, ne s'entretient qu'au prix d'une
alimentation suffisante. Donner du mercure par
l'estomac à un nouveau-né syphilitique, chétif,
malingre, presque moribond, en tout cas ne se
rattachant à la vie que par l'intégrité de son système digestif, c'est risquer de le tuer, et, parlons
crûment, c'est le tuer en certains cas. Certes, on
parvient bien à faire tolérer à de tels enfants une
très petite dose de liqueur de Van Swieten, mais
cette dose 'est impuissante à les sauver. Je l'ai dit
de vieille date et ne cesse de le répéter : le nouveau-né et le tout jeune enfant ne tolèrent le
mercure qu'*à doses suffisantes pour les laisser
mourir*. Leur salut est dans les frictions.

III. — Troisième avantage : les frictions *laissent
libres les voies digestives ;* — c'est-à-dire, tout en
assurant la cure spécifique, elles permettent, sans
surcharge pour l'estomac, l'ingestion d'autres remèdes qui peuvent être nécessaires.

Ainsi, ce qu'on appelle le traitement mixte (traitement si utile et si formellement indiqué en
nombre de cas) peut être réalisé, sans offense pour
l'estomac, de la façon suivante : mercure administré par la peau, et iodure de potassium donné par

la bouche. Tandis que, si l'on faisait ingérer à la fois par la bouche le mercure et l'iodure, il y aurait risque (ce dont on pourrait citer tant d'exemples) d'exciter des phénomènes d'intolérance gastrique qui aboutiraient à ceci : la suspension forcée de tout traitement.

De même, en d'autres circonstances, la méthode endermique offre le précieux avantage de laisser libre la voie stomacale pour d'autres médications annexes ou auxiliaires, à savoir pour divers remèdes pouvant concourir utilement au succès de la cure, tels que le bromure de potassium dans les affections du système nerveux, les ferrugineux, les toniques, l'huile de foie de morue, etc., etc.

Donc, à ces titres divers, ayant tous leur utilité pratique, la méthode des frictions constitue un mode de traitement dont il est à tirer un large bénéfice.

XXVI

Malheureusement, il est un revers à la médaille. Car, si bienfaisante et si puissante, la méthode des frictions comporte des inconvénients, des accidents et même des dangers.

Comme inconvénients, d'abord, je dirai que cette méthode constitue un traitement sale, répugnant ; —ennuyeux, fastidieux, fatigant ;—à un autre point de vue tout spécial, affichant et compromettant.

Nous ne sommes pas praticiens pour rien,

messieurs. Il nous faut faire de la médecine applicable aux malades que nous avons à traiter. Or, certains procédés thérapeutiques qui ne soulèvent aucune objection à l'hôpital deviennent parfois impraticables dans la clientèle de ville, en raison des embarras, des gênes, des sujétions, des difficultés de tout ordre qui s'y rattachent. Les frictions sont de ce nombre.

En premier lieu, les frictions comportent cet inconvénient irrécusable de constituer un traitement malpropre, sale, qui déplaît fort aux malades, qui les dégoûte, qu'ils finissent par prendre en horreur. Oh! sans doute, vous le leur ferez accepter dans les premiers temps; que n'accepteraient-ils pas pour être délivrés de symptômes qui les affichent et qui leur font peur? Mais, alors que les dits symptômes auront disparu, ce sera tout autre affaire. Ils ne voudront plus de ce traitement ; ils viendront s'en plaindre et vous supplier de leur prescrire « autre chose ». « De grâce, vous diront-ils (que de fois n'ai-je pas entendu cela !), de grâce, M. le Docteur, finissons-en avec ces odieuses frictions. M'engluer de votre pommade noire chaque soir et pour toute la nuit, cela m'est insupportable ; je me fais horreur à moi-même ». Et quant aux femmes, c'est bien pis encore. Quelques jours ne seront pas écoulés que déjà elles en auront assez; elles se refuseront à poursuivre un traitement « qui les dégoûte, qui les révolte, qui les écœure », qui leur semble ignoble, sordide, qui

leur est antipathique au suprême degré. « Rien que
de penser à cette infecte pommade, cela me soulève le cœur », me disait ces derniers jours une
de mes clientes, cependant affectée de symptômes
graves. Aussi bien, est-il peu de femmes qui se
résignent à supporter les frictions au delà d'un
certain temps; pour un motif ou pour un autre,
d'une façon ou d'une autre, la plupart aboutissent
à s'y dérober.

D'autre part, il n'est pas à récuser les épithètes
que les malades infligent à la méthode en la traitant
de traitement désagréable, ennuyeux, fastidieux,
« assommant ». Assurément, c'est une « corvée »,
comme ils le disent, de trouver chaque soir une
bonne demi-heure pour les préparatifs et l'expédition du traitement. C'est une autre fatigue que de
se frotter tout le temps voulu. Puis, le matin,
nouvel ennui pour se désengluer, se savonner, se
poudrer, etc.

Enfin, autre considération d'un genre différent.
Il est des conditions sociales où ce traitement est
inadmissible *parce qu'il ne peut être dissimulé.*
C'est une femme, c'est un mari, c'est une famille
qui s'en apercevrait. Ce mode de traitement tache
le linge, et les domestiques, et la blanchisseuse, et
tout le monde sauraient bientôt ce dont il s'agit.
« Autant avouer à tout mon personnel que j'ai la
vérole », me disait un client à qui j'avais prescrit
des frictions et qui, dès le lendemain d'un premier
essai, venait réclamer de moi un autre traitement.

Voilà donc un premier groupe d'inconvénients avec lesquels il faut compter pour la pratique.

Viennent, en second lieu, les inconvénients *médicaux* des frictions, ceux-ci comprenant quatre ordres d'accidents, à savoir : trois rares ou très rares : *diarrhée mercurielle, courbature mercurielle, hydrargyrie*; — et un quatrième extrêmement commun, dominant toute la scène de sa haute importance : la *stomatite*.

Quelques mots d'abord sur le premier groupe.

1°. — On croit généralement que le mercure administré par la peau reste sans réaction sur le tube digestif. Cette induction théorique est confirmée par l'expérience pour la grande majorité des cas; mais quelquefois elle se trouve en défaut. Il est des cas où le traitement par les frictions réagit sur l'intestin, en déterminant des selles fréquentes et liquides, des douleurs abdominales, des coliques. J'ai observé ce fait d'une façon positive sur quelques-uns de mes clients qui, au cours d'un traitement par les frictions, étaient pris de diarrhée, de coliques, de « pincements d'entrailles », suivant leur expression, et cela sans cause, sans écart de régime, sans refroidissement, comme aussi en dehors de tout état antérieur de susceptibilité intestinale. On suspendait la médication, et tous ces phénomènes se dissipaient en quelques jours pour ne plus se reproduire.

Qu'est cela? En toute vraisemblance, un diminutif, une forme atténuée, rudimentaire, de ces dysenteries intenses qui constituent un des phénomènes principaux de l'empoisonnement mercuriel, de ces colites dysentériformes que Balzer, par exemple, a observées à la suite d'injections mercurielles sur les animaux. Vous savez que, ces derniers temps, plusieurs cas d'intoxication mortelle se sont produits sur des femmes récemment accouchées à la suite d'injections vaginales ou utérines de sublimé. Or, une des lésions le plus souvent constatées en pareille occurrence a consisté en des ulcérations intestinales affectant surtout le gros intestin. Rien d'étonnant donc à ce que, absorbé par la peau, le mercure puisse déterminer un premier degré d'irritation intestinale, que traduisent en l'espèce les symptômes précités, à savoir, coliques et diarrhée.

Mais c'est là un fait rare.

2° Il est non moins avéré que, chez quelques malades, la pratique des frictions se traduit, après un certain temps, par des phénomènes curieux de lassitude générale, de fatigue musculaire, de brisement dans les membres, de *courbature*.

J'ai tenu longtemps pour suspecte la relation de tels phénomènes avec le traitement. Mais force m'a été de me rendre. Car plusieurs fois j'ai eu à constater ces phénomènes sur mes malades au cours du traitement par les frictions; et même, ce qui est plus significatif, je les ai vus se renouveler sur certains sujets dans les mêmes conditions, c'est-à-dire au

cours de plusieurs traitements de cet ordre. De
sorte qu'aujourd'hui je ne conserve plus de doutes
sur cette singulière *courbature musculaire* en tant
que symptôme possible (mais d'ailleurs assez rare)
de mercurialisation.

3° Un accident plus commun consiste en ce
qu'on a appelé l'*hydrargyrie de cause externe*,
c'est-à-dire en des lésions de dermite résultant des
frictions, dermite soit partielle et localisée à la région frictionnée, soit (bien plus rarement) étendue,
disséminée, voire généralisée.

Cette dermite, on l'a attribuée à la mauvaise qualité de l'onguent mercuriel; et il est de fait qu'en
pratique certains pharmaciens débitent de l'onguent
vieilli, rance, qui n'est pas inoffensif pour la peau.
Mais je la crois bien plutôt imputable à une disposition individuelle des malades, à quelqu'une de ces
idiosyncrasies singulières qui font que la peau de
certains sujets est irritée par des substances généralement indifférentes pour d'autres.

Quoi qu'il en soit, cette dermite mercurielle
résultant des frictions se traduit, dans son type le
plus usuel (type localisé, partiel), par des phénomènes variables qui peuvent être rangés sous les
deux chefs suivants :

1° Forme d'*érythème* simple, constituée par une
rougeur en nappe ou en petits îlots confluents,
rougeur étalée sur toute l'étendue de la région
frictionnée et la débordant quelque peu ; — rougeur
s'accompagnant d'une certaine chaleur locale et d'un

prurit assez vif; — puis disparaissant en quelques
jours, pour être suivie d'une desquamation légère.

2° Forme d'*eczéma mercuriel*, plus intense que
la précédente et consistant en ceci : nappe érythémateuse d'un rouge plus accentué, d'un rouge
sombre, scarlatinoïde, quelquefois même vineux;
— à la surface de cette rougeur, série extrêmement
confluente de toutes petites vésicules, de vésiculettes, soit hémisphériques, soit aplaties, pleines
d'un liquide d'abord clair et séreux, puis devenant
opalin et laiteux (d'où ressemblance frappante avec
l'eczéma vulgaire); — turgescence inflammatoire
assez vive de tout le tégument ainsi affecté; —
chaleur locale; — et surtout prurit intense, aga-
çant, énervant.

Généralement, cette éruption (passez-moi la façon
de dire) n'est qu'un feu de paille qui s'éteint à bref
délai; et c'est en cela qu'elle se montre très différente du véritable eczéma, dont elle n'a que l'apparence objective, sans en avoir les qualités de persistance, de durée indéfinie et de répétition. Elle
aboutit, en effet, rapidement à la résolution. L'éréthisme local se calme, les vésiculettes se fanent, se
flétrissent; la plupart se résorbent sans se rompre;
quelques-unes seulement se déchirent et se recou-
vrent de croûtelles foliacées. Puis, une desquamation légère ferme la scène.

Au total, donc, cette dermite est sans importance.
Il suffit, dès qu'on la constate, de suspendre les
frictions, de prescrire quelques bains tempérants

(bains de son, bains d'amidon, à température tiède),
et de saupoudrer d'amidon les parties affectées. —
Ce n'est donc là qu'un inconvénient de la médication, et rien de plus.

Mais cet inconvénient devient un accident,
presque un danger, en d'autres cas, alors que se
produit, au lieu d'une dermite circonscrite, un
exanthème étendu, disséminé, voire généralisé.

Dans ces conditions on voit ceci : de la région
frictionnée, comme point de départ, irradie sur
les parties voisines, pour se répandre ensuite sur la
presque totalité des téguments, une éruption rosée
ou rouge, érythémateuse sur certains points, eczématoïde sur d'autres, sèche ici, suintante là, puis
ne tardant pas à dégénérer, au moins partiellement,
en une véritable dermite exfoliatrice. Cette éruption
peut durer des semaines. On l'a vue parfois
s'accompagner de phénomènes généraux sérieux,
graves, alarmants, que nous avons déjà signalés
dans ce qui précède. Vous reconnaissez là ce que
l'on a décrit sous les noms d'*hydrargyria febrilis*,
maligna, et vous savez quelle peut en être la terminaison.

C'est donc là plus qu'un accident, c'est un *danger* du traitement.

Mais, à la décharge de la méthode, il faut reconnaître :

1° Que ce danger n'appartient pas en propre aux
frictions et qu'il peut se produire avec tous les
modes possibles d'administration du mercure; c'est

donc là plutôt un accident mercuriel qu'un accident des frictions en particulier.

2° Qu'il dérive d'une idiosyncrasie tout à fait individuelle et plus que rare, aussi exceptionnelle, par exemple, que le sont les cas d'intolérance idiosyncrasique pour le chloroforme.

En conséquence, il ne convient d'accuser les frictions d'accidents de cet ordre que dans la mesure restreinte qui leur incombe comme responsabilité. Elles peuvent, certes, devenir l'occasion de cette hydrargyrie maligne, mais elles ne la développent que d'une façon tout à fait exceptionnelle et seulement aussi, en toute vraisemblance, sur des sujets prédisposés.

XXVII

4° J'arrive à la *stomatite*.

La stomatite, voilà la pierre d'achoppement, voilà l'écueil de la méthode; voilà quel en est l'accident usuel et, pour quelques cas, le danger.

Un premier point n'est pas discutable, et je le signalerai tout d'abord : c'est que, de toutes les méthodes thérapeutiques en usage contre la syphilis, la méthode des frictions (réserve faite toutefois pour les injections massives) est celle qui *expose le plus à l'éventualité des phlegmasies buccales.*

Certes, toutes choses égales d'ailleurs, on court beaucoup plus de risques d'influencer la bouche

avec le système des frictions qu'avec les autres procédés d'administration du mercure. Quantité de
sujets auxquels vous prescrivez le mercure par l'estomac ne sont pas touchés quant à la bouche, alors
même qu'on élève assez haut les doses du remède.
Quantité de sujets supportent sans ptyalisme les
injections mercurielles solubles ou même insolubles
(pourvu que ces dernières ne soient pas données à
doses massives, à doses dites « d'approvisionnement »). Et tout au contraire, pour la grande majorité des cas, les frictions ne manquent guère de
déterminer un certain état inflammatoire des gencives après quelques jours de traitement. Puis, si
l'on insiste, si l'on continue quand même la médication, on court alors sûrement à une stomatite
vraie, qui peut devenir intense, grave, voire redoutable. Cela est de notoriété courante.

En second lieu se présente une autre considération beaucoup moins remarquée et très importante
cependant, sur laquelle j'appellerai toute votre attention. C'est que *la stomatite des frictions n'est pas
identique à la stomatite vulgaire*, à celle (pour
prendre un type) que nous observons le plus souvent comme résultat du mercure donné par ingestion. Elle diffère de celle-ci, et elle en diffère à
trois titres, à savoir : comme mode d'invasion,
comme étendue, comme intensité; ce qui fait, au
total, qu'elle est bien autrement grave. Précisons.

1° C'est, au moins en général, une stomatite
plus brusque d'invasion, plus soudaine, plus rapide

comme évolution initiale, que la stomatite commune.

La stomatite par ingestion a des préludes, vous le
savez ; elle a des localisations initiales que je vous
ai décrites, des foyers primitifs et circonscrits qui
constituent ce que j'ai appelé la *stomatite d'alarme*;
bref, elle s'annonce, on la voit venir, on a le temps
d'y parer.

Inversement, la stomatite par frictions s'établit
souvent d'un jour à l'autre, tout à coup, *ex
abrupto*, sans symptômes précurseurs. Pour le
moins, elle est rapide d'invasion.

2° Elle est *plus générale d'emblée*. Au lieu de
se cantonner, comme la stomatite par ingestion,
sur quelques foyers initiaux (foyer rétro-molaire,
foyer incisif, foyer génien) pour envahir ensuite
toute la bouche, elle affecte du premier coup une
étendue bien autrement considérable. D'emblée
elle a tendance à s'étendre sur de larges surfaces,
presque à se généraliser. Si bien que, dès qu'elle
a paru, il n'est plus temps de la limiter; elle existe
déjà sur plusieurs points.

3° Comme intensité, c'est une stomatite généralement *plus grave* que la stomatite par ingestion.
Elle se caractérise par des phénomènes inflammatoires suraigus, intenses, avec fluxion considérable
des gencives, avec tuméfaction des glandes salivaires
(oreillons mercuriels), avec processus ulcératifs,
voire quelquefois gangréneux, avec douleurs vives,
avec salivation surabondante, profuse, etc. C'est

elle qui est capable de produire ces « bonnes sali-
vations », ces flux « de quatre à cinq livres de
salive par jour », qui satisfaisaient si fort Boerhaave,
Astruc et autres.

Bref, elle constitue ce qu'on peut appeler la
forme maligne de la stomatite mercurielle.

J'irais certes contre ma pensée si ce que je viens
de dire et ce qui me reste à dire devaient vous inspirer défiance contre une méthode active, dont
pourront largement bénéficier vos malades et que,
tout le premier, je vous recommanderai vivement
comme satisfaisant plus que d'autres à certaines
indications. Et cependant j'ai le devoir de ne
pas vous dissimuler un défaut inhérent à cette méthode. C'est qu'avec elle, en effet, *on n'est jamais à
l'abri, quoi qu'on fasse, du danger de la stomatite.* Quelque attention, quelque vigilance qu'on
apporte à la cure, on n'est jamais absolument certain de ne pas offenser les gencives. Et il y a plus
même : c'est que — par exception, il est vrai —
on peut aboutir à une stomatite grave d'un jour à
l'autre, en dépit de toute la sollicitude avec laquelle
on surveille son malade. On vous dira le contraire,
vous trouverez le contraire imprimé et professé. Je
m'inscris en faux contre ces affirmations optimistes,
et je n'en ai que trop le droit. Car il m'est arrivé
avec les frictions des mésaventures dont je me souviens, que je retrouve même inscrites dans mes
notes ; et cependant j'ai conscience d'avoir bien

surveillé les malades sur lesquels se sont produits les accidents en question; et cependant je suis de ceux qui, pour cause, ont peur du mercure en frictions.

Un des cas auxquels je viens de faire allusion mérite d'être cité, parce qu'il servira, je l'espère, à vous édifier en l'espèce.

J'avais soigné pendant plusieurs années, pour des accidents de syphilis cérébrale, un malade d'âge moyen et de constitution très vigoureuse, un véritable athlète, et j'avais même été assez heureux pour le guérir complètement. — Quelques années plus tard, survint une récidive grave d'accidents cérébraux. Comme déjà, précédemment, j'avais sans inconvénient et même avec grand profit mis en usage le système des frictions sur ce malade, je n'hésitai pas cette fois encore à revenir à ce mode de traitement, et d'emblée je prescrivis des frictions quotidiennes aux doses progressives de 6, 8 et 10 grammes. Chaque jour je visitais mon client, sans négliger jamais (notez bien ceci) de lui examiner la bouche avec grande attention. Eh bien, malgré cela, se produisit *tout à coup* une stomatite effroyable, une des plus effroyables que j'aie vues dans toute ma pratique. D'un jour à l'autre la bouche s'enflamma d'une façon suraiguë, surintense. Rien ne manqua au tableau : gonflement considérable des glandes salivaires; ulcérations gingivales, labiales, linguales, géniennes, du plus mauvais aspect; salivation extraordinairement abondante, etc.; et surtout (à ne parler que de l'accident qui devint bientôt prédominant) glossite épouvantable, glossite *gangréneuse*. La langue, grosse comme un saucisson, vint faire hernie hors de la bouche et pendre au-devant du menton; toute sa face supérieure se sphacéla; pendant une dizaine de jours, j'en détachai matin et soir des lambeaux mortifiés, jaunâtres ou noirâtres; c'était un spectacle nauséeux et hideux. Et cette stomatite demanda plus de six semaines pour guérir!

Qu'un tel fait soit d'ordre rare, exceptionnel, nul n'y contredira. Toujours est-il que de l'ensemble des considérations précédentes ressortent deux vérités pratiques qu'il nous faut enregistrer dès à présent, à savoir:

1° Que le traitement par les frictions, en raison des accidents et des dangers auxquels il expose, exige du médecin une attention assidue et une surveillance toute particulière;

2° Donc, pour ces mêmes raisons, il ne saurait être choisi de préférence à d'autres modes thérapeutiques que sur des indications spéciales et formelles qui en légitiment l'emploi.

XXVIII

Un grief d'ordre tout différent peut encore être invoqué contre les frictions: c'est l'*inégalité de leur action, de leur rendement utile*, si je puis

ainsi parler; d'où le risque de n'en pas tirer tout le
parti qu'on est en droit d'en attendre.

Très positivement, il est des cas où la méthode
fait merveille; et il en est d'autres, à l'extrême
opposé, où elle reste peu active, presque inefficace,
à peu près inerte. Pourquoi cela? Cette inégalité
d'action est trop communément observée pour
rester imputable à des idiosyncrasies. Nul doute
que le plus souvent elle n'ait sa raison dans le
modus agendi, dans les conditions mécaniques ou
autres de la friction.

A coup sûr, il est logique que la friction ait un
rendement utile très inégal *suivant qu'elle est bien
ou mal faite*, c'est-à-dire suivant qu'elle est faite
sur une surface restreinte ou étendue, pour un
temps court ou long, par une main qui se borne à
caresser la peau ou par une main vigoureuse qui
la fourbit d'importance, etc. Il y a là, en effet,
tout un ensemble de circonstances matérielles,
de « façons de faire », susceptibles de réduire ou
d'exalter l'absorption, par conséquent d'inégaliser
l'action thérapeutique, et, par conséquent aussi,
de l'abaisser à son minimum en certains cas.

Mais, dira-t-on peut-être, cela n'est pas la faute
de la méthode; cela n'est que le résultat de défectuosités d'application de la méthode. — Sans nul
doute. Mais qu'importe la distinction, si ces défectuosités sont presque inséparables en pratique de
l'application de la méthode? Et elles le sont, n'en
doutez pas. Je tiens pour certain que, sur vingt

frictions, il en est quinze de mal faites ou d'incomplètement faites par les malades, et destinées conséquemment à ne produire que peu ou pas d'effet. La méthode, en elle-même, n'est pour rien dans ce résultat ; mais ce résultat n'en est pas moins acquis pour le malade de par la méthode ou, plus exactement, de par les difficultés d'application inhérentes à la méthode.

Plus simplement, je dirai : j'ai parfaite confiance en des frictions *bien faites*, et j'en attends en toute sécurité un heureux résultat ; — mais je me défie des frictions en général, parce que je sais qu'il est difficile de bien les faire, et qu'en pratique, je l'affirme, elles sont mal faites le plus souvent.

Et, en effet, j'ai vu ceci plus d'une fois : des frictions ne rien produire comme effets thérapeutiques tant qu'elles étaient pratiquées par le malade lui-même, puis déterminer des résultats immédiats dès qu'elles étaient confiées à la main d'un infirmier. — Mais un infirmier venant chaque jour, à heure fixe, pratiquer une friction, cela coûte cher et n'est pas à la portée de toutes les bourses.

XXIX

Tous ces préliminaires établis, nous voici maintenant en mesure d'aborder la question qui nous intéresse le plus, la question pratique par excellence dont nous poursuivons l'étude, à savoir : *A*

quoi sont bonnes les frictions? Constituent-elles
une méthode thérapeutique applicable au traitement usuel, courant, de la syphilis? Ou bien doi-
vent-elles être réservées à certains cas particuliers?

I. — Qu'elles conviennent à certains cas particuliers, cela, d'abord, ne souffre pas l'ombre d'un
doute. Il est manifeste qu'elles constituent une méthode puissante, laquelle a sa place naturellement
indiquée en diverses conditions que nous avons
déjà signalées au passage dans ce qui précède,
mais qu'il y aura avantage à réunir, à grouper
actuellement.

Ainsi, au-dessus de toute contestation possible,
il y a indication rationnelle — et l'expérience ne
fait sur ce point que confirmer les prévisions théoriques — à prescrire les frictions, de préférence à
d'autres méthodes, dans les diverses éventualités
que voici :

1° Dans les *cas graves*. Cela va de soi. A symptômes graves, médications énergiquement répres-
sives.

Aussi sont-elles d'usage à peu près général dans
le traitement de la syphilis cérébrale ou médullaire,
des ophthalmies qui compromettent la vision à
brève échéance, des lésions viscérales, etc.

2° Dans les *cas à manifestations rebelles* ou
*habituellement réfractaires aux médications
d'autre genre.*

Une lésion, je suppose, a résisté à d'autres médications, ou bien une lésion est connue pour leur

résister habituellement (exemple typique : glossites à tendance scléreuse), le bon sens et l'expérience s'accordent, en pareille occurrence, à prescrire le recours aux frictions.

3° Dans les cas où l'on a affaire à des sujets qui, pour des raisons diverses (*états morbides antérieurs de l'estomac ou de l'intestin*), ne sauraient supporter la méthode par ingestion.

4° Dans les cas où l'indication est de *céder la voie gastrique à d'autres remèdes.*

5° Dans la *syphilis du jeune âge.* — Je me suis expliqué sur ce dernier point et n'ai plus besoin d'y revenir.

Voilà donc cinq indications bien nettes, bien déterminées, où les frictions trouveront utilement leur place. C'est là qu'elles seront motivées; c'est là qu'elles feront bien.

II. — Mais, autre question : Les frictions constituent-elles une médication de fond, une médication qu'on doive prescrire, non plus d'une façon éventuelle et à propos d'indications particulières, mais d'une façon courante, habituelle? Peut-on, en un mot, comme le veulent certains médecins, traiter la *syphilis* par les frictions et rien que par les frictions?

Pour cela, non, cent fois non! Autant la méthode est parfaite en tant que traitement éventuel répondant aux indications précitées, autant elle devient déplacée, mauvaise, détestable, en tant que médi-

cation courante. Ce serait un contresens, un non-
sens pratique, que de confier ce rôle aux frictions.
Et cela, pour toute une série de raisons que je dois
maintenant vous exposer.

N'oublions pas notre point de départ. Traiter la
syphilis ne consiste pas à effacer par une médication provisoire les accidents d'un jour ou d'une
époque, mais bien à instituer une médication qui
ait pour visée d'attaquer la maladie d'ensemble,
d'en neutraliser le principe, de l'*éteindre en tant
que diathèse*, en tant qu'origine possible d'accidents ultérieurs. Or, l'extinction d'une diathèse,
aussi bien au nom du sens commun que de l'expérience clinique, ne peut être réalisée que par un
traitement de longue haleine, d'une durée se mesurant par des années. Je vous l'ai dit et ne craindrai
pas de vous le répéter encore, tant la chose est
d'importance, on ne parvient à dominer la syphilis
et à la rendre indéfiniment silencieuse que par un
traitement presque chronique, échelonné par cures
successives au cours des quatre ou cinq premières
années de la maladie. A ce prix seulement on
obtient ce qui doit être notre aspiration suprême,
la sauvegarde de l'avenir.

Or, s'il en est ainsi, s'il est indispensable de traiter longtemps, fort longtemps, la syphilis pour conjurer les menaces du tertiarisme, voyez combien
peu la méthode des frictions se prête à réaliser ce
long traitement nécessaire, ce traitement si spécial
par sa durée.

Est-ce, d'abord, une méthode inoffensive? Vous savez à quoi vous en tenir sur ce point par ce qui précède.

Est-ce, en second lieu, une méthode facile, commode, agréée des malades? Réponse également superflue. Je dirai même que, de tous les traitements, c'est celui qui est le mieux fait pour lasser la patience des malades, pour les dégoûter, pour les décourager, pour aboutir finalement à ce qu'ils ne se traitent pas.

Je vous le demande : Quand vous aurez réussi à faire accepter d'un malade (même docile, même patient) deux ou trois cures de frictions, serez-vous bienvenus à lui en proposer une troisième, une quatrième, une cinquième, etc.? Et que si, par aventure, l'une de ces cures a touché la bouche un peu vivement, je vous laisse à juger le succès de votre proposition pour une suivante. Qu'arrivera-t-il alors? Votre malade ira chercher ailleurs un traitement moins odieux que le vôtre, ou, plus souvent encore, ne se traitera plus du tout; découragé, il ne fera plus rien; arrive que pourra! Joli résultat, plein de sérénité pour l'avenir!

J'insiste, et je dis : Pour un traitement de longue durée (comme doit être celui de la syphilis), il faut compter avec les nécessités sociales, avec les exigences de la vie.

Or, un traitement par les frictions est ce qu'il y a de plus assujettissant et de plus incommode, en ce qu'il exige deux fois par jour une bonne demi-heure, le soir pour les préparatifs et l'expédition de la friction, le matin pour le décapage de la peau, les ablutions, les soins de toilette. Allez donc croire qu'un traitement de cet ordre sera ponctuellement et surtout régulièrement exécuté soit par un homme à vie laborieuse, dont le temps est compté, qui se couche tard et a besoin de se lever matin; — soit par un mondain, un clubman, qui, pour n'avoir rien à faire, n'en a pas moins tout son temps pris par d'absorbantes frivolités, et qui d'ailleurs ne sort jamais de son cercle avant deux ou trois heures du matin; — soit, à l'extrême opposé de l'échelle sociale, par un ouvrier, un homme de peine, appelé à son travail dès l'aurore! Et pour les femmes, c'est bien autre chose encore. Celles qui auraient le plus à bénéficier des frictions sont précisément celles qui ont le moins la liberté d'y recourir. Les jolies mondaines ont autre chose à faire, le soir qu'à s'engluer de pommade, et leurs occupations nocturnes sont peu compatibles avec un traitement de cet ordre.

Enfin, jugez-en donc par vous-mêmes, dirai-je aux médecins qui s'obstinent à considérer les frictions comme une méthode capable de suffire au traitement intégral de la syphilis. S'il vous arrivait le malheur de contracter la syphilis, est-ce qu'il vous serait facile, voire possible, de vous assujettir à un traitement de ce genre, et cela pendant tout le temps nécessaire à votre guérison? Est-ce qu'à tout instant vous n'en seriez pas empêchés par quelque obligation professionnelle, ce soir par une visite urgente, demain par un accouchement, et ainsi de suite? Au surplus, écoutez ceci :

Un médecin de campagne a contracté la syphilis il y a quelques années. « Tout d'abord, me disait-il dans l'une de ses lettres dont je vais extraire le passage qui nous intéresse pour l'instant, j'essayai de me traiter par les frictions, auxquelles j'avais vu faire des merveilles dans le service de mon ancien maître, le docteur X..... Mais impossible! Un jour c'était ceci, et le lendemain c'était cela qui m'appelait hors de chez moi à l'heure où j'aurais dû me frictionner ; de sorte qu'à mon retour, harassé de fatigue, je ne m'occupais plus que de dételer mon cheval et d'aller me coucher. En moyenne je n'arrivais guère qu'à pratiquer une friction sur deux, trois ou même quatre jours. Bref, j'ai dû bientôt renoncer à ce système qui, vraiment, n'est pas fait pour des gens surmenés comme nous autres, praticiens de campagne, etc. »

En définitive, à difficultés pratiques il faut des solutions pratiques. Nous voulons — et c'est là une difficulté pratique par excellence — qu'un malade syphilitique se traite *longtemps*, c'est-à-dire se traite à maintes reprises au cours de plusieurs années. Eh bien, cherchons un moyen pratique de lui faire agréer un traitement de cet ordre. Ne commençons pas par lui rendre ce traitement souverainement importun. N'allons pas lui imposer une méthode thérapeutique qui le gêne dans ses habitudes, qui lui impose une perte de temps d'une heure par jour, qui lui répugne, qui l'affiche, qui l'expose au danger ou même seulement à l'appréhension d'une stomatite. Ne faisons pas en sorte que ce malade soit toujours en état de dégoût et de révolte contre son traitement. Car, en de telles conditions, gare au coup de tête *ab irato*, qui lui fera un beau jour délaisser tout traitement.

Qu'il n'y ait pas de malentendu entre nous, messieurs. Encore une fois, si je condamne énergiquement les frictions en tant que méthode usuelle, ce n'est pas que je les croie incapables de réaliser ce que je demanderai à d'autres méthodes. Je suis persuadé tout au contraire qu'elles valent n'importe quel traitement et qu'elles feraient aussi bien que tout autre, si ce n'est mieux. Je suis persuadé que, si nous avions affaire à un malade idéal, acceptant et tolérant les frictions, s'en acquittant ponctuellement, se résignant à en poursuivre l'emploi tout le temps voulu, nous aboutirions avec elles et de par elles à un résultat qui ne laisserait rien à désirer. Si donc je les condamne, c'est pour cette seule raison que je les juge NON-PRATIQUES en tant que méthode courante, et non-pratiques à divers titres, à savoir : parce qu'elles courent risque d'être mal faites ; — qu'elles exposent fréquemment à des accidents buccaux ; — qu'elles déplaisent au malade, quel qu'il soit ; — que, bien sûrement, elles ne seront pas acceptées par lui tout le temps indispensable à sa guérison, — qu'elles finiront même par le décourager, lui inspirer horreur de son traitement ; — et que, somme toute, elles aboutiront à un résultat précisément inverse de celui que nous poursuivons.

Je me résume en disant :

1° En tant que méthode éventuelle, répondant à certaines indications sus-indiquées, les frictions constituent un mode de traitement excellent, parfait.

2° Mais elles réalisent aussi peu que possible les conditions propres à en faire une méthode courante, habituelle, dans le traitement de la syphilis.

XXX

Emplâtres mercuriels. — Balnéation mercurielle.

A titre d'annexes, il convient de rapprocher de la grande méthode que nous venons d'étudier deux modes de traitement qui reposent, eux aussi, sur l'absorption cutanée.

Ce sont : le traitement par les emplâtres mercuriels; — et le traitement par la balnéation mercurielle.

Quelques mots suffiront à leur sujet.

I. — *Emplâtres mercuriels.* — De vieille date on a pensé que les emplâtres mercuriels peuvent constituer un moyen de faire absorber le mercure par la peau, et l'on a appliqué ce mode de traitement à

diverses lésions de la syphilis, notamment à ses
éruptions cutanées.

Puis, on s'est demandé si ce mode d'absorption
ne serait pas de nature à constituer plus qu'une
médication topique, à savoir une médication générale de la syphilis.

C'est à cette double visée que, sans nul doute,
avait l'aspiration de répondre le fameux *emplâtre
de Vigo*, lequel, sans parler du mercure, ne contenait pas moins de vingt-trois drogues, toutes
douées, croyait-on, de vertus merveilleuses[1]. Cet

1. Il n'est pas sans intérêt, je crois, de connaître la composition
première de ce fameux emplâtre, puisque aujourd'hui encore il est
d'usage courant. — Voici, donc, la recette originale de Vigo :
« Huile de camomille, d'aneth, de nard, de lis, ãã 2 onces ; —
huile de safran, une once ; — graisse de porc, une livre ; — graisse
de veau, une demi-livre ; — euphorbe, 5 drachmes ; — oliban,
10 drachmes ; — huile de baies de laurier, une once et demie ; —
graisse de vipère, deux onces et demie ; — grenouilles vivantes,
n° 6 ; — vers de terre lavés dans du vin, 3 onces et demie ; suc de
racines d'yèble et d'aunée, ãã 2 onces ; — jonc odorant, stœchas,
matricaire, ãã une poignée ; — vin aromatisé, 2 livres. — Faites
bouillir jusqu'à évaporation du vin ; passez, puis ajoutez : litharge
d'or, une livre ; — térébenthine claire, 2 onces ; — cire blanche, q. s.
— Faites un emplâtre en forme de sparadrap, en ajoutant, vers la
fin de la cuisson, une once et demie de styrax liquide. Retirez du
feu, et agitez le mélange avec une spatule jusqu'à ce qu'il soit à
moitié refroidi. — Ajoutez alors : mercure éteint dans la salive,
4 onces. — Agitez de nouveau avec la spatule jusqu'à incorpora-
tion complète du mercure. »
Quelques-unes des substances qui figurent dans cette formule
sont bien faites à coup sûr pour exciter l'étonnement. Mais qu'on
n'oublie pas qu'à l'époque de Vigo tous les corps de la nature
étaient réputés doués de propriétés multiples, plus extraordinaires les unes que les autres. La vipère, par exemple, était à la
fois « un alexipharmaque, un antiputride, un incisif, un désobs-
truant, et surtout un dépuratif ». On la considérait comme un
remède « presque universel, n'ayant d'égal comme vertus que le

emplâtre a survécu ; il est même encore d'un fréquent usage de nos jours. Seulement on l'a expurgé, et avec toute raison, d'une foule de substances inertes ou ridicules auxquelles on attachait autrefois le plus grand prix, telles, par exemple, que « la graisse de vipère, les grenouilles vivantes et les vers de terre lavés dans le vin ».

Mais, si elle a été usitée anciennement, c'est seulement de nos jours que la médication par les emplâtres mercuriels a été étudiée scientifiquement,

crâne humain ». Les vers de terre, de leur côté, étaient « diaphorétiques, anti-acides, résolutifs, etc. ». Les grenouilles ne jouissaient pas de propriétés moins remarquables, comme« tempérantes, émollientes, apéritives, dissolvantes, humectantes, détersives pour les plaies, etc. ». C'était à elles qu'on attribuait principalement les effets salutaires de l'emplâtre de Vigo, lequel, pendant longtemps, porta le nom d'*emplâtre de rainettes* ou d'*emplâtre de grenouilles*.

On constatera sans regret que les pharmaciens de nos jours ne s'astreignent plus, pour la préparation de l'emplâtre de Vigo, à la vieille formule qui précède. En voici la composition actuelle, adoptée pour nos hôpitaux :

℞ Emplâtre simple.	2000 grammes.	
Cire jaune. . . . . }	āā 100	—
Colophane. . . . . }		
Bdellium. . . . . }		
Gomme ammoniaque. . . }	āā 30	—
Oliban. . . . . }		
Myrrhe . . . . }	āā 20	—
Safran. . . . . }		
Styrax liquide	300	—
Térébenthine du mélèze. . .	100	—
Huile volatile de lavande . .	10	—
Mercure purifié.	600	—

Dans cette formule, l'emplâtre de Vigo contient 20 pour 100 de mercure (*Formulaire pharmac. des hôp. de Paris*).

et cela par un médecin de cet hôpital, mon éminent collègue et ami le D' Quinquaud[1]. ·

Le procédé de M. Quinquaud consiste sommairement en ceci : Appliquer sur la peau préalablement savonnée un décimètre carré (en moyenne) d'un sparadrap adhésif au calomel, sparadrap soigneusement préparé et titré[2] ; — le laisser à demeure jusqu'à épuisement, c'est-à-dire une huitaine de jours environ ; — puis, le remplacer par un autre, cet autre par un troisième, et ainsi de suite, jusqu'à production de l'effet cherché.

D'une part, il est certain que ce procédé réalise l'absorption du mercure. Cet effet d'absorption est démontré : 1° par l'apparition du mercure dans les urines ; — et 2° par la production (même assez fréquente dans les observations de M. Quinquaud) de symptômes d'irritation buccale, pouvant s'élever jusqu'à la stomatite.

D'autre part, il n'est pas moins avéré que ce mode de traitement est susceptible d'effets thérapeutiques. On l'a vu, d'après l'auteur, faire justice en huit à quinze jours de syphilides secondaires de diverses formes (roséole, syphilide papulotuberculeuse, syphilide corymbifère, etc...).

1. *Traitement de la syphilis par le sparadrap au calomel*, Annales de dermat. et de syph. 1890, p. 423.
2. Voici la formule de ce sparadrap :

> ℞ Emplâtre diachylon des hôpitaux. 3000 grammes.
> Calomel à la vapeur. 1000   —
> Huile de ricin. 300   —
> M.

Mais cette pratique, qui peut suffire à la guérison
de manifestations superficielles et relativement
légères, serait-elle applicable au traitement d'accidents plus sérieux? C'est là ce que l'expérience n'a
pas démontré et ce qui n'est guère vraisemblable
a priori, de l'aveu même de M. Quinquaud.

A plus forte raison, cette pratique n'a-t-elle pas
l'ampleur d'un traitement de fond, d'une méthode curative de la syphilis.

II. — *Balnéation mercurielle.* — Presque délaissée aujourd'hui, cette méthode a longtemps joui
d'une faveur marquée, surtout dans le traitement
de la syphilis infantile.

Elle consiste en ceci : administration d'une série
de bains tièdes, additionnés d'une solution de
bichlorure de mercure.

Voici la recette de ces bains mercuriels, d'après
le formulaire pharmaceutique des hôpitaux de
Paris :

℞ Bichlorure de mercure. . . . . ⎫
    Chlorhydrate d'ammoniaque. . . . . ⎬ āā   20 grammes.
    Eau distillée.   200   —
    M.
    A ajouter à l'eau du bain.

Suivant l'âge et suivant les indications, on abaisse
ou l'on élève la dose de bichlorure. — On l'a portée
quelquefois jusqu'à 30, 40, 48, et même 60 grammes.

On ne saurait récuser à cette méthode certains
résultats thérapeutiques, notamment dans le traite-

ment des manifestations extérieures, à savoir des
syphilides. Quelquefois même les effets en ont été
intenses, surprenants. Ainsi Hutchinson a relaté une
curieuse observation de syphilide papulo-squameuse généralisée qui disparut « comme par magie »
sous l'influence de bains mercuriels. « Jamais, dit-
il, je n'ai vu de disparition d'exanthème spécifique
plus rapide que dans ce cas. »

Mais ce qui n'est pas moins avéré, c'est que,
dans la plupart des cas, ce procédé reste inerte,
absolument inerte.

Et rien d'étonnant à cela, voire rien que de très
naturel. Cette infidélité, cette disparité d'action
thérapeutique a sa raison d'être dans l'inégalité
avec laquelle se produit l'absorption mercurielle.
Si la peau est saine, absolument saine, l'absorption
est minime, infinitésimale, ou même nulle. Alors,
nul effet. On a l'illusion d'un traitement, et c'est
tout. — Au contraire, la peau est-elle malade,
est-elle ulcérée, excoriée, dénudée en quelques
points, voire incomplètement dépourvue de son
revêtement épidermique, elle devient perméable,
elle absorbe; mais, dans quelle mesure absorbe-
t-elle? Plus ou moins, suivant l'état des téguments;
donc, beaucoup en certains cas. Et alors, possibilité d'effets toxiques, et même d'effets toxiques
graves, menaçants.

Dans le cas d'Hutchinson auquel je faisais allusion à l'instant, la malade fut guérie brillamment de
son éruption, mais elle paya cher cette guérison

rapide. Car elle fut prise tout aussitôt d'une stomatite violente; « pendant une à deux semaines, elle rendit des flots de salive, dut garder le lit, et resta consécutivement dans un état de faiblesse profonde ».

Tout est donc subordonné, dans ce mode de traitement, à l'état de la peau et à son pouvoir d'absorption, lequel — remarquez bien ceci — *n'est pas déterminable* cliniquement.

Eh bien, cette considération est pour nous de nature telle qu'elle suffit à juger la méthode et à l'exclure de la pratique.

Qu'en certains cas particuliers les bains mercuriels soient capables, en raison de leur action topique, de rendre quelques services pour le traitement de certaines syphilides rebelles, ceci est une question que nous aborderons en temps et lieu et que, pour le dire à l'avance, nous résoudrons par l'affirmative. Mais ce n'est pas là ce qui nous occupe pour l'instant. Pour l'instant, nous sommes à la recherche de procédés thérapeutiques pouvant servir de méthode pour le traitement de la syphilis en général, pour un traitement de fond de la syphilis. Or, à ce point de vue, la balnéation mercurielle n'offre vraiment aucune garantie. Bien loin de là ! Elle se présente avec une infidélité d'action, avec des inconvénients et des dangers qui légitiment sa proscription absolue. — Inutile donc d'insister sur elle davantage.

XXXI

II. — MÉTHODE DES FUMIGATIONS.

Le traitement de la syphilis par les fumigations mercurielles n'est guère moins ancien que le traitement par les frictions. On le trouve déjà mentionné au début du XVIe siècle par Angelo Bolognini et Jacques Catanée[1], puis, plus tard, par Nicolas Massa, etc. Et rien d'étonnant à cela; car ce fut, comme pour les frictions, une raison d'analogie qui conduisit à mettre en usage les fumigations contre le Mal français. On connaissait de vieille date l'action de ce procédé contre les « galles invétérées ». Tout naturellement, donc, on se mit à traiter de la même façon les dermatoses du nouveau mal.

Les fumigations — bien oubliées aujourd'hui — ont été en grand honneur dans les siècles qui nous ont précédés. Et en effet, telles qu'on les pratiquait, elles constituaient un excellent moyen pour déterminer cette bienheureuse salivation que l'on considérait comme un moyen d'élimination, un « exutoire » des humeurs corrompues.

Ici, comme pour les frictions, il nous faut distinguer soigneusement le traitement ancien et le traitement moderne.

1. V. Astruc, *Traité des maladies vénériennes*. Trad. française, 1743, t. II, p. 177.

I. — Le traitement ancien (qui portait le nom de traitement par les *suffumigations* ou encore de *traitement par les parfums*) se composait de ceci : préparation, fumigations proprement dites, et sudations.

La « préparation » consistait, comme pour les frictions, en saignées, ventouses, purgations, usage de remèdes dits altérants, dépuratifs, etc....

Puis, quand le moment était venu de « parfumer », on chauffait un cabinet bien clos, transformé en étuve pour la circonstance. On dressait dans ce cabinet une sorte de petite tente ou pavillon, nommé *archet*, sous lequel se plaçait le malade, soit assis, soit debout, et tout nu. On déposait près de lui un réchaud, plein de braise ardente, sur laquelle on pouvait jeter de temps à autre, par une petite lucarne disposée *ad hoc* dans l'archet, les « tablettes de parfum » destinées à produire la fumigation. Ces tablettes étaient des trochisques de composition naturellement fort complexe, où prenaient place, à côté de substances mercurielles diverses (cinabre, calomel, précipité rouge, turbith, etc.), force drogues choisies de façon à déterminer une fumée intense, telles que graisses, résines, encens, mastic, oliban, benjoin, aloès, gomme de genévrier, styrax, succin, muscade, etc., etc. — Le malade devait rester exposé à cette vapeur chaude et fumeuse pendant un temps variable suivant ses forces, une demi-heure, trois quarts d'heure, une heure même. — Il ne sortait de là, cela va sans dire, qu'à moitié suffoqué. Au

reste, si on le voyait près de défaillir, on lui
permettait de « mettre la bouche à un trou ménagé
dans l'archet, afin de respirer un peu d'air pur, ou
bien à un tuyau dont le bout sortait au dehors ».

Finalement, on plaçait le malade ainsi « parfumé
sous l'archet » dans un lit bien chaud, bassiné; on
le chargeait de couvertures, et on le laissait ainsi
suer abondamment une heure ou deux.

Cette opération se répétait ou tous les jours ou
tous les deux jours, parfois aussi à échéances plus
espacées, et cela toujours « suivant les forces et la
resistance des malades » ; car, vous le croirez
sans peine, ce n'était pas une petite affaire que de
supporter un enfumage, un saurissage, une demi-
asphyxie de ce genre. — Et ainsi de suite pour
plusieurs semaines.

Vous concevez ce que pouvait, ce que devait
engendrer d'accidents une pratique aussi brutale.
Et, en effet, ce n'était pas là, seulement, une
fumigation mercurielle pour la peau; c'était aussi
une *inhalation* mercurielle, puisque le malade
avait la tête plongée pour une demi-heure à une
heure dans les vapeurs de mercure, vapeurs qui, à
doses indéterminées, pénétraient dans les poumons
et de là dans l'organisme.

Aussi bien cette pratique fut-elle féconde en désastres, comme l'attestent les vieux auteurs avec une
résignation naïve. Comme preuves, écoutez ceci :

D'abord, elle ne manquait guère de produire
ce que d'ailleurs on lui demandait, à savoir une

salivation intense, « une salivation, dit Fallope, de
sept à huit jours, dans l'espace desquels le malade
crachait un plein bassin chaque jour ; ce qui allait
à six ou à dix livres. »

En plus, elle déterminait toute une série d'accidents soit immédiats, soit consécutifs, tels que
« suffocations, défaillances, lipothymies ; — accès
d'asthme, bronchite, catarrhe pulmonaire ; — ophthalmies ; — maux de tête ; — flux de ventre, quelquefois très copieux » ; — et quelquefois aussi des
symptômes plus graves sur la nature desquels il est
difficile d'être bien fixé, mais que les auteurs du
temps qualifient de « débilité, cachexie, marasme,
hydropisies, convulsions, épilepsie, apoplexie, paralysie, etc. »

Les choses allaient même plus loin quelquefois.
Il paraît que de temps à autre « on mourait des
parfums ». Plusieurs observateurs, tels que Fallope,
Jean Benoît, Benoît Victor, Brassavole, Zacutus Lu-
sitanus, racontent que « les parfums furent quelquefois très mauvais et mortels à quelques-uns ». « *Infi-
nitos occiderunt* », dit un vieil auteur. Un malade
de Benoît Victor fut comme « étranglé tout à coup
par les parfums, qui lui supprimèrent la respiration
par leur qualité astringente ». Un malade de Musa
Brassavole, « à qui la fumée monta à la tête, tomba
d'abord en apoplexie, puis incontinent après tout
roide mort. »

Astruc nous a même légué le récit d'une curieuse
expérimentation qui fut faite à Paris en 1737. « Un

empirique, nous dit-il, nommé Charbonnier, ci-
devant huissier au Parlement d'Aix en Provence,
vint à Paris, où se rend tout ce qu'il y a de charlatans au monde…. Il n'y fut pas plus tôt arrivé qu'il
se mit à publier qu'il avait trouvé une méthode de
guérir la vérole, toute nouvelle, courte, facile, efficace, sans danger, à remplir de ses promesses tous
les quartiers de Paris, à attirer dans son parti une
séquelle de joueurs d'instruments, de gueux, de
farceurs, de coquins, etc…. C'est pourquoi les ma-
gistrats jugèrent qu'il fallait s'assurer des effets du
remède par des épreuves réitérées publiquement,
en présence de médecins députés de la Faculté. »
L'expérience fut donc instituée sur 37 malades, soit
à l'hôtel royal des Invalides, soit à Bicêtre. Or, il
paraît (sans entrer dans les détails) que la méthode
du ci-devant huissier, qui consistait en des fumigations mercurielles faites avec une « poudre mystérieuse », n'était pas absolument parfaite, non plus
qu'inoffensive, puisqu'en l'espace de quelques semaines quatre (et peut-être cinq) des malades qui lui
avaient été confiés *moururent* au cours du traitement, « quoiqu'ils ne fussent tous que légèrement
atteints par le mal vénérien, quoiqu'ils fussent à
la fleur de leur âge, et d'une forte complexion[1]. »

II. —Nous n'en sommes plus là, comme bien vous
pensez, et, de nos jours, les fumigations ne tuent

1. V. Astruc, *Traité des maladies vénériennes*, Trad., 2ᵉ édit, t. II,
p. 201 et suiv.

plus personne. C'est qu'en effet la méthode s'est non pas modifiée, mais transformée.

D'abord, on s'est aperçu — un peu tardivement, à la vérité — que, si la fumigation pouvait être efficace, l'inhalation était absolument dangereuse. Vers 1776, Lalouette imaginait sa boîte à fumigations, qui n'est autre (à cela près de quelques perfectionnements modernes) que l'appareil dont on se sert encore aujourd'hui. Le corps du malade était seul inclus dans cette boîte, la tête restant en dehors et à l'abri par conséquent des vapeurs mercurielles[1]. Ce n'était là rien moins qu'une transformation de l'ancien système.

Puis, on a renoncé aux pratiques burlesques de ce qu'on appelait « la préparation ». — Puis, on a renoncé à la salivation, qu'on a fini par considérer, non plus comme un effet heureux à provoquer, mais comme une complication, un accident du traitement. — Puis on a banni les fameux « parfums » qui ne servaient qu'à suffoquer les malades.

On s'est attaché, d'autre part, à rechercher la plus inoffensive des préparations mercurielles. Autrefois on employait le cinabre, l'oxyde gris, le calomel impur, etc. On a vu que le cinabre est susceptible de se décomposer par la chaleur et de produire de l'acide sulfureux qui est très irritant; — que l'oxyde gris se dédouble en donnant naissance à du bioxyde, beaucoup trop énergique; — que le

---

[1]. *Nouvelle méthode de traiter les maladies vénériennes par la fumigation*, par Pierre Lalouette, 1776.

calomel sec dégage de l'acide chlorhydrique, tandis
qu'il n'en produit pas quand on le volatilise au
contact de la vapeur d'eau, etc., etc.... Si bien
qu'aujourd'hui, après beaucoup de tâtonnements,
on est arrivé à ne plus faire usage que du calomel
(voire du calomel très pur), et à ne le volatiliser
qu'associé à un dégagement parallèle de vapeur d'eau.

L'opération se fait suivant un dispositif des plus
simples. Le malade s'assied sur un siège de bois.
On l'enveloppe, à partir du cou, de grandes couvertures que l'on drape en manteau autour de lui,
avec la précaution de les faire tomber jusqu'à terre.
— On glisse alors sous la chaise un appareil vapo-
risateur *ad hoc*, composé d'une lampe à alcool,
d'un trépied et d'une cuvette circulaire formant
bain-marie autour d'une coupelle fixée à son centre.
La lampe est allumée sous le trépied qui supporte la
cuvette pleine d'eau; et cette eau, en s'échauffant,
volatilise la dose de calomel placée dans la coupelle,
dose qui varie entre 1 et 4 grammes.

Il suffit de quelques minutes pour que commence
la volatilisation simultanée de l'eau et du sel mercuriel, et bientôt le malade se trouve baigné jusqu'au cou par un nuage de vapeurs d'eau et de
calomel. La tête est absolument préservée de ces
vapeurs et l'inhalation réduite à zéro, si l'on a
bien soin de tenir hermétiquement clos le manteau de couvertures qui enveloppe le malade.

Au bout d'un quart d'heure environ, la volatilisation du calomel est achevée. Alors, on éteint la

lampe. On laisse le malade encore une dizaine de minutes dans son atmosphère de vapeurs; puis, on le couche pour trois quarts d'heure, toujours enveloppé de ses mêmes couvertures. — Il va sans dire que toutes ces opérations se font au lit, lorsque le malade est incapable de se lever.

Suivant les cas et les indications, la fumigation est répétée ou tous les jours, ou tous les deux jours, ou deux fois par semaine.

Tel est le traitement actuel.

Eh bien, que vaut ce traitement?

Ses partisans lui attribuent trois avantages, à savoir :

1° De respecter l'estomac et les fonctions digestives. — Soit! Acceptons ce point.

2° D'être d'application facile et commode. — Ceci demande d'expresses réserves.

3° De constituer une méthode active et puissante. — Voilà le point essentiel, celui sur lequel doit porter la discussion.

Certes, les éloges n'ont jamais fait défaut à la méthode. Lalouette disait déjà, au siècle dernier, que son système « alliait la sûreté à la commodité, et que 20 à 25 fumigations suffisent communément pour guérir les véroles ordinaires. » De nos jours, divers médecins qui ont donné un regain de faveur à cette méthode, Langston Parker, Henri Lee, Bumstead, Duncan, Wilders, Horteloup et d'autres encore, en ont vanté les effets curatifs.

Duncan « la déclare une très bonne méthode, plus rapide que d'autres comme résultats thérapeutiques ». Parker, plus enthousiaste, la considère comme supérieure à toute autre : « C'est, dit-il, la plus sûre de toutes, la plus active, la plus efficace dans les cas opiniâtres, celle qui est suivie le moins souvent de récidives, etc. »

Mais, si nous passons de ces appréciations générales à l'examen des faits, que trouvons-nous? Ceci : une série d'observations et de bonnes observations témoignant que l'usage des fumigations a guéri plus ou moins rapidement des syphilides de divers genres. Tels sont, par exemple, les cas cités par mon collègue et ami le docteur Horteloup, relativement à diverses formes éruptives de syphilis secondaire (plaques muqueuses végétantes, impétigo, ecthyma, etc...), sur lesquelles ce mode de traitement a exercé une très heureuse influence.

Donc, d'après cela, il est indéniable que les fumigations mercurielles favorisent la disparition de certaines dermatoses de la syphilis, notamment, d'après Horteloup, des « syphilides de forme ulcéreuse ». Ce point est acquis.

Mais au delà? On nous dit bien que les fumigations constituent un « excellent traitement de la syphilis ». Mais, quelles preuves cliniques produit-on à l'appui d'une assertion d'aussi grave importance? Nous présente-t-on pour le moins quelques observations de malades qui, traités pour un certain temps par cette méthode, soient restés ensuite indemnes d'accidents? Nullement. Tout au contraire, les malades traités de la sorte ont toujours été transitoirement observés à propos d'un accident quelconque, puis non suivis au delà. A-t-on même jamais tenté — sérieusement tenté — de traiter la syphilis par ce seul procédé tout le temps qu'elle doit rester soumise à l'influence mercurielle pour qu'on soit en droit d'en espérer la guérison? Si on l'a fait, cela n'est pas à ma connaissance. En sorte que nous ne savons rien encore de l'influence *préventive*, de l'influence *à longue portée* que pourrait exercer une médication de cet ordre sur la syphilis. Tout ce qu'on en a dit est simplement hypothétique et, conséquemment, reste non avenu.

Voilà pour les avantages de la méthode, et vous voyez qu'ils sont médiocres au total. Puis, vous allez juger maintenant s'ils sont plus que compensés par des inconvénients sérieux.

1. — D'abord, cette méthode comporte la possibilité d'accidents divers.

Elle détermine assez souvent la stomatite, si les fumigations sont rapprochées.

Elle produit parfois, comme Bumstead et Duncan l'ont remarqué, une certaine débilitation générale, probablement sous l'influence de diaphorèses abondantes et répétées.

Si elle n'est pas correctement appliquée, elle peut exciter de la toux, des spasmes laryngés, des phénomènes de catarrhe bronchique, des suffocations, etc. Deux exemples, pris au hasard : Un malade qui, au cours d'une fumigation, avait plongé la tête sous les couvertures pendant quelques minutes, fut affecté d'une attaque très grave de bronchite (Duncan). Il ne s'agissait que d'une désobéissance dans ce cas ; mais une simple maladresse dans l'application du procédé en eût fait autant. — Un malade du Dr Horteloup, qui s'était administré une fumigation dans sa chambre avant de se coucher, fut pris de suffocations violentes pendant la nuit.

Et c'est bien autre chose alors que, par imprudence ou intentionnellement, l'*inhalation* vient s'ajouter à la fumigation ; car l'inhalation, de par elle seule, est déjà fort dangereuse. On a observé de son chef des accidents sérieux, tels que stomatites, suffocations, dyspnée, syncope. Rollet raconte qu'une stomatite des plus violentes, « la plus violente qu'il ait jamais vue », a succédé à des inhalations cinabrées. Il y a plus même : l'inhalation a pu déterminer la mort. Henri Lee a rapporté l'observation d'une jeune femme qui, respirant des vapeurs de calomel, tomba sans connaissance, la figure livide et cyanosée, le pouls misérable, la peau froide, et succomba[1].

II. — En second lieu, c'est une méthode forcément incertaine et aveugle.

_____

[1]. A l'autopsie, les poumons furent trouvés emphysémateux et gorgés de sérosité. Les autres organes étaient sains. — Il n'est donc pas douteux que, dans ce cas, la fumigation fut la cause de la mort. *Transactions of the Medical Soc. of London*, 1872.

Qu'absorbe la peau dans une fumigation? On nous dit vaguement qu'elle absorbe peu, si elle est saine, et davantage, si elle est malade. Mais où est la mesure? Quelle sera l'absorption dans tel cas particulier? On n'en sait rien. Ne court-elle pas le risque d'être excessive et dangereuse, si la peau est érodée, dénudée par place? Et comment la régler, la mesurer à l'effet thérapeutique qu'on poursuit?

Positivement, avec ce système, il est impossible de se rendre un compte exact de ce qu'on fait, de ce qu'on peut faire. C'est une médication que l'on ne tient pas en main, que l'on n'a pas moyen de doser, de diriger, de gouverner, et qui laisse trop place à l'imprévu, je dirais presque au hasard, pour constituer jamais ce qu'on peut appeler une méthode thérapeutique.

III. — Enfin, c'est une méthode peu pratique, non pratique même pour nombre de cas.

A l'hôpital, elle ne soulève pas d'objections, et cela pour deux motifs : parce que nous avons là à notre disposition, comme matériel et comme personnel, tout ce qui est nécessaire à l'application et à l'application surveillée, correcte, de la méthode; — parce que, d'autre part, à l'hôpital, nos malades ont tout leur temps à eux et qu'il n'est pas d'inconvénient à en user.

Mais en ville? Quelle gêne, quel embarras, quel « aria », comme disent les malades! Il faut d'abord un appareil; — puis, un assistant, car il est presque impossible de diriger seul et surtout de bien diriger la manœuvre; — enfin, et surtout, il faut du temps, beaucoup de temps, deux heures en moyenne, pour le dispositif de l'opération, l'opération, et la sudation consécutive. Allez donc recommander à un homme occupé, à un employé, à un ouvrier, un traitement quotidien qui lui demande deux heures de son temps [1]!

Donc, comme l'a très bien dit M. Mauriac [2], « si les fumigations, sous la forme mitigée où on les emploie aujourd'hui, peuvent rendre des services qu'on aurait tort de dédaigner, elles sont bien loin du rôle capital que quelques médecins voudraient leur accorder dans la thérapeutique de la syphilis. Fussent-elles bien plus actives qu'elles ne le sont, elles auraient toujours contre elles l'embarras, la difficulté de leur application. Elles resteront à l'état de méthode exceptionnelle, expérimentale et satellite d'autres médications plus simples, plus puissantes, d'un maniement plus facile et d'un dosage plus calculable. »

Concluons en disant :

1 — Très certainement, les fumigations mercu-

1. Il n'y a jamais eu que le bon Lalouette pour revendiquer en faveur de sa méthode un avantage auquel on ne s'attendait guère, à savoir celui du *secret* (!). « Avec mes fumigations, dit-il, on se dérobe à la curiosité indiscrète des domestiques, à la vigilance de ceux dont on redoute l'inspection.... Par ce moyen les fautes seront couvertes d'un voile épais, et la bonne intelligence sera maintenue dans les familles ».

2. *Du traitement de la syphilis par les fumigations mercurielles*, Paris, 1875.

rielles possèdent des effets *topiques* qui peuvent
être avantageusement utilisés contre les accidents
éruptifs de la syphilis, et notamment contre certaines formes rebelles des syphilides secondaires.

II. — Mais elles constituent une pratique incommode, incertaine, susceptible de devenir dangereuse.

III. — Elles seraient donc aussi déplacées que
possible en tant que mode de traitement à appliquer d'une façon usuelle et prolongée au traitement
de la syphilis.

Une méthode annexe doit trouver place ici, parce
que, comme la précédente, elle repose sur la qualité volatile du mercure.

Le mercure, avons-nous dit, est volatil, et beaucoup plus qu'on ne l'avait cru jusqu'à nos jours. Il
est volatil à la température ordinaire, et plus
encore à la température de la peau.

Eh bien, sur cette base M. Merget a institué une
méthode thérapeutique qui consiste à faire absorber
aux malades des vapeurs mercurielles, et cela par
l'intermédiaire de tissus mercurialisés[1].

Ces tissus consistent en des étoffes de molle-

1. Il paraît qu'un procédé non pas identique, mais analogue
comme principe, a été utilisé autrefois. On lit, en effet, ce qui suit
dans l'ouvrage de N. Devergie sur la syphilis : « La volatilité dont
est doué le mercure a donné naissance aux *ceintures* et *corsets piqués*
renfermant de ce métal, qui furent en vogue pendant un certain
temps à Paris pour le traitement de la syphilis. » (*Clinique de la
maladie syphilitique*, Paris, 1826, t. I, p. 128.)

ton, des flanelles, que l'on imprègne de mercure extrêmement divisé par un procédé très simple, à savoir en les trempant tour à tour dans un bain mercuriel, puis dans l'ammoniaque. Le composé mercuriel introduit dans l'étoffe se trouve réduit par l'ammoniaque à l'état d'une poudre impalpable de mercure précipité, poudre d'un gris noirâtre.

On découpe dans le tissu ainsi préparé et desséché un morceau d'une certaine dimension (d'un décimètre carré par exemple), que l'on enveloppe dans un linge en vue d'éviter la dispersion des poussières et de façon que les vapeurs mercurielles seules puissent être inhalées. Puis, on dépose ce fragment d'étoffe sous la taie d'oreiller ou sous le drap qui double le traversin, en sorte que le malade reste soumis pendant son sommeil, c'est-à-dire pour huit heures en moyenne, à l'inhalation des vapeurs qui se dégagent du tissu mercurialisé. — Ou bien encore on taille dans l'étoffe une sorte de *plastron* que l'on suspend au cou des malades par deux cordons noués autour du cou. Ce plastron exhale des vapeurs qui, sortant par l'entrebâillement de la chemise au cou, se dirigent naturellement au-devant de la bouche et sont ainsi partiellement inhalées[1].

Ce procédé — tout au moins original — aurait

1. V. Merget, thèse précitée; — Société de Médecine et de Chirurgie de Bordeaux (*Journal de Méd. de Bordeaux*, 1891.); — Société de thérapeutique, 1892.

fourni, au dire de M. Merget, des résultats thérapeutiques remarquables.

Admettons ces résultats sans les discuter. Il n'en
restera pas moins certain qu'un procédé de cet
ordre est trop incertain comme dosage, trop
aveugle, pour constituer jamais une méthode thérapeutique, et surtout pour constituer ce que nous
recherchons en ce moment, à savoir une méthode
applicable au traitement usuel et général de la
syphilis.

XXXII

III. — MÉTHODE DES INJECTIONS SOUS-CUTANÉES.

Cette méthode consiste à introduire tel ou tel
composé mercuriel sous les téguments, en confiant
à l'absorption interstitielle le soin de le faire pénétrer dans le système circulatoire.

A l'inverse des deux autres méthodes qui nous
ont occupés jusqu'ici, elle est de date toute récente;
on peut la dire d'origine contemporaine.

L'idée première paraît en revenir à Hebra et
Ch. Hunter; mais la méthode n'entra réellement
dans la pratique qu'après la première publication
de Lewin (de Berlin), en 1867.

Depuis lors, le traitement de la syphilis par les
injections sous-cutanées a pris la vogue, et tel est
le nombre des publications qui lui ont été con-

sacrées qu'on formerait à coup sûr une grosse
plaquette avec la seule bibliographie des travaux
concernant le sujet. Ces travaux, je ne saurais les
citer tous; mais je me garderai d'oublier ceux de
Scarenzio, Liégeois, W. Taylor, Sigmund, Martineau, Terrillon, Smirnoff, Watraszewski, Balzer,
Besnier, Lang, Galliot, etc., etc.[1]

Ce serait une exagération de dire que *tous* les
composés mercuriels ont été utilisés pour la méthode
des injections mercurielles. Mais ce qui n'est pas
vrai quant à présent ne tardera guère à le devenir
au train où marchent les choses; car, depuis quelques années, les feuilles médicales nous apportent
à tout instant la recette de quelque injection hydrargyrique nouvelle, laquelle est naturellement
présentée comme « supérieure à toutes les autres
au double point de vue de la tolérance et des effets
thérapeutiques ».

D'autre part, bien que jeune encore, la méthode
d'administration hypodermique du mercure s'est
déjà scindée, subdivisée en deux méthodes rivales,
à savoir celle des injections solubles et celle des injections insolubles ou des injections massives.

Nous allons examiner en détail l'une et l'autre
de ces méthodes et comme procédés pratiques et
comme résultats; mais au préalable arrêtons-nous
sur quelques points qui leur sont communs.

1. Voir une excellente revue sur *Les injections mercurielles dans
le traitement de la syphilis*, par le Dr P. Raymond, *Gazette des
hôpit.*, 1892.

Dans les premiers temps où elles furent mises en usage, les injections mercurielles se montrèrent véritablement intolérables. Elles déterminaient toute une série d'accidents (douleurs, lésions inflammatoires, abcès, phlegmons, gangrènes, etc.) qui semblaient de nature à les bannir de la thérapeutique. Cependant, on a abouti par expérience, par tâtonnements, par une série de modifications importées soit dans la nature des liquides injectés, soit dans le manuel opératoire, à les rendre je ne dirai pas inoffensives (nous n'en sommes pas encore là, et y serons-nous jamais?), mais à peu près tolérables, tout au moins exemptes en général d'accidents sérieux. Comment, de quelle façon? C'est là ce qu'il me faut dire tout d'abord.

Des précautions multiples et de divers genres doivent présider à la mise en œuvre des injections mercurielles. A savoir :

I. — En premier lieu, nécessité plus qu'évidente d'exclure de la pratique des injections tout composé mercuriel qui serait immédiatement désorganisateur des tissus, caustique, ou même simplement irritant, mais irritant à un degré qui le rendrait inflammatoire et, au total, intoléré.

II. — En second lieu, nécessité non moins incontestée de *solutions irréprochables*, et irréprochables à tous égards, c'est-à-dire chimiquement pures, filtrées, stérilisées, aseptiques (puisque nombre des accidents déterminés par les injections ont paru devoir être rapportés à l'introduction dans les tissus d'éléments organiques pathogènes, moisissures, microbes, etc.).

III. — En troisième lieu, et encore au même point de vue, *instrumentation irréprochable.*

L'injection se fait, vous le savez, avec une seringue de Pravaz, de la capacité d'un gramme. Mais cette seringue doit être modifiée pour la circonstance. Elle doit être *stérilisable* dans toutes ses parties, donc démontable, de façon que ses diverses pièces puissent être isolément soumises à l'antisepsie[1].

1. M. le Dr Barthélemy vient d'imaginer récemment un ingénieux appareil qui réalise d'une façon en quelque sorte *forcée* ce qu'il appelle « l'hypodermie aseptique ».

Cet appareil est, comme principe, une sorte de seringue de Pravaz où le piston est remplacé par une *soufflerie*.

Le liquide à injecter est introduit dans le corps de pompe, soigneusement aseptisé dans toutes ses parties. Puis, ce corps de pompe est fermé à la lampe, en forme de tube effilé. Un fil métallique, introduit à frottement dans l'aiguille, complète la fermeture. En sorte que le liquide de l'injection, complètement isolé de l'air, peut se conserver un temps indéfini à l'abri de toute altération.

Au moment de pratiquer l'injection, on brise avec l'ongle l'extrémité effilée du tube de verre, et l'on y ajuste le tube de caoutchouc d'une soufflerie analogue à celle de l'appareil de Richardson pour les pulvérisations d'éther. On retire le fil métallique de l'aiguille; on flambe l'aiguille; et, la piqûre faite à la peau, on met en action la soufflerie.

Par excès de précaution, l'air, qui fait office de propulseur, de piston, pour refouler le liquide, est lui-même aseptisé en traversant un tube stérilisateur rempli d'ouate boriquée.

Cet appareil réalise donc par lui-même, je le répète, une asepsie forcée et met le praticien à l'abri de toute défaillance antiseptique. Il offre surtout l'avantage de supprimer la seringue à injections qu'il est si difficile de rendre sûrement aseptique dans toutes ses parties. Avec quelques perfectionnements de détail, il sera appelé, je crois, à rendre d'utiles services à la pratique des injections hypodermiques. (V. *France médicale*, 28 octobre 1892.)

L'aiguille aura une longueur d'environ quatre centimètres (parce qu'elle doit être enfoncée profondément dans les tissus, comme nous le verrons dans un instant) ; — elle sera faite d'un métal résistant et inoxydable (on préfère aujourd'hui le platine iridié); — elle sera bien acérée de pointe, etc.

IV. — Le manuel opératoire sera soumis aux règles de l'antisepsie la plus méticuleuse : purification des mains du médecin ; — lavage de la région sur laquelle doit être faite l'injection, et cela soit à l'eau phéniquée, soit à la liqueur de Van Swieten ; — lavage de la seringue avec l'alcool ou la solution phéniquée (quelques médecins conseillent même de la soumettre à l'ébullition); — flambage de l'aiguille, etc.

V. — Précaution majeure : *l'injection sera toujours faite profondément.* Sur ce point tout le monde est d'accord. C'est, en effet, un résultat d'expérience que, seules, les injections profondes, hardiment insérées loin du derme, sont bien tolérées, tandis que les injections superficielles, timidement déposées au voisinage du derme, et *a fortiori* les injections qui ne dépassent pas l'épaisseur de la peau, sont à la fois douloureuses et dangereuses. C'est d'elles surtout que procèdent les douleurs, les inflammations cutanées, les abcès, les sphacèles, etc.

Il faut donc, d'un coup brusque et rapide, traverser la peau, perpendiculairement à sa surface, et plonger l'aiguille profondément, voire jusqu'à la garde, de façon à déposer le liquide le plus loin possible de la face interne du derme..

Mais jusqu'où convient-il de conduire l'aiguille? Divergences d'opinions sur ce point. Pour les uns, il suffit que l'injection soit insérée profondément dans le pannicule cellulo-graisseux qui double la peau et, là, le plus loin possible de la peau. Mais d'autres, et en grand nombre aujourd'hui, veulent que l'injection soit plus profonde encore, qu'elle soit *musculaire*. Ainsi, quand l'injection est faite à la fesse, ils l'introduisent en plein muscle fessier. A l'appui de cette pratique ils invoquent trois ordres de raisons : 1° L'injection musculaire, disent-ils, est moins douloureuse que l'injection sous-dermique; — 2° elle produit moins de réaction inflammatoire que celle-ci; — 3° elle s'absorbe plus rapidement et sans laisser de traces. — Je reconnais que l'innocuité des injections musculaires a été généralement vérifiée par l'expérience; et cependant il ne m'est pas possible de rester sans quelque appréhension à leur sujet, étant données les conséquences sérieuses auxquelles pourrait aboutir, par le fait d'une faute opératoire dont personne n'est à l'abri, un phlegmon, puis une suppuration intra-musculaire. Si l'accident ne s'est pas encore produit, n'est-il pas de l'ordre de ceux qui pourraient se produire?

VI. — Ce qui n'a pas moins d'importance, c'est le *choix de la région* à injecter. Très positivement il est des régions du corps *tolérantes*, comme il en

est d'autres *intolérantes* pour les injections mercurielles. Cela ressort de l'expérience. Ainsi, les injections sont mal tolérées sur les membres, spécialement sur les bras où elles déterminent des douleurs,
de l'engourdissement, des symptômes d'hypercs-
thésie névralgiforme ; elles se montrent au contraire
bien plus inoffensives sur le dos ou les fesses.
Terrillon a vu ceci : des piqûres faites avec une
même solution déterminer, au niveau de la région
supéro-interne des cuisses, des nodosités fréquemment suivies d'abcès, tandis que sur d'autres régions, telles que le dos et les lombes, elles ne produisaient aucun accident. Grcfberg a même établi,
pour les différentes parties du corps, une « échelle
de sensibilité douloureuse aux injections » ; la
nuque y figure au premier rang, et les fesses au
dernier, comme la région la moins sensible, etc.

Eh bien, empiriquement, on est parvenu à déterminer certains districts anatomiques qui, en
raison de leur tolérance, constituent de véritables
sièges d'élection pour la méthode hypodermique.
Ces sièges d'élection sont au nombre de trois, à
savoir :

1° La *fossette rétro-trochantérienne*, ou *point
de Smirnoff;*

2° L'*ensellure lombaire*, de chaque côté de la
colonne vertébrale ;

3° La *région fessière*, au niveau du *point de
Galliot*, point déterminé par l'intersection de deux
lignes conventionnelles, l'une horizontale, passant à

deux travers de doigt au-dessus du grand tro-
chanter, et l'autre verticale, séparant le tiers interne
de la fesse de ses deux tiers externes [1].

Et, de ces trois régions, ce serait encore, paraît-
il, la première à laquelle il conviendrait de donner
la préférence; cela, en raison de l'absence de
pression à ce niveau dans toutes les attitudes, c'est-
à-dire soit dans la position assise, soit dans le
décubitus latéral ou dorsal [2]. En ce point, donc, la
piqûre sera faite dans la dépression verticale qui
longe en arrière le bord postérieur du grand tro-
chanter [3].

VII. — Au lieu de faire l'injection, suivant le
procédé usuel, avec la seringue armée, il y a
avantage à procéder en deux temps, de la façon
suivante :

Premier temps : on ponctionne avec l'aiguille;
puis on attend quelques instants pour s'assurer

1. Ce point, d'après M. Galliot, serait l'endroit précis où la
douleur et la réaction inflammatoire se réduisent à leur minimum.
« Remarquable par l'absence de vaisseaux et de nerfs importants,
il a été reconnu, après plusieurs milliers d'expériences, comme le
plus favorable à la pratique des injections mercurielles » (Maclaud,
*Contribution à l'étude du traitement de la syphilis par les injections intra-
musculaires d'oxyde jaune*. Thèses de Bordeaux, 1890).
2. V. Daniel, *Contribution à l'étude des accidents déterminés par les
injections hypodermiques et principalement par les injections mercurielles*,
Thèses de Paris, 1890.
3. L'injection faite, certains médecins pratiquent *in situ* un léger
massage, et quelques-uns même un massage « énergique », en
vue de diffuser le liquide au sein des tissus. D'autres considèrent
cette pratique comme inutile ou même nuisible. C'est là, je pense,
un simple détail sans importance.
Pour tout pansement, on applique sur la piqûre une couche de
collodion riciné ou un petit disque d'emplâtre de Vigo.

qu'il ne sort pas de sang, c'est-à-dire qu'on n'a
pas ouvert un vaisseau.

Second temps : on ajuste à frottement ou l'on
visse la seringue sur l'aiguille, et on lance l'injection.

Cette manière de faire exclut le risque d'introduire dans un vaisseau soit la matière liquide de
l'injection, soit des poudres insolubles pouvant
jouer le rôle d'embolies.

VIII. — Il est indiqué de pousser lentement, très
lentement, l'injection, en vue d'éviter une disten-
sion brusque, forcée, douloureuse, des tissus.

IX. — Enfin, dans le cas où plusieurs injections
doivent être faites sur la même région, on s'accorde
sur une précaution à observer, à savoir celle d'*espacer les piqûres*, de les distancer de trois à quatre
centimètres au moins, afin d'éviter l'irritation d'un
ancien foyer par le voisinage d'un nouveau.

XXXIII

Méthode des injections solubles.

Cela dit sur la technique opératoire, venons
maintenant à la méthode ou plutôt aux méthodes
hypodermiques, puisque déjà, avons-nous dit, il en
existe deux rivales.

L'une — celle qui est la plus usitée — consiste
en ceci : une série d'injections, fréquemment ou
même en général quotidiennement renouvelées,

avec un composé mercuriel *soluble*. C'est la méthode dite *des injections solubles*. Nous l'examinerons tout d'abord.

La plupart des composés mercuriels solubles (ou susceptibles d'être solubilisés par une combinaison quelconque) ont été utilisés pour cet ordre d'injections, et tous le seront vraisemblablement dans un avenir prochain. C'est ainsi qu'on a pratiqué tour à tour des injections hypodermiques avec :

le sublimé[1];

le chloro-albuminate de mercure[2];

les peptonates de mercure[3];

le chlorure double de mercure et d'ammonium[4];

1. G. Lewin, Note à l'Académie de médecine, 1867. — *Die Behandlung der Syphilis mit subcut. Sublimat-injectionen*, Berlin, 1869.
Liégeois, *Annales de dermat. et de syphil.*, 1869-70. T. II.
Anderson, *The Lancet*, 1870.
W. Taylor, *Medical Gazette*, 1871.
Thèses de Cotte (Paris, 1873), Larrieu (Montpellier, 1873), Magnanon (Lyon, 1880), etc.
Fleury, *Du traitement de la syphilis par les injections hypod. de sublimé*, 1882.
Rosolimos, *Annales de dermat. et de syphil.*, 1888.
White, *The Lancet*, 1891, etc., etc.
2. Ou solution chloro-albumineuse de sublimé. — V. Staub, *Traitement de la syphilis par les injections de sublimé à l'état de solution chloro-albumineuse*, Paris, 1872.
Terrillon, *Bulletin gén. de thérapeutique*, 1880.
3. Bamberger, *Wiener med. Wochenschrift*, 1876.
Gaillard, *Essai sur les injections hypod. de peptone de mercure*, Thèse de Paris, 1880.
Gourgues, *Bulletin gén. de thérapeutique*, 1882.
Martineau, *Des injections sous-cutanées de peptone mercurique ammonique*, Mémoires de la Soc. méd. des hôp., 1881, p. 62 et 85 ; — *Ibid.*, 1882, p. 70. — *France médicale*, 1882. T. II.
4. Bloxam, *The Lancet*, 1888.

le bi-iodure, solubilisé par l'iodure de potassium[1];

le bi-iodure en solution huileuse[2];

l'iodure double de mercure et de sodium[3];

le cyanure de mercure[4];

le formamide de mercure, *hydrargyrum formamidatum*[5];

le glycocole de mercure[6];

l'urée-mercure[7];

le salicylate de mercure solubilisé par le salicylate de soude ;

le benzoate de mercure solubilisé par le chlorure de sodium[8];

1. Aimé-Martin, *Gazette des hôpitaux*, 1868. — *Bulletin génér. de thérap.*, 1869.

2. Dr Vibert, *Des injections intra-musculaires de mercure dans la thérapeutique oculaire*. Thèse de Paris, 1892.

3. Bricheteau, *Bulletin génér. de thérap.*, 1869.

4. Les injections de cyanure ont été employées pour la première fois par Cullingworth, en 1874. Depuis lors, elles ont été expérimentées par Sigmund, Mandelbaum, Güntz, Galezowski, Boer, etc.

5. Introduit dans la thérapeutique par Liebreich, en 1883. — Expérimenté par Zeissl, Kopp, Vyshôgrod, Gay, Taylor, etc. — Se donne par injections quotidiennes d'un centigramme. — Irritant, douloureux. — Peu d'énergie thérapeutique. — Généralement abandonné, d'autant qu'au dire des chimistes ce serait « un composé instable, à proportions encore mal définies ». (Pr Pouchet.)

6. Proposé par Wolff (de Strasbourg), en 1884. (V. *Annales de derm. et de syph.*, 1884, p. 645.)

7. Préparation proposée par Schütz (1885). — Inusitée.

8. Introduit dans la thérapeutique par Stoukowenkoff (de Kiew) en 1888. — Récemment expérimenté par Balzer et Thiroloix à l'hôpital de Lourcine. — Se donne par injections quotidiennes d'un centigramme. — Comme avantages : peu d'intensité des réactions locales; infiltrats rares et peu persistants; pas d'accidents gastriques et intestinaux. — Mais action thérapeutique médiocre : « Il

l'iodo-tannate de mercure [1];

le lactate de mercure;

l'acétate de mercure;

l'alaninate de mercure [2];

la succinimide mercurique [3];

l'asparagine mercure [4];

le sozoiodol de mercure ioduré [5]; — etc., etc.

Quelle surabondance de remèdes, dira-t-on peut-
être, quelle richesse thérapeutique! Sans doute;
mais, bien malheureusement, cette richesse est plus
apparente que réelle; car elle ne se compose que
d'agents similaires, à base efficace *unique*. Tous ces

faut de 15 à 30 injections pour faire disparaître les manifestations
syphilitiques de moyenne intensité. Dans les cas graves, il a fallu
de 40 à 50 injections. » (Cochery, *Traitement de la syphilis par les
injections sous-cutanées de benzoate de mercure.*) Thèse de Paris. 1890.

1. V. Nourry, *Bulletin génér. de thérapeutique*, 1888. — « Sel non
défini. » (Pouchet.)

2. De Luca, 1888. — En injections quotidiennes d'un centigramme. — Ne paraît doué que d'une action antisyphilitique peu
intense (Selenew). — Très irritant, au dire du Dr Jullien.

3. Introduite dans la thérapeutique par Vollert, en 1888. —
Étudiée par Selenew et, plus récemment, par le Dr Jullien (*Gazette
des hôp.*, 1892). — Dose : de 2 à 5 milligrammes. — Préparation
douce (à la condition d'être préparée par réaction du gaz ammo-
niac sur l'acide succinique anhydre). — D'après le Dr Jullien, ce
serait, de toutes les injections mercurielles, « celle qui donnerait
la moindre réaction locale ». — Son action serait peu énergique,
au dire de Selenew et même du Dr Jullien qui, cependant, préconise vivement ce remède. « En moyenne, déclare-t-il, chacune des
malades que j'ai traitées (et je parle ici non pas du traitement de
la vérole, mais du traitement d'un accident, poussée de roséole,
papules, plaques humides) a reçu 22 injections; mais j'en vois dont
l'état exigea 25, 32 et même 45 injections. » Impossible de trouver
là le témoignage d'une action thérapeutique bien remarquable.

4. V. *Wiener medic. Blæter*, 1892.

5. *Schwimmer*, 1892

remèdes, en somme, n'en font qu'un ; c'est toujours
le mercure sous des formes diverses, c'est toujours
le mercure en des combinaisons variées.

Puis, entre tant et tant de remèdes, lequel choisir? Chaque formule nouvelle d'injection mercurielle (soluble ou insoluble, n'importe) n'a jamais
manqué de s'annoncer comme « supérieure à toutes
les autres », supérieure en tant qu'effets thérapeutiques, supérieure en tant que degré de tolérance.
Chaque formule nouvelle d'injection s'est dite
« destinée à se substituer dorénavant à toute autre ».
Il faudrait s'entendre cependant ; toutes ne peuvent
être « la meilleure ». En sorte qu'aujourd'hui nous
ne sommes rien moins que renseignés sur la valeur
absolue de tous ces nouveaux remèdes. Encore
moins sommes-nous édifiés sur leur valeur relative,
sur leurs effets thérapeutiques actuels ou d'avenir,
sur leur appropriation à telle ou telle forme d'accidents, à telle ou telle modalité morbide, etc. Un
travail de revision s'impose donc pour la détermi-
nation de tous ces multiples et difficiles problèmes ;
et, forcément, il ne peut être, il ne sera que le
résultat d'une longue et patiente observation.

Quant à présent, il n'est guère que trois formules qu'on puisse dire *éprouvées*, j'entends dont les
avantages, comme les inconvénients, aient été fixés
par une expérience suffisante. Ce sont :

1° La *formule de Lewin,* constituée comme il suit :

℞ Bichlorure d'hydrargyre. . . . 5o centigr.
Chlorure de sodium. . . . . . 1 gramme.
Eau distillée. . . . . 100 grammes.

Cette solution est dosée de telle sorte qu'une seringue de Pravaz ordinaire, c'est-à-dire de la capacité d'un gramme, contient exactement *cinq milligrammes* de bichlorure [1].

2° La solution de *peptone mercurique ammonique*, dite encore solution de Delpech.

C'est une solution dans la glycérine et l'eau d'un

[1]. Tout récemment, un médecin militaire des plus distingués, M. le Dr Burlureaux, professeur agrégé au Val-de-Grâce, vient de proposer un nouveau procédé d'injections au sublimé, sous forme d'*injections huileuses*.

« L'huile, dit-il, est un excellent véhicule pour tous les médicaments qu'elle peut dissoudre. Elle est plus facilement *digérée* par la peau que l'eau, la vaseline liquide ou tous autres véhicules auxquels on a incorporé le mercure ou les sels mercuriels; et, d'autre part, c'est un *aliment* de premier ordre qui ne peut être que fort utile aux syphilitiques. » La difficulté était de dissoudre le sublimé dans l'huile. On n'y réussit que par un stratagème qui consiste à faire dissoudre d'abord le sublimé dans l'éther, puis à mélanger cette solution à une certaine quantité d'huile. — Il importe de faire usage d'huile stérilisée, privée d'acide et filtrée. — La solution proposée par le Dr Burlureaux est à 0,40 pour 1000; c'est-à-dire que 25 grammes d'huile contiennent un centigramme de sublimé. — La dose à injecter varie entre 20 et 80 grammes d'huile. L'injection doit être faite avec l'appareil imaginé par le même médecin pour les injections d'huile créosotée; elle ne sera poussée qu'avec lenteur (20 grammes à l'heure en moyenne). Elle ne nécessite d'ailleurs que les précautions usuelles des injections hypodermiques.

« Cette injection, ajoute M. le Dr Burlureaux, est plus douloureuse que celle de l'huile créosotée à 1/15. C'est là un obstacle à la généralisation du procédé, qui doit rester un *procédé d'exception* pour les cas suivants : 1° quand il faut instituer une médication intensive; — 2° quand l'estomac paraît ne pas devoir tolérer le mercure. » (*Société française de dermat. et de syphil.*, 1892.)

mélange ou d'une combinaison de peptone, de sublimé et de chlorure d'ammonium[1].

Elle contient environ un centigramme de bichlorure pour un gramme d'eau distillée.

Plus douce et mieux tolérée que la solution de Lewin, elle est — chez nous, au moins — d'un usage plus commun.

Ces deux préparations s'administrent à des doses naturellement variables suivant les cas, suivant les

1. Au dire des chimistes, les prétendus sels qualifiés des noms de « chloro-albuminate » ou « peptonate » de mercure *n'existent pas à l'état de composés définis*. « Les combinaisons, dit mon distingué collègue et ami le Pr G. Pouchet, qui prennent naissance lorsqu'on traite une solution d'albumine ou de peptone par une solution de sublimé *ne présentent pas de composition constante*. Il suffit d'un excès de solution albumineuse ou peptonique pour redissoudre ces combinaisons, et l'on ne peut, *en aucun cas*, obtenir de produits cristallisés et nettement définis.... Les chlorures alcalins, spécialement ceux de sodium et d'ammonium, dissolvent les précipités albumino-mercurique et peptono-mercurique. On a cru, à l'aide de cette propriété, pouvoir parvenir à faire cristalliser les composés mercuriques dérivés de l'albumine et de la peptone. Or, c'est là une erreur absolue. Les cristaux que l'on obtient ainsi sont constitués par des chlorures alcalins mélangés à des quantités plus ou moins faibles de solution albumineuse et ne contenant que des traces de mercure.... En résumé, il existe bien des composés albumineux ou peptoniques tenant en dissolution du mercure, mais la proportion de ce métal y est essentiellement variable avec chaque substance employée et avec le mode de préparation. Au point de vue chimique, on ne peut appeler cela des composés définis.... Pour obtenir (ce qu'on demande en clinique) une solution renfermant une proportion invariable et connue de mercure, il faut peser une certaine quantité de sublimé, la dissoudre dans de l'eau, et y ajouter une solution albumineuse ou peptonique légèrement salée jusqu'à redissolution complète du précipité qui se produit alors. De cette façon seulement on peut être certain qu'un volume connu de la solution renfermera une quantité rigoureusement dosée de mercure. »

effets à produire. En moyenne, on les donne de façon
à introduire dans l'organisme une dose quotidienne
d'un à deux centigrammes de sublimé, rarement
davantage.

3° La *solution huileuse de bi-iodure*, d'après
la formule suivante :

℞ Huile stérilisée. . . . .   10 grammes.
Bi-iodure de mercure. . . . .   4 centigr. [1]

Une seringue de Pravaz contient donc exactement, dans cette
formule, quatre milligrammes de bi-iodure.
Dose quotidienne : une demi-seringue de Pravaz à une seringue
et demie.

Cette préparation a été surtout expérimentée dans
la thérapeutique oculaire de la syphilis. D'après
M. le Pʳ Panas, elle serait très généralement bien
tolérée, peu douloureuse, et presque exempte d'accidents. Le même observateur la dit fort active, et,
après essais nombreux, « la préfère à toute autre
injection, voire aux frictions mercurielles ».

XXXIV

Une question plus générale et d'intérêt supérieur
s'impose à nous actuellement.
Que vaut la méthode des injections solubles?

1. D'après M. Vigier, on peut dissoudre jusqu'à un centigramme
de bi-iodure dans un gramme d'huile stérilisée.

Quels résultats thérapeutiques fournit-elle? Quels inconvénients peuvent lui être reprochés? A quelles indications répond-elle plus spécialement?

Que vaut cette méthode? Ai-je à vous dire au préalable que les opinions sont aussi divisées que possible à son sujet? Les uns l'exaltent avec enthousiasme et la préconisent comme supérieure à tout autre mode d'administration du mercure, comme propre à tout, bonne à tout. — D'autres n'y voient qu'un mode d'administration du mercure qui en vaut bien un autre, mais qui ne vaut guère mieux ni moins que tel ou tel autre. — D'autres la rejettent absolument, la condamnent en principe, et ne consentent tout au plus à l'admettre qu'au seul titre d'une méthode d'exception à réserver pour des cas d'exception. — La plupart, enfin, restent indécis et attendent le mot d'ordre de ceux qu'ils appellent les « spécialistes ».

Ces dissentiments, ces opinions de tout ordre composent le sujet que nous allons aborder. Eh bien, au lieu de procéder dogmatiquement et de vous exposer ma seule opinion en la matière, je crois préférable d'apporter devant vous toutes les pièces du procès, de façon que chacun de vous, indépendamment de la solution personnelle que je vous proposerai, ait par devers lui les éléments propres à se faire une conviction, à établir son jugement individuel sur la question en litige. Ce mode d'exposé, s'il a le tort d'être un peu long, vous offrira en revanche, je l'espère, un intérêt particulier.

Premier point : *Quels sont les avantages de cette méthode ?*

Ces avantages, nous dit-on, sont multiples et peuvent être rangés sous les sept chefs suivants :

I. — D'abord, raison de pratique : « *C'est une méthode qui exclut toute supercherie de la part des malades dans l'application du traitement.* »

Pas de discussion possible sur ce premier point. Oui, il est de toute évidence qu'avec le procédé des injections mercurielles (quelles qu'elles soient d'ailleurs, solubles ou insolubles, n'importe) il n'est pas à craindre que le malade puisse éluder le traitement et tromper le médecin en ne prenant pas un remède qu'il dit prendre.

Et cette considération a bien son prix. Le mercure n'est-il pas par excellence un remède honni, redouté, détesté, auquel les gens du peuple et même les gens du monde croient prudent de se soustraire ? Que de fois n'avez-vous pas entendu ici et ailleurs des malades raconter qu'ils ont esquivé le traitement qui leur avait été prescrit, et cela « parce que c'était du mercure » ? Que de fois, à l'hôpital, la liqueur de Van Swieten ne va-t-elle pas en ligne directe dans l'urinoir ! En dépit de la surveillance de nos dignes Religieuses, que de fois la pilule de protoiodure n'est-elle pas dissimulée sous la langue, pour être rejetée en temps opportun ! Les femmes, on le sait, sont particulièrement habiles en ce genre d'exercice.

Or, bien manifestement, de telles fraudes sont impossibles avec la méthode des injections.

II. — « *Cette méthode assure un dosage exact, précis, mathématique, du composé mercuriel administré.* »

Cela encore est indéniable. Oui, avec cette méthode, on sait exactement ce qu'on fait, ce qu'on administre de mercure au malade, parce qu'on sait ce qu'on a mis dans la seringue. Tandis qu'avec d'autres méthodes, telles que les frictions ou les fumigations, il est impossible de se rendre compte de la quantité du médicament qui pénétrera dans l'organisme. On peut même dire qu'on sait mieux ce qu'on fait avec les injections qu'avec la méthode stomachale, parce que cette dernière peut permettre à une partie de la dose ingérée d'être éliminée avec les selles, surtout en cas de diarrhée.

Donc, acceptons encore cette seconde proposition.

III. — « *Elle constitue une méthode avec laquelle l'absorption du remède est absolument certaine.* Ainsi, analysez les urines des malades soumis aux injections, toujours vous y trouverez le mercure. »

Voilà, en vérité, une considération qui ne me touche que médiocrement. C'est bien le moins, dirai-je, que l'absorption soit assurée avec cette méthode ; car, au cas contraire, y aurait-il méthode?

Veut-on dire que l'absorption est *mieux* assurée par le procédé des injections que par d'autres, que

par celui des frictions, que par celui de l'ingestion?
Mais ces derniers, me semble-t-il, laissent peu à
désirer quant au fait même de l'absorption. A preuve
les accidents physiologiques et les effets thérapeutiques qui en dérivent.

Donc, au total, ce troisième argument n'a qu'une
valeur très relative.

IV. — « *La méthode offre ce grand avantage de
respecter, de laisser indemnes les voies digestives.* »

Oui, il est indéniable que, pour la très grande
majorité des cas, les injections mercurielles, alors
qu'on n'excède pas certaines doses, restent sans
offenser les voies digestives. Et, à ce titre, elles peuvent fournir le plus utile recours en divers cas
spéciaux, alors qu'on a affaire à des malades dont le
système digestif est intolérant, à des malades préalablement dyspeptiques, gastralgiques, affectés de
catarrhe intestinal, sujets à la diarrhée, etc.

Mais, d'autre part, il m'est impossible de ne pas
noter contradictoirement ces deux points, à savoir :

1° Que cette même immunité des fonctions gastro-
intestinales peut être réalisée, au moins le plus habituellement, par d'autres modes d'administration
du mercure, même par l'ingestion. J'ai conscience
d'avoir traité des milliers de malades par la voie
gastrique, sans avoir causé le moindre préjudice à
leur estomac ou à leur intestin;

2° Que la méthode hypodermique ne respecte pas
toujours le tube gastro-intestinal d'une façon aussi

absolue qu'on veut bien le dire. Elle est loin d'être toujours inoffensive à ce point de vue spécial. A doses faibles et moyennes, oui, elle est bien tolérée ; mais dépassez ces doses et vous la verrez plus d'une fois retentir sur le système digestif, comme le ferait le mercure donné par ingestion. Exemples :

Rollet déclare qu'à la dose de 2 centigrammes de sublimé par jour les injections « déterminent sur-le-champ des *troubles gastriques*, des *vomissements*, suivis de stomatite vers le troisième ou le quatrième jour ».

A la suite d'injections de sublimé, Stohr a observé « des catarrhes intestinaux, des diarrhées avec selles sanguinolentes, du ténesme et des catarrhes persistants de l'estomac ».

Expérimentant sur l'animal, Balzer a vu de véritables *colites hémorrhagiques* succéder à des injections hypodermiques de divers sels mercuriels, etc.

Donc, en ce qui concerne l'immunité gastro-intestinale, les injections ne réalisent, par rapport aux autres méthodes d'administration du mercure, qu'un bénéfice relatif, et non absolu.

V. — On ajoute : « *La mercurialisation qui dérive des injections est d'ordre spécial ; elle est bien tolérée par l'organisme et reste exempte des inconvénients ou des dangers que comporte le mercure administré par d'autres voies.* »

Il est de fait que, dans les conditions où l'on s'est placé jusqu'ici, dans les conditions par exemple qui ont présidé aux expériences de nos deux re-

grettés collègues Liégeois et Martineau, la méthode
des injections non seulement n'a pas .déterminé de
réaction fâcheuse sur l'organisme, mais encore est
restée exempte de l'ordre de manifestations qui accompagnent souvent l'usage du mercure.

Ainsi, presque tous les médecins qui ont eu
recours à la méthode d'après ce programme ont été
unanimes à reconnaître : 1° qu'au point de vue de
l'état général, de ce qu'on appelle la santé, les injections sont bien tolérées en général; — 2° que les
accidents mercuriels (la stomatite, par exemple)
sont rares, voire très rares, au cours de ce traitement.

Il y a plus même. Divers observateurs, Liégeois
et Martineau notamment, ont insisté sur les bons
effets de la méthode par rapport à la nutrition et à
la santé générale. Liégeois a constaté sur la plupart
des malades traités de la sorte une augmentation
de l'embonpoint et une élévation du poids. D'après
Martineau, les injections mercurielles auraient pour
résultats, au point de vue de leur action sur l'organisme, d'accroître le nombre des globules rouges,
d'augmenter le poids du corps, d'élever la quantité
de l'urée et des chlorures dans l'urine, ce qui
démontre, dit-il, qu'elles activent le mouvement de
rénovation organique en favorisant tout à la fois
la nutrition et la dénutrition, etc. Et plusieurs
autres auteurs encore ont déposé dans le même
sens.

Qu'il y ait, dans de si beaux résultats, une part

d'enthousiasme à défalquer, qu'il faille même en rabattre plus ou moins, c'est là, d'après certaines expériences moins favorables (celles de Thiry, par exemple), ce qui ne paraît guère douteux. Mais je passerai sur ce point; car, à mon sens, il est deux considérations plus sérieuses qui sont bien faites pour tempérer l'appréciation optimiste des observateurs précités.

L'une, c'est que les injections mercurielles, telles qu'on les a mises en usage jusqu'ici, à savoir aux *doses faibles* qu'on n'a guère dépassées, n'ont jamais réalisé qu'une *mercurialisation légère*. On s'est tenu presque toujours (ce n'est pas un blâme que j'exprime, mais un fait que je constate) à de petites doses, telles que cinq milligrammes, un centigramme, tout au plus un centigramme et demi de sublimé quotidiennement. Or, à ces doses, y avait-il à redouter des effets de mercurialisation intense? Devait-on, pouvait-on s'attendre à encourir des inconvénients, des dangers comparables à ceux que l'on affronte alors qu'on administre par la bouche des doses deux ou trois fois supérieures (2, 3, 4 centigrammes de bichlorure en pilules ou en liqueur, 10 à 15 centigrammes de protoiodure, etc.), ou que l'on procède à des frictions plus ou moins énergiques?

L'autre considération à ne pas oublier et sur laquelle je suis incessamment forcé de revenir, c'est que, vraiment, le mercure est un remède absolument bien toléré (sauf exceptions rares), et bien toléré surtout alors qu'on s'en tient à des doses faibles ou moyennes. On s'étonne que le sublimé, administré par injections, ait été accepté sans accidents, sans stomatite notamment, aux doses de cinq à dix milligrammes. Mais c'est le contraire, me semble-t-il, qui devrait être matière à étonnement. Donné à mêmes doses de n'importe quelle façon, j'affirme qu'il eût été aussi favorablement accepté, j'affirme qu'il se fût montré inoffensif au même degré.

Conséquemment, cette facile tolérance du mercure administré par la méthode hypodermique, cette absence au moins relative d'accidents qu'invoquent en leur faveur les partisans de cette méthode, nous l'acceptons comme eux, mais nous l'interprétons autrement qu'eux. Ils en font honneur à la méthode; pour nous, il nous est impossible de voir là autre chose qu'un fait général, usuel, commun à toutes les formes d'administration du mercure. Donc, nous ne trouvons là rien qui soit de nature à conférer à la méthode une supériorité, un avantage réel, par rapport aux méthodes d'autre genre.

VI. — On nous dit encore : « *La méthode des injections réalise ce bénéfice de faire beaucoup avec peu, c'est-à-dire de déterminer des effets curatifs marqués avec de petites doses du remède.* » En autres termes, de petites doses de mercure données en injections agiraient d'une façon égale à des doses plus fortes autrement administrées.

Eh bien, il faut en convenir, dans les expérimentations tentées avec les injections solubles on s'est tenu presque toujours à des doses plus ou moins basses, et le plus souvent on n'a pas eu à dépasser ces doses pour obtenir des résultats thérapeutiques satisfaisants.

Mais pourquoi? Il est à cela une raison des plus simples. C'est que, pour l'énorme majorité des cas, on a appliqué la méthode au traitement d'accidents *secondaires,* c'est-à-dire d'accidents bénins, superficiels, voire spontanément résolutifs de nature. En eût-il été de même si l'on se fût attaqué, avec de semblables doses, à des accidents d'une autre période ou à des accidents de modalité plus réfractaire? Non, certes, et de cela nous verrons bientôt la preuve.

D'ailleurs, serait-il avéré qu'avec la méthode en question on obtient à doses plus faibles ce que réalisent seulement des doses plus fortes administrées d'autre façon, ce serait bien là un avantage, à coup sûr, mais ce ne serait là, à tout prendre, qu'un avantage de second rang. Pour peu qu'on guérisse un malade, il n'est guère d'importance à ce qu'on le guérisse avec telle ou telle dose, pourvu que cette dose soit tolérable, tolérée, et au total inoffensive. Or, à doses thérapeutiques, le mercure, je le répète encore, est si facilement supporté par l'organisme qu'il n'est vraiment jamais redoutable, de quelque façon qu'on l'administre.

Cette sixième considération, donc, ne nous paraît

comporter qu'un intérêt d'ordre tout à fait secondaire.

VII. — Enfin, arrivons au dernier argument
invoqué en faveur de la méthode, celui-ci considéré par ses partisans comme majeur, comme
capital, décisif.

« *A le juger par ses résultats, le traitement de
la syphilis par les injections solubles constitue
une bonne méthode, une méthode à action puissante et rapide* ».

« C'est une méthode, nous dit-on, qui fait justice à bref délai des manifestations syphilitiques,
notamment des manifestations secondaires.... Dès
les premières injections, on voit les éruptions pâlir,
puis s'atténuer, puis disparaître, etc., etc. »

Eh bien, oui — et il ne nous coûte en rien de
le reconnaître, bien loin de là — oui, le mercure
donné sous forme d'injections solubles exerce sur
les manifestations de la syphilis une action curative
absolument irrécusable.

A priori, ce résultat était possible et même facile
à prévoir. Car, administré de n'importe quelle
façon, le mercure est toujours le mercure et doit
toujours réagir sur les accidents de la syphilis sui
vant le mode qui lui est propre.

A posteriori, ce résultat est avéré. Le contester
serait aller à l'encontre de milliers d'observations
recueillies par des médecins éminents, judicieux,
impartiaux, et recueillies de tous côtés, dans tous
les pays du monde.

Donc, l'action des injections mercurielles solubles (et, à l'avance, je puis dire de toutes les injections mercurielles, quelles qu'elles soient) sur les déterminations de la syphilis est ce qu'on est en droit d'appeler un fait acquis, une vérité démontrée.

Aussi bien, là n'est pas la question qui peut nous diviser aujourd'hui. Il ne s'agit plus de savoir si le mercure en injections peut exercer une action curative sur la syphilis; il s'agit exclusivement de déterminer *si cette méthode est ou non préférable à d'autres*. Voilà le problème pour l'instant, voilà le procès à instruire et à juger. Eh bien, à quoi nous en tenir sur ce point, dans l'état actuel de nos connaissances? C'est là ce qu'il nous incombe d'apprécier maintenant.

Certes, les déclarations, les affirmations, ne manquent pas en l'espèce pour présenter la méthode en question comme « préférable à toute autre ». Mais rien qu'à la façon dont elles ont été produites il est bien permis de craindre qu'elles aient été dictées par un enthousiasme irréfléchi, un engouement précipité, plutôt que sévèrement déduites d'une observation patiente, attentive, mûrie. D'ailleurs, je vais vous en faire juges.

« Les injections hypodermiques, a dit, par exemple, l'un des partisans de cette méthode, constituent le *meilleur* mode d'administrer les préparations mercurielles.... Avec elles, on n'a plus à redouter aucun des accidents que développe fré-

.quemment le mercure.... Avec elles, tout accident
syphilitique, quelle que soit sa gravité, son étendue,
est enrayé rapidement.... A l'aide de ce moyen, le
médecin *ne craint plus les manifestations de la
syphilis*(!)... Aucune autre méthode ne peut lui
être préférée et comparée.... » — Et ailleurs :
« ... Cette méthode s'impose; et je vais plus loin,
le médecin chargé d'un service nosocomial serait
blâmable de ne pas l'adopter »(!).

Et, à l'appui de son dire, le très estimable et très
regretté collègue auquel est emprunté ce qui précède citait des cas non moins extraordinaires de
syphilis cérébrale guérie par dix injections, de
scléro-choroïdite guérie en cinq jours, de paralysie
générale guérie, etc., etc....

Passons sur ces éloges dithyrambiques, d'autant
qu'il me coûterait de mettre en cause un collègue,
un ami, qui n'est plus là pour se défendre, et
venons au fond même du procès.

On présente, on préconise comme « supérieure
à toute autre » la méthode des injections. Or,
quelles raisons invoque-t-on pour légitimer cette
prétendue « *supériorité* »? Des considérations telles
que celles-ci :

1° C'est une méthode, nous dit-on, qui *abrège le
séjour des malades dans les hôpitaux*. Ainsi, Lewin
nous apprend qu'à l'hôpital de la Charité, à Berlin,
les malades traités par les anciennes méthodes sé-
journaient pendant dix semaines en moyenne pour
accomplir leur cure, tandis qu'avec la méthode nou-

velle la durée moyenne de séjour à l'hôpital s'est abaissée à quatre semaines.

Eh bien, qu'est-ce que cela prouve? En quoi les malades d'aujourd'hui sont-ils mieux guéris de leur syphilis, après leurs quatre semaines de séjour à l'hôpital, que ne l'étaient les malades d'autrefois après leur hospitalisation de dix semaines? Pour tout médecin qui apprécie de sang-froid les données de telles statistiques, il n'est qu'une déduction à en tirer, à savoir : Que les malades d'autrefois sortaient de l'hôpital à coup sûr *non guéris* de leur syphilis malgré leurs dix semaines de traitement, et que ceux d'aujourd'hui en sortent, après 28 jours, en semblable état de *non-guérison*.

2° Autre raison de même ordre : « Avec les méthodes anciennes, les *récidives* après traitement se produisaient dans la proportion de 80 pour 100; — tandis qu'avec la méthode nouvelle elles sont descendues à une moyenne de 40 pour 100 ».

Sur ce point je n'hésiterai pas, pour ma part, à répondre ceci aux auteurs d'un tel argument : Vos statistiques anciennes et vos statistiques nouvelles sont également mauvaises, les unes et les autres. Car, si elles étaient bonnes, ce n'est ni 80 fois pour 100 ni 40 fois pour 100 qu'elles auraient noté des récidives, mais bien 100 fois sur 100, ou à peu près. Et, en effet, est-ce qu'on jugule la syphilis par un traitement quelconque? Est-ce que, sauf exceptions rares, une syphilis même bien traitée, même le plus énergiquement traitée, ne se traduit

pas toujours par quelque manifestation ultérieure,
que (très improprement, d'ailleurs) on qualifie de
« récidive » ?

J'abrégerai cette discussion, et pour cause. Car à
quoi bon raisonner dans le vide ? D'une façon générale, toutes les statistiques que l'on a produites relativement aux résultats de la méthode sont frappées
d'un vice rédhibitoire, en ce qu'*elles n'ont jamais
porté que sur une courte étape d'une longue maladie*. On observe quelques semaines ou quelques
mois un malade traité par le système des injections ; ce malade sort de l'hôpital en bon état ; et
l'on conclut de là à la supériorité de la méthode !
Mais qu'est-il advenu de ce malade ultérieurement,
un an, deux ans, dix ans plus tard ? On ne s'en
préoccupe pas ; cela ne fait pas question. On a
effacé des accidents (et encore quels accidents ?)
dans un délai que l'on juge relativement court ;
c'en est assez ; cela suffit à proclamer la méthode
non pas seulement efficace, mais « supérieure à
toute autre » !

C'est sur un tel schéma, — je n'exagère en rien,
je vous l'affirme, — que sont calquées à peu près
toutes les observations dont on s'est autorisé pour
affirmer l'excellence du système hypodermique.

Or, de tels faits se compteraient-ils par milliers
(comme c'est le cas d'ailleurs actuellement) qu'ils
n'en resteraient pas moins sans valeur, sans valeur
aucune, pour la démonstration qu'on a prétendu
en tirer. Car, ainsi que l'a très bien dit M. Mau-

riac[1], ils n'embrassent qu'une période trop courte
et de la vie du malade et même de l'évolution morbide pour avoir une signification de quelque importance. Seules seraient probantes en l'espèce des
observations de longue haleine, nous montrant à
dix, quinze, vingt ans de distance, ce que sont deve-
venus les malades traités par le système des injections. Mais des observations de ce genre restent
encore à voir le jour.

Patience! nous dit-on alors, à ce point de la discussion. La méthode hypodermique est toute jeune
encore, relativement surtout aux méthodes rivales
(frictions, ingestion) qui comptent quatre siècles
derrière elles, et l'on ne saurait exiger d'elle ces
preuves « de longue haleine » que vous réclamez.

Soit! répondrai-je; mais alors, pourquoi attribuer
à cette méthode des résultats que, chronologiquement, elle n'est pas en état de fournir?

Concluons. — Je viens de passer en revue devant
vous les avantages ou réels ou supposés que l'on a
fait valoir en faveur de la méthode des injections.
De la discussion qui précède qu'avons-nous à retenir? Ceci :

D'une part : 1° que ladite méthode constitue un
procédé d'administration du mercure auquel on ne
saurait récuser une action curative bien authentique,
voire puissante et rapide ;

---

1. Leçons sur les maladies vénériennes, 1883, p. 992.

2° Qu'elle est, en général, bien tolérée par l'organisme ;

3° Qu'elle ne crée pas, en général, de troubles
digestifs ;

4° Qu'elle exclut sûrement toute supercherie,
toute fraude dans l'application du traitement.

Mais, d'autre part aussi, nous avons vu ressortir
de cette même discussion qu'au point de vue curatif
ladite méthode ne saurait être considérée comme
supérieure aux méthodes anciennes.

La prétendue « supériorité » qu'on a imprudemment revendiquée pour elle, rien ne la légitime ;
et même nous avons été conduits à la récuser pour
trois raisons que voici :

I. — C'est, d'abord, que la méthode, pour l'immense majorité des cas, n'a été appliquée qu'à des
malades en état d'infection secondaire, c'est-à-dire
à des malades affectés d'accidents relativement légers
et bénins, facilement résolutifs, facilement curables
par n'importe quel mode d'administration du mercure.

II. — C'est, en second lieu, que, dans les cas bien
plus rares où elle a été mise en usage contre des
accidents plus sérieux, plus résistants, ou contre
des manifestations d'une étape plus avancée, elle
s'est montrée beaucoup moins active, beaucoup
moins puissante. C'est là, par exemple, ce dont Liégeois a témoigné l'un des premiers, en disant avec
sa sincérité de scrupuleux observateur que « les
éruptions ulcéreuses se montraient bien plus rebelles

aux injections que les formes éruptives simplement papuleuses ou squameuses ». Et nombre de cliniciens, après Liégeois, ont témoigné dans le même sens.

III. — C'est, enfin, que le contrôle chronologique, qui seul permettrait de juger la méthode quant à son action préventive, quant à son action d'ensemble et d'avenir sur la maladie, lui fait encore défaut.

XXXV

Second point : *Inconvénients et dangers de la méthode.*

Deux ordres de griefs ont été formulés contre la méthode. Les uns concernent les effets physiologiques du remède, et les autres visent les accidents issus de la pratique même des injections.

I. — Je serai bref sur les premiers, parce qu'ils ne comportent rien qui soit spécial à la méthode.

On a reproché aux injections de déterminer des accidents de stomatite. Mais la stomatite n'est-elle pas un accident commun à tous les modes d'administration du mercure? — Soit dit incidemment, quelques imprudents amis des injections avaient tenté, au début, d'innocenter la méthode à cet égard ; on avait nié « la stomatite par injections ». C'était puéril ; car le mercure peut-il abdiquer ses qualités ptyaliques en raison de ce fait qu'il est introduit dans l'organisme par la voie sous-cutanée? A l'épreuve, on a constaté maintes fois cette stomatite. Ainsi, à ne citer qu'un témoignage, notre collègue le Dʳ Terrillon a constaté, sur ses malades de Lourcine (des femmes, à la vérité), que « l'injection d'un centigramme de sublimé, répétée quotidiennement, donne lieu à la salivation vers le troisième ou le quatrième jour dans la plupart des cas, et qu'à partir de cette époque il y a indication nécessaire à espacer les injections, c'est-à-dire à ne plus les pratiquer (pour se garder d'offenser la bouche) que tous les deux ou trois jours, etc.... »

De même, on a très justement accusé les injections de déterminer en certains cas des troubles digestifs ou intestinaux. Mais n'est-ce pas là encore un symptôme commun à toutes les méthodes?

Reproche plus spécial : L'usage prolongé de la méthode hypodermique aboutirait parfois, d'après Thiry, à des phénomènes généraux de débilitation, d'appauvrissement organique, que l'on n'observerait guère avec les autres méthodes.

Mais passons sur tout cela, parce que ces accidents ou tels autres dont je crois superflu de parler sont presque inséparables de tout procédé d'administration du mercure. La responsabilité en incombe au mercure, au mercure seul, et non à la méthode qui l'introduit dans l'organisme. Il n'est donc rien là qui soit de nature à constituer un grief contre le système.

II. — En revanche, voici des reproches qui visent directement la méthode.

Les injections sont susceptibles 1° de déterminer des *phénomènes douloureux;* — 2° de développer des *phénomènes d'irritation locale,* qui peuvent aboutir à la formation *in situ* de nodosités, d'abcès, de sphacèles.

Précisons.

1° Certes, oui, *douloureuse* est la pratique des injections. On l'a nié; mais, pour le nier, il faut véritablement être aveuglé par un enthousiasme quasi paternel pour la méthode.

Plusieurs ordres de phénomènes douloureux dérivent des injections. On peut en distinguer trois.

Ainsi, il y a, d'abord, la douleur de la piqûre, de la transfixion de la peau. Sans doute cette douleur n'est qu'une bagatelle; c'est la douleur forcément inhérente à toute injection sous-cutanée, que cette injection soit faite avec une solution mercurielle, ou bien avec de la morphine, de la cocaïne, de l'eau pure, n'importe. Tout le monde la connaît. C'est fort peu de chose, mais enfin c'est quelque chose.

Il y a, en second lieu, la douleur *prochaine* de l'injection. — Celle-ci est constante ou bien peu s'en faut. Elle est d'ailleurs très variable comme degré suivant les sujets et aussi suivant la nature du composé mercuriel.

C'est une douleur non pas immédiate (car elle ne commence pas tout aussitôt après l'injection), mais prochaine, c'est-à-dire débutant un quart d'heure, une demi-heure, une heure après la piqûre, augmentant pour un temps variable, puis s'atténuant après plusieurs heures. — Elle est comparée diversement par les malades à une chaleur locale, une brûlure, une tension, une meurtrissure, etc.

Enfin, une troisième variété — de beaucoup la plus importante des trois — est la *douleur éloignée*, la douleur dérivant à longue échéance de l'injection, la « douleur des jours suivants », comme l'appellent les malades.

Celle-ci est tout à fait particulière. Elle consiste moins en une souffrance vive, aiguë, qu'en une sorte d'endolorissement continu, permanent, de toute la région où a été pratiquée la piqûre. Cette région devient comme sensible en masse et hyperesthésiée (surtout alors qu'elle a subi plusieurs injections). Les sensations névralgiformes, d'ailleurs assez mal définies, qu'y accusent les malades sont un peu comparables à celles qui succèdent parfois à une contusion ou bien encore à celles qui survivent au zona.

Tout cela, je m'empresse de le dire, est éminemment variable suivant les sujets et suivant des conditions multiples qui nous échappent. Exemples : Ces derniers temps, vous avez pu voir dans la salle Henri IV deux jeunes femmes qui ont été soumises au traitement par les injections de peptonate. Ces injections ont été pratiquées par le même opérateur, avec le même instrument, avec la même solution et au même siège. Or, l'une de ces malades

s'est tellement récriée, s'est tellement lamentée à la
suite de chaque piqûre qu'il nous a fallu modifier
le traitement. Et l'autre, au contraire, a parfaitement toléré et tolère encore depuis quinze jours les
injections : « Elles ne me font pas de mal, nous disait-
elle encore ce matin, ou bien c'est si peu de chose
que cela ne vaut pas la peine d'en parler. » —
Bockhart avait annoncé que la solution de sublimé
dans le sérum stérilisé peut être injectée « sans douleur ». Sur ce dire, Hallopeau s'empresse d'appliquer la médication à trois de ses malades; mais
tous les trois accusent des souffrances si vives
qu'il est forcé d'y renoncer.

En tout cas, le traitement par les injections est
assez douloureux pour que les malades s'y dérobent
et quittent les services où cette pratique est en
usage, pour aller chercher ailleurs une médication
différente. Que de fois n'avons-nous pas vu à la
consultation de Saint-Louis des *déserteuses* de
Lourcine venir réclamer leur admission ici et
nous dire : « J'en ai assez de leur traitement de
là-bas; tous les matins des piqûres qui vous font
souffrir toute la journée ; merci bien! »

Dans le service de Dron, à Lyon, sur 39 malades
(hommes) soumis aux injections, 10 se refusèrent à
ce mode de traitement, en raison de douleurs vives
ressenties au niveau de chaque piqûre.

De même, écoutons mon éminent collègue
M. Besnier, qui a étudié ce point spécial avec la
précision et la rigueur qu'on lui connaît : « ... Dès

qu'un médecin se met à traiter ses malades par
les injections, la *désertion* commence dans son
service. Deux fois j'ai assisté à ce phénomène,
quand je me suis engagé dans la pratique des injections solubles et des injections insolubles. Une
bonne partie des malades se soustrait à nos soins
tout aussitôt, en nous laissant pour compte des
observations incomplètes.... Ce sont là des méthodes à *faire le vide* dans un service [1] ».

Telle est également mon impression personnelle.
Une douleur qui ne doit pas se répéter ou même
qui ne doit se répéter qu'un certain nombre de fois,
cela se supporte; par raison on s'y soumet. Mais une
douleur qui doit se répéter chaque jour — voire, en
certains cas, deux fois par jour — et cela pour des
semaines, pour des mois, avec la perspective de
nombreuses récidives pour l'avenir, cela devient
énervant, insupportable, odieux; cela passe à l'état
de cauchemar, de supplice. Qui ne verrait là, en
conséquence, un inconvénient grave inhérent à la
méthode, et plus qu'un inconvénient, une véritable
contre-indication?

2° En second lieu, un fait habituel est que les
injections développent dans les tissus, au niveau
même du point où a pénétré l'aiguille, des *intu-
mescences nodulaires*, vulgairement qualifiées par
les malades du nom de « bosses sous la peau ». Ces

[1]. Bulletins et mémoires de la Soc. médic. des hôpitaux de
Paris, 1887.

nodosités, ces petites tumeurs sous-cutanées (ou intra-musculaires) offrent généralement le volume d'une noisette, quelquefois d'un marron, d'une noix; on en a vu (exceptionnellement, à la vérité) qui étaient à peu près grosses comme un œuf de poule. Elles sont arrondies, à contours un peu diffus, rénitentes sous le doigt, légèrement douloureuses, ou plutôt sensibles au palper. Comme physionomie générale de lésions, on ne saurait mieux les comparer qu'à de petites gommes crues ou à des fibro-lipomes.

Se constituant dès les premiers jours qui succèdent à l'injection, elles persistent pour un temps variable. Souvent elles se résolvent en quelques jours; assez fréquemment elles subsistent une quinzaine; il n'est pas très rare qu'elles prennent une forme plus durable et n'accomplissent qu'en plusieurs semaines leur régression complète.

Par elles-mêmes, elles ne sont que peu douloureuses et aboutissent même, quand elles datent d'un certain temps, à un état d'indolence absolue. Mais elles développent parfois une sensibilité morbide singulière dans toute la région où elles siègent, surtout quand elles sont multiples. Elles semblent alors s'entourer d'une sorte d'atmosphère hyperesthésique, en sorte que toutes les parties voisines sont comme endolories et sensibles au moindre contact. De là des troubles fonctionnels divers. Si les injections ont été faites sur la région dorsale, les malades ne peuvent, sans douleur, se

coucher sur le dos, voire s'adosser à une chaise,
à un fauteuil; si elles ont été pratiquées dans les
fesses, ils ne s'asseoient que péniblement, quelquefois même ils boitent du côté le plus endolori,
etc. Et c'est pis encore, au cas où elles ont porté
sur une région intolérante, telle que le bras. De
cela j'ai observé un exemple assez curieux. Une
dame, qui avait été infectée au bras gauche par un
vaccin syphilitique, reçut 35 injections mercurielles
dans ce bras. Lorsque je la vis pour la première
fois, je ne fus pas médiocrement surpris par l'aspect de ce membre qui était étrangement bosselé,
presque difforme, et littéralement farci d'une légion de tumeurs, dont quelques-unes s'accusaient
par un fort relief sous la peau. Cette dame racontait que ces 35 piqûres avaient été toutes singulièrement douloureuses, « douloureuses à en pleu-
rer ». Elle se plaignait vivement de son bras, qui
était sensible spontanément, sensible à la pression
et au simple contact des vêtements, engourdi, névral-
gié, et presque impotent. En outre, une des piqûres
avait probablement lésé un filet nerveux, car la
sensibilité tégumentaire avait disparu sur une certaine zone au niveau de l'avant-bras.

3° Ajoutez que ces nodosités s'enflamment quelquefois, se convertissent en petits phlegmons, et
aboutissent à des *abcès* qu'il faut ouvrir ou qui
s'ouvrent spontanément.

La fréquence de cette terminaison a été très différemment évaluée. Il n'est pas étonnant que Lewin, grâce à sa grande expérience de la méthode, ne compte dans ses statistiques personnelles qu'un abcès pour 700 injections. Mais que d'autres ont été infiniment moins heureux! Nul doute en tout cas qu'entre des mains peu habituées à la pratique des injections les accidents de cet ordre ne soient sujets à se produire.

4° Enfin, il n'est pas impossible que les injections déterminent *in situ* des sphacèles, de véritables gangrènes locales. Köbner a présenté à une Société médicale allemande un lambeau de peau gangrenée par le fait d'injections mercurielles. Je me souviens que, lorsque je pris le service de Lourcine, je trouvai dans mes salles trois malades affectées d'eschares cutanées consécutivement à des injections de sublimé. L'une de ces eschares, régulièrement circulaire, présentait un diamètre de 4 à 5 centimètres.

Je m'empresse d'ajouter que de tels accidents sont presque de l'histoire ancienne. Les méfaits possibles des injections mercurielles ne sont plus aujourd'hui ce qu'ils étaient encore il y a quelques années. Il fallait bien faire l'apprentissage de la méthode et en apprendre les dangers par expérience, avant de s'ingénier à les prévenir. Cette éducation ne pouvait être que l'œuvre du temps. Aujourd'hui, on est plus habile. On a perfectionné la méthode de

diverses façons que je vous ai signalées dans ce qui
précède. On a modifié la technique opératoire; on
l'a entourée de toutes sortes de précautions antiseptiques; on a substitué à des solutions irritantes des
solutions plus douces; on a trouvé par empirisme
des régions « tolérantes », etc., etc. Bref, on a
écarté de la pratique des injections une partie des
dangers qu'elle comportait à l'origine. Mais toujours
est-il que ces dangers ou, si le mot vous paraît
excessif, que les *inconvénients* de la méthode n'ont
pas absolument disparu. Dans une certaine mesure,
ils subsistent encore, ou du moins il en subsiste.
Cela, il ne faut pas nous le dissimuler.

Au résumé, si vous me demandiez de condenser
dans une formule le bilan actuel de ce qui reste à
redouter de la méthode, je vous dirais ceci :

Peu de risque d'abcès (ceux-ci étant devenus
rares, presque exceptionnels, depuis les perfectionnements de la technique opératoire); — mais *nodosités* restant absolument communes, habituelles,
sans doute même inévitables; — et *phénomènes
douloureux* presque constants, d'ailleurs très variables comme degré d'un sujet à un autre.

XXXVI

Eh bien, de ce qui précède ressortent deux conclusions majeures qu'il importe de spécifier actuellement.

I. — La première, c'est que, sans être absolument inoffensive, la méthode des injections solubles ne comporte pas d'inconvénients tels qu'elle ne puisse être admise dans la thérapeutique de la syphilis, d'autant que, sur des témoignages authentiques, nous avons été conduits à la reconnaître active et puissante ; — mais, qu'en raison des inconvénients qui lui sont inhérents, qui en sont même inséparables, elle ne saurait être préférée à toute autre méthode que sur des indications particulières, précises, nettement motivées.

Ces indications, j'aurai à les rechercher et à les discuter devant vous dans une autre partie de ces conférences. Mais dès à présent, et seulement à titre d'exemples, laissez-moi vous en présenter quelques-unes :

1° En voici une, d'abord, que personne ne récusera, parce qu'elle constitue, pour ainsi dire, une indication de nécessité. Les cas ne font pas défaut où les méthodes usuelles restent impuissantes contre certaines formes de syphilis et laissent le médecin en détresse. Nous ne les connaissons que trop, par expérience, ces syphilis dites *réfractaires*, qui résistent à toutes les préparations mercurielles données par la bouche, aux frictions, aux fumigations, à l'iodure, etc. Or, en pareille circonstance, la méthode en question ne constitue-t-elle pas une ressource dont nous sommes trop heureux de faire bénéficier nos malades?

2° De même, les injections ont naturellement

leur place indiquée dans les cas où les mercuriaux
sont mal tolérés, voire intolérés, soit par le tube
digestif, soit sous forme de frictions.

3° Elles ne rendront pas de moindres services
dans les cas où se présentera l'indication d'associer
aux mercuriaux tel ou tel remède, comme l'iodure,
le bromure de potassium, le fer, les agents reconstituants, etc..... Administrer ces divers remèdes
par la bouche concurremment avec le mercure
serait courir le risque de fatiguer l'estomac et de
provoquer une prochaine révolte de cet organe.
Or, la faculté d'introduire le mercure dans l'économie par le système des injections offre l'avantage de laisser libre la voie gastrique pour tel ou tel
agent dont le concours peut être nécessaire au
succès d'ensemble de la médication.

4° Enfin, il n'est pas à récuser que les injections
ne trouvent une application rationnelle dans les cas
qui réclament une mercurialisation à la fois active
et rapide, c'est-à-dire dans les ophthalmies graves,
dans les accidents de syphilis cérébrale ou médullaire, voire dans les syphilis malignes. Et cette
induction théorique a été déjà confirmée plus d'une
fois par d'heureux résultats.

II. — Mais une seconde conclusion qui ne ressort pas avec moins d'évidence tant de ce qui précède que d'autres considérations qui vont suivre,
c'est que le système des injections solubles ne saurait être érigé en *méthode générale, usuelle, courante,* pour le traitement de la syphilis.

On l'a proposée à ce titre. On a dit : « La méthode des injections est appelée à remplacer tout autre traitement de la syphilis. Elle peut suffire à guérir la syphilis. »

Ainsi Lewin traite de la sorte ses malades pendant un an, c'est-à-dire par une série de « cures d'injections » séparées par des intervalles de repos.

Plusieurs de nos confrères ont appliqué les injections à ma méthode des traitements successifs, c'est-à-dire qu'ils soumettent leurs malades à une série de cures intermittentes par les injections au cours de plusieurs années.

Eh bien, non, cent fois non, cette méthode ne saurait constituer un mode de traitement *habituel* et exclusif de la syphilis. Pourquoi ? Pour deux ordres de raisons que voici :

1° Tout d'abord, pour l'ordre de raisons déjà connues de vous par ce qui précède, à savoir : désagréments, inconvénients, dangers inhérents au procédé (douleurs, nodosités, abcès, etc.).

Qu'au titre de médication provisoire ou d'urgence, répondant à une indication particulière, on propose aux malades et on parvienne à leur faire accepter le procédé des injections solubles en dépit des inconvénients susdits, soit encore ! Il y a une raison pour la préférence donnée à ce mode de traitement, et puis cela ne durera qu'un temps. Mais, s'il est utile, indispensable, que ce traitement soit répété et qu'il le soit à maintes reprises, ne

voyez-vous pas que ce qui était acceptable à titre
provisoire ne l'est plus à titre permanent? Comment! Vous avez la prétention d'astreindre un
malade non pas seulement pour des semaines et
des mois, mais pour des années, à un traitement
quotidiennement douloureux, quotidiennement désagréable, quotidiennement susceptible d'aboutir
à telle ou telle éventualité fâcheuse ou pour le
moins importune! Mais autant dire que vous avez
à cœur de molester ce malade, de le décourager,
de le dégoûter de son traitement; autant dire que
vos efforts tendent à ce que, persécuté par ce cauchemar continu, il en arrive un jour à une révolte
ab irato, et, somme toute, ne se traite plus.

2° En second lieu, il est une raison majeure qui
fera que jamais le procédé en question ne passera
dans nos mœurs en tant que méthode de traitement
usuel de la syphilis.

C'est que ce procédé constitue par excellence une
méthode NON PRATIQUE. — Et pourquoi, comment
non pratique? — Parce qu'un tel traitement exige
à la fois du médecin et du malade une assiduité et
un assujettissement qui ne sont pas pratiquement
réalisables.

Voyez plutôt. Vous avez résolu, je suppose, de
traiter un malade par le système des injections
solubles. Il va vous falloir pratiquer à ce malade,
rien que pour un premier traitement par exemple,
une injection (si ce n'est deux) chaque jour, et
cela pendant plusieurs semaines. Et cette injection

devra lui être pratiquée par une main médicale,
car, si elle est mal faite, gare aux accidents que
vous savez! N'espérez pas d'ailleurs qu'il pourra
s'injecter lui-même; comment se bien faire à soi-
même, serait-on même médecin, une injection
dans le dos ou les fesses?

Ah! sans doute cette exigence ne créera aucun
embarras, s'il s'agit d'un malade interné dans un
hôpital. Car, à l'hôpital, nous avons un personnel
qui se chargera de cette besogne quotidienne.

Mais en ville? En ville, une nécessité s'impose,
et elle est inéluctable. De deux choses l'une : Ou
bien ce sera le médecin qui devra rendre à son
malade une visite *quotidienne,* tout le temps que
durera ce traitement, pour lui faire son injection;
— ou bien ce sera le malade qui devra se rendre
chaque jour chez le médecin pour recevoir son
injection.

Dans le premier cas, quelle sujétion pour vous!
Quelle surcharge quotidienne à vos occupations,
surtout si vous pratiquez à la campagne, et si votre
client est éloigné de vous! Voilà, de par ce système,
la syphilis, maladie chronique, convertie en une
maladie aiguë, exigeant de vous chaque jour une
visite à votre client, comme ferait une pneumonie,
une fièvre typhoïde, une scarlatine, etc.!

Dans le second cas, quelle sujétion pour votre
malade! L'accepterait-il en principe, pourra-t-il s'y
soumettre, s'il a son temps pris, s'il est dans les
affaires, s'il n'est pas libre à l'heure où vous êtes

libre, *a fortiori* s'il n'est qu'un employé, un salarié, un domestique, etc.?

Puis — question plus délicate à laquelle je ne saurais me dérober, puisque j'ai conduit le sujet sur le terrain même de la pratique — quelle charge *pécuniairement onéreuse* pour le malade que cette innombrable série de visites quotidiennes! Je sais qu'en médecins désintéressés vous la lui rendrez le moins lourde possible. Mais alors, par ricochet, quelle charge pour vous et quelle perte de temps!

Puis, comment le public acceptera-t-il un tel mode de traitement? Qu'en pensera-t-il, qu'en dira-t-il? Car vous savez qu'il n'est guère animé d'indulgence vis-à-vis des médecins? Je n'aurai pas à me mettre en frais d'imagination sur ce point, car j'ai entendu de mes oreilles nombre de clients juger la méthode. « C'est une exploitation », disent-ils; c'est la pratique de médecins qui « tirent à la visite ». D'ailleurs, écoutez cet entrefilet que j'ai détaché d'une feuille politique et conservé à seule fin de fixer vos convictions : « ... Assez malins nos médecins fin de siècle. Ils sont en train, pour guérir les infortunes de l'amour, de découvrir une méthode qui obligera leurs clients d'aller leur rendre une visite chaque jour! Moi, profane, je ne sais si ce traitement sera bon pour les malades; mais j'ose affirmer qu'il sera bon pour les médecins ». — Et ainsi de suite.

Encore, si cet assujettissement, si cette contrainte à une conjonction quotidienne entre médecin et malade ne devait durer que quelques semaines, médecin et malade en prendraient leur parti. Mais, si plusieurs cures de même ordre doivent se succéder, si toute la maladie doit être traitée de la sorte, et cela pour plusieurs années, ai-je à dire que cette obligation réciproque, cette servitude mutuelle se transformera en une véritable impossibilité? Les deux parties y renonceront d'un commun accord.

Vraiment, il faut n'avoir jamais vécu de la vie du praticien, il faut en ignorer toutes les exigences, toutes les nécessités, pour admettre un instant qu'un pareil traitement pourra jamais être réalisé avec l'assiduité, la rigueur, la persévérance, qui sont nécessaires à son succès.

Puis encore, que de conditions particulières, individuelles, rendront impraticable un traitement de ce genre! Un exemple entre vingt que j'aurais à citer. Est-ce que ces allées et venues quotidiennes du médecin chez le malade ou du malade chez le médecin n'aboutiront pas à rendre public ce qui devrait rester secret? A preuve ceci : Il y a quelques années, je reçus la visite d'un grave notaire de province qui avait contracté la syphilis d'une de ses clientes et à qui un de mes confrères de Paris avait conseillé le traitement des injections solubles. Il venait de se faire pratiquer consciencieusement une demi-douzaine de ces injections par le médecin de sa localité. Mais, à la septième, la patience lui avait manqué, et derechef il avait fait le voyage de Paris pour venir réclamer de moi un autre traitement. « De grâce, me disait-il, prescrivez-moi autre chose. Comment voulez-vous que je m'astreigne à un traitement qui m'oblige à rendre visite chaque jour à mon médecin? Dans une petite ville comme la mienne où tout se sait et se commente, où tout le monde est aux aguets pour savoir ce que fait son voisin, on ne manquerait pas de remarquer mes visites quotidiennes chez mon docteur et de les interpréter dans le plus mauvais sens possible. Autant vaudrait afficher sur ma porte que j'ai la vérole ! »

Mais j'abrège, car j'en ai vraiment dit assez pour vous faire toucher du doigt tous les inconvé-nients, toutes les difficultés, voire les impossibilités pratiques et autres du système des injections solu-bles, en tant que méthode usuelle de traitement antisyphilitique.

Concluons donc en disant ceci :

1° En tant que traitement éventuel, transitoire, répondant à une indication particulière, la méthode des injections solubles est pratiquement acceptable et peut rendre d'utiles services.

2° Mais, en tant que traitement usuel de la syphilis, cette méthode est de toutes la moins pra-tique. Elle est de l'ordre de celles que (sauf indica-tions tout à fait exceptionnelles) un vrai praticien ne proposera jamais à ses malades.

XXXVII

Méthode des injections massives.

J'arrive maintenant à une seconde méthode, celle des *injections mercurielles insolubles*, dite encore *méthode des injections rares*.

Celle-ci diffère à trois titres de la précédente, à savoir :

1° Par la qualité des composés mercuriels servant à l'injection, lesquels sont *insolubles* (Exemples : calomel, oxyde jaune de mercure, mercure métallique, etc.);

2° Par la *dose* des substances injectées, dose infiniment plus considérable que dans la méthode précédente, dose même relativement « massive » (d'où le nom quelquefois donné à cette pratique de méthode des *injections massives*);

3° Par ce fait que les injections, au lieu d'être multiples et quotidiennes, comme dans la méthode précédente, ne sont faites qu'en très petit nombre et à intervalles largement espacés (tous les quinze jours, tous les dix jours, par exemple).

Avouée ou inavouée, la théorie, l'aspiration de cette méthode consiste en ceci :

Par un petit nombre d'injections faire pénétrer dans l'économie une forte dose d'un composé mercuriel insoluble; — lequel, trouvant dans les

tissus des agents de solubilisation, se dissoudra
peu à peu, puis, conséquemment, deviendra peu
à peu résorbable; — et dont l'absorption gra-
duelle tiendra l'organisme sous l'influence d'une
mercurialisation continue.

Au total, par ce procédé on insère d'un seul coup
sous la peau, on entrepose (voilà le mot exact) une
forte dose d'un remède actuellement inerte en raison de son état insoluble, mais que l'économie se
chargera de solubiliser graduellement, et qui, graduellement résorbé, remplira l'office d'une dose
équivalente introduite par acomptes quotidiens.

En un mot, d'un seul coup on fournit à l'économie, comme remède, de quoi combattre la maladie
pour un temps donné.

C'est donc une sorte de provision, de réserve
médicamenteuse que s'efforce de réaliser la méthode; d'où cet autre nom qui lui a été quelquefois
donné : méthode des *injections de réserve.* Si vous
me pardonniez la figure, je dirais que le sujet ap-
provisionné de la sorte porte emmagasiné dans sa
fesse ou sa fossette rétro-trochantérienne un stock
de mercure utilisable à échéances tant éloignées
que prochaines pour la curation de sa maladie.

Et l'avantage revendiqué en l'honneur de la méthode, c'est d'accomplir par une seule injection un
effet thérapeutique égal (si ce n'est même supérieur,
croit-on) à celui qui résulterait de l'administration fractionnée d'une dose équivalente du même
remède.

A l'origine, l'application de ce procédé fut véritablement désastreuse. Presque toute injection déterminait un abcès. C'était à y renoncer. Mais, plus tard, la technique se perfectionna, grâce aux efforts de plusieurs expérimentateurs, notamment de Smirnoff et Balzer. Smirnoff parvint à découvrir empiriquement des « régions tolérantes ». Balzer multiplia les précautions antiseptiques et eut l'ingénieuse idée de substituer aux véhicules jusqu'alors en usage pour importer le mercure dans les tissus une substance hydrocarburée parfaitement neutre et pure, inaltérable, non irritante, à savoir l'*huile de vaseline*[1]. Si bien que grâce à ces correctifs, grâce aussi à diverses précautions qu'on avait négligées tout d'abord, les accidents devinrent de moins en moins fréquents et que la méthode entra dans une phase pratique.

Eh bien, cette méthode, quelle est-elle aujourd'hui? C'est là ce que je vais examiner, vous faisant grâce des modifications nombreuses qu'elle a subies progressivement.

1. L'huile de vaseline, dite encore *vaseline liquide* ou *paraffine liquide*, est extraite des pétroles bruts par distillation au-dessus de 280°. — Celle qui sert aux usages médicaux doit être purifiée par distillation dans le vide en présence de liquides alcalins. — Se présente sous forme d'un corps liquide, incolore, inodore, sans saveur. — Neutre au tournesol. — Densité variable entre 870 et 895. — Non miscible à l'eau, non plus qu'à l'alcool et à la glycérine. — Ne dissout pas les sels mercuriels, mais dissout en grande quantité l'iode, l'iodoforme, le phosphore, le brome, etc. — Chauffée à 50°, elle ne doit dégager aucune odeur de pétrole.

De nombreux composés mercuriels d'ordre insoluble ont été proposés comme susceptibles de desservir ce mode de traitement, à savoir :

Calomel ; — oxyde jaune de mercure ; — huile
grise ; — mercure métallique[1] ; — oxyde noir de
mercure[2] ; — oxyde rouge ; — cinabre[3] ; — turbith ; — protoiodure ; — sulfate de mercure ; —
tannate de mercure ; — phosphate de mercure ; —
salicylate de mercure[4] ; — benzoate de mercure ;
— phénate de mercure[5] ; — thymol acétate mercurique[6], etc., etc.

Mais il en est trois surtout qui ont été expérimentés en grand, avec une réelle ferveur, et sur
lesquels s'est presque concentrée l'attention. Ce
sont : le calomel, l'oxyde jaune et l'huile grise. —
Précisons de quelle façon on en fait usage

1. Expérimenté par Fürbringer, Luton, Prokhoroff, Iakovleff,
Von Düring, etc. — Très lentement actif à petites doses. —
Intense et dangereux à doses élevées. — Je connais un cas (resté
inédit) où une forte injection de mercure métallique détermina
une stomatite gangréneuse, suivie de mort.

2. Expérimenté par Abend, Hartmann, Watraszewski.

3. Étudié par Sükhoff (de Cronstadt), 1890.

4. Introduit dans la thérapeutique de la syphilis par Silva
Araujo en 1887. — V., pour la bibliographie de cet agent thérapeutique, Bruno Chaves, *Ann. de derm. et de syph.*, 1888. — Expérimenté depuis lors par de nombreux cliniciens, Szadek, Neumann,
Epstein, Hahn, Jadassohn et Zeissig, Peterson, Eich (*Ann.* 1892,
763).

5. Expérimenté par Gamberini (*Giorn. del mal. vener.*, 1886),
Happel, Szadek, Lexer, de Luca, etc. — D'après le professeur
Pouchet, ce ne serait pas un sel à composition définie.

6. Expérimenté par Jadassohn et Zeissig à la clinique de Neisser (*Vierteljahr. für Dermat. und Syph.*, 1888), Wellander, Szadek,
Löwenthal, Cehak, Balzer, Barthélemy, etc.

I. — *Injections de calomel*[1]. — On n'emploiera
pour celles-ci que le calomel à la vapeur, l'autre
espèce (précipité blanc) présentant le désavantage
de produire des grumeaux qui peuvent obstruer la
seringue. — En outre ce calomel devra être porphyrisé, lavé soigneusement à l'alcool bouillant,
puis séché à l'étuve.

De nombreuses formules ont été proposées pour
les injections de ce genre. La suivante paraît rallier
aujourd'hui les suffrages :

> ℞ Calomel à la vapeur. . . . . 1gr,50.
> Huile de vaseline. . . . . . 15 grammes.

D'après ce dosage, une seringue de Pravaz contient à peu près *dix centigrammes* de calomel.

1. Scarenzio, *Annali di medicina*, 1864. — *Giorn. ital. del mal. ven.*
1872 et 1887.
Scarenzio et Ricordi, *La méthode hypodermique dans la cure de la
syphilis*, trad. par van Mons, 1869.
Smirnoff (d'Helsingfors), 1883. — Développement de la méthode
de Scarenzio, 1886.
Balzer, Soc. de biologie, 1886 ; — *Bulletin de la Soc. méd. des
hôpitaux*, 1887 ; — *Gazette hebd. de méd. et de chir.*, 1887.
E. Besnier, Sur les procédés de mercurialisation par voie hypodermique, etc., *Bullet. de la Soc. des hôpit.*, 1887.
Brocq, *Gazette hebdom. de méd. et de chir.*, 1887.
Du Castel. *Bull. de la Soc. des hôpitaux*, 1887.
Quantité d'autres travaux, que je ne saurais citer, ont été produits sur les injections de calomel, notamment par Sorezina, Qua-
glino, Kolliker, Neumann, Sigmund, Jullien, Neisser, Watraszewski, Kopp et Chotzen, Diday, Caire, Galliot, Guelpa, Harttung,
Le Ray, Cheminade, Vogeler, Welander, etc., etc. — On trouvera une bibliographie étendue de la question dans un estimable
travail du Dr E. Sibilat (*Contribution à l'étude du traitement de la syph.
par la méthode de Scarenzio*, Thèses de Paris, 1888).

II. — *Injections d'oxyde jaune*[1]. — Mêmes précautions relativement à la pureté de cet oxyde, qui doit être chimiquement irréprochable, et, de plus, porphyrisé avec soin, lavé à l'alcool bouillant, séché à l'étuve, etc.

Dernière formule, donnée par Balzer :

$\mathrm{2f}$ Oxyde jaune de mercure.. .   1ᵍʳ,5o.
     Huile de vaseline . . . . .   15 grammes.

D'après le même observateur, la dose la mieux acceptée de cet agent serait de cinq à sept centigrammes ; ce qui, pour la formule précédente, correspond à la moitié ou les deux tiers d'une seringue de Pravaz.

III. — *Injections d'huile grise*[2]. — Imaginée par

1. L'oxyde jaune a été introduit dans la thérapeutique de la syphilis par un médecin des plus distingués, le Dʳ Watraszewski, en 1886 (*Wiener med. Press*, 1886 ; — *Monatshefte für Prak. Dermat*, 1887 ; — *Journal des mal. cut. et syph.*, 1890). — Depuis lors, l'emploi de cet agent a donné le jour à de très nombreux travaux, parmi lesquels je citerai surtout ceux de : Szadek ; — Balzer (Soc. des hôpitaux, 1887); — Galliot (*Semaine médicale*, 1887); — Le Ray (Th. de Paris, 1887) ; — Klotz ; — Rosenthal ; — Kuhn ; — Tchernogüboff ; — Selenew ; — Sibilat (Thèse de Paris, 1888, où l'on trouvera une bibliographie complète du sujet) ; — Maclaud (Thèse de Bordeaux, 1890) ; — Conte (Thèse de Bordeaux, 1890); — Huot (Thèse de Montpellier, 1891); — etc., etc.

2. Lang, *Zur Syphilis therapie*, Wien. med. Wochenschrift, 1886 et 1889.

Balzer et Reblaud, *Bulletin médic.*, 1888. — *Bull. de la Soc. de biologie*, 1888.

Raugé, *Bulletin médic.*, 1888.

Harttung, *Vierteljahresschrift für Derm. und Syph.*, 1888.

Briend, Thèse de Paris, 1888.

E. Hirtz, *Bull. de la Soc. méd. des hôpitaux*, 1889.

Lang (de Vienne), l'huile grise (*oleum cinereum*) est une préparation mercurielle consistant en ceci : du mercure à l'état de division parfaite, tenu en suspension dans un corps gras liquide. C'est une sorte d'onguent mercuriel fluidifié. — Successivement modifiée avec avantages par Neisser et Balzer, elle a reçu aujourd'hui la composition suivante :

> ℞ Mercure purifié. . . . . . 10 grammes.
> Teinture de benjoin. . . . 5 —
> Huile de vaseline.. . . . . . 40 —
> M.

La contenance d'une seringue de Pravaz correspond, dans cette formule, à 36 centigrammes de mercure métallique. — On en injecte en moyenne d'un quart à un tiers de seringue.

De ces trois injections la plus active, sans contradiction, est celle au calomel. Malheureusement, c'est aussi la plus irritante, la moins tolérée, celle qui expose le plus aux réactions locales d'ordre inflammatoire.

L'oxyde jaune et surtout l'huile grise composent des injections qui sont mieux acceptées par les tissus, c'est-à-dire qui déterminent moins de douleurs et de réaction, exposent moins aux infiltrations et aux abcès. Mais elles ne jouissent que d'effets thérapeutiques (quoi qu'en aient dit certains obser-

Lindstroem (de Kiew), 1890. Anal. dans la Revue de Hayem, 1891.
Huot, Thèse de Montpellier, 1891.
Brousse, *Gaz. hebdom. des sciences méd. de Montpellier*, 1891.

vateurs) notablement inférieurs à ceux du calomel.

L'huile grise a réuni beaucoup de fervents au cours de ces dernières années. Elle serait, assure-t-on, « bien tolérée, peu douloureuse, à peu près exempte d'accidents locaux ou généraux, etc. ». Mais on s'accorde à peu près généralement à la considérer comme bien moins énergique que le calomel ou l'oxyde jaune.

La technique opératoire des injections insolubles est naturellement la même que celle des injections solubles. Mais, ici plus que jamais, tous les expérimentateurs insistent sur certaines précautions indispensables, à savoir :

1° Antisepsie absolument irréprochable;

2° Nécessité, empiriquement reconnue, de faire pénétrer l'aiguille profondément, voire de la porter « en plein muscle »;

3° Nécessité de limiter les injections aux seules régions tolérantes, en tête desquelles figure toujours, comme spécialement recommandée, la fameuse fossette rétro-trochantérienne.

Quant à la direction générale du traitement, rien de plus simple, rien de plus idéalement simple, comme vous allez en juger.

Quelques injections (quatre pour certains médecins, six, huit ou dix, pour d'autres, bien rarement davantage) composeraient *tout le traitement*.

Ces injections doivent être pratiquées en moyenne

tous les quinze jours, au début du traitement. - Plus tard, on les espace davantage.

Et cela suffirait, assure-t-on, à effacer, à dissiper les accidents actuels de la diathèse. Cela même, a-t-on osé dire, suffirait « à *tout* le traitement de *toute* la période secondaire ».

Quel programme alléchant! dirons-nous tout d'abord. Est-ce simple? Est-ce facile, est-ce commode? Voyez donc! Il suffit, pour se traiter de la vérole, d'aller chez son médecin le 1er et le 15 de chaque mois, pendant deux mois, trois mois au plus. On reçoit de lui chaque fois une petite provision de mercure pour sa quinzaine, et l'on n'a plus à s'occuper de rien, puisqu'on porte dans sa fesse de quoi mercurialiser l'ennemi pendant toute cette période et au dela.

C'est là, je répète le mot à dessein, l'idéal d'un traitement. Existe-t-il rien de semblable dans toute la thérapeutique? Comparez cela, par exemple, aux traitements si complexes et si assujettissants de la vulgaire chaudepisse! Et, à ce prix, on guérit de la vérole!

Mais quittons le pays des rêves pour redescendre aux réalités de la clinique, et voyons ce que vaut a l'épreuve cette méthode pour le moins singulière en principe.

I. — En premier lieu, quels *avantages* revendique-t-elle?

D'abord, tous ceux de la méthode hypodermique

en général. (Ceux-ci, je vous en ai parlé précédemment; inutile d'y revenir.)

Puis, en particulier, les quatre suivants :

1° Simplicité et commodité d'application, notamment rareté d'intervention du médecin;

2° Bon marché de la méthode;

3° Possibilité d'*extérioriser* le traitement de la syphilis (pardon du barbarisme, mais il est *administratif*), c'est-à-dire faculté de traiter les syphilitiques en dehors de l'hôpital, sans avoir besoin de les y interner;

4° Intensité et rapidité de résultats thérapeutiques.

Acceptons sans discussion les deux premiers points. En toute évidence, le traitement en question est le comble de la simplicité, et, de plus, il ne coûte presque rien.

Mais j'avoue être déjà peu séduit par le troisième. Extérioriser des malades syphilitiques, qui peuvent être affectés d'accidents contagieux, cela comporte un danger grave. Laisser au dehors les filles de Lourcine ou de nos salles avec des chancres ou des plaques muqueuses, n'est-ce pas courir grand risque qu'en dépit de leur petite bourse mercurielle rétro-trochantérienne elles ne manquent guère de transmettre la syphilis à leurs concitoyens? En fait de prophylaxie, m'est avis que rien ne vaudra jamais l'hospitalisation.

Le quatrième point, relatif aux effets thérapeutiques de la méthode, est naturellement le plus important de tous. C'est celui sur lequel s'est porté tout l'effort de la discussion entre partisans et adversaires des injections massives. Eh bien, qu'est-il ressorti en définitive des innombrables travaux qui ont été publiés sur la question au cours de ces dernières années? Ceci :

1° Que la méthode des injections insolubles est douée d'effets thérapeutiques *puissants*. Ces effets ont été maintes fois constatés par des observateurs éminents, dont l'opinion fait foi, tels que Scarenzio, Smirnoff, Balzer, Watraszewski, Szadek, Lang, Gaillot, et tant d'autres. Ils sont indéniables, et personne du reste ne songe à les contester.

2° Que, de plus, ces effets se produisent souvent avec une *rapidité* remarquable, ce qui est un autre avantage dont certains cas de gravité urgente peuvent être appelés à bénéficier. « Les éruptions spécifiques, a dit Balzer, cèdent très vite à la suite des injections massives; il suffit souvent de deux injections pour les voir pâlir et disparaître.... Dans un très grand nombre de cas nous les avons vues céder dès la seconde injection; pour un plus petit nombre, une seule a suffi, etc.... »

Donc, l'influence curative de la méthode est, je le répète, indiscutable.

C'est fort bien. Mais reste maintenant à juger la question principale. Et, en effet, il ne s'agit pas seulement de savoir si les injections massives sont ou non susceptibles d'une action thérapeutique sur les accidents de la syphilis; il s'agit de déterminer

— tout est là en l'espèce — si cette méthode fait
mieux que telle ou telle autre, mieux que toutes les
autres, en un mot si elle est ou non préférable
aux autres modes de traitement en usage contre
la maladie. C'est là le problème dont nous poursuivons toujours la solution, ne l'oublions pas.

Or, sur ce point spécial, les affirmations n'ont
pas manqué de la part des promoteurs et des fervents
de la méthode nouvelle. On s'est même — passez-
moi l'expression triviale, mais de circonstance —
littéralement emballé sur ladite méthode, dont
on a dit monts et merveilles, dont on a exalté les
mérites au degré d'une découverte incomparable.
Jugez-en au surplus par les quelques échantillons
suivants, que je citerai seulement pour que vous ne
me taxiez pas d'exagération. « Cette méthode se
place *au-dessus de toutes les autres* au point de vue
de la sécurité et de la précision.... » — « C'est une
méthode beaucoup plus énergique que les frictions. »
— « Quarante centigrammes de calomel suffisent au
traitement d'une syphilis moyenne (!) ». — « Quatre
injections suffisent à remplacer tout l'arsenal des
pilules, frictions, liqueurs, suffisent à guérir les accidents en évolution et à prévenir toute récidive (!) »
— « Il suffit de deux injections pour amener une
guérison souvent complète et définitive (! ! !). » —
« Deux à quatre injections suffisent pour venir à
bout des manifestations les plus graves de la syphilis. » — Etc., etc....

Mais ces déclarations imprudentes, ces hyper-

boles, dont il était facile *a priori* de juger la teme-
rité, rencontrèrent bientôt des contradicteurs nombreux. Lorsqu'à l'enthousiasme, à l'engouement
irréfléchi des premiers temps, succéda l'observation
calme et impartiale, il fallut en rabattre, et l'on
aboutit à constater ces deux faits :

1° Que la méthode des injections massives soit à
l'oxyde jaune, soit à l'huile grise, soit même au calomel, est bien loin de posséder toujours l'intensité,
l'énergie curative qu'on lui avait trop facilement
accordée, et que, comme toute autre, elle a ses défaillances, ses échecs, ses cas réfractaires. M. Diday, par
exemple, l'a vue échouer « contre des éruptions papuleuses de première poussée ». — M. Besnier en restreint l'action aux syphilides superficielles, et dit que
« les syphilides secondaires néoplasiques (telles que
syphilide lenticulaire ou lichénoïde) lui résistent
obstinément ». — Neumann déclare que, dans les
cas graves, il lui a fallu pratiquer jusqu'à 13 injections, et même que certains cas bénins en ont parfois
nécessité le même nombre. Il conclut que la méthode
des injections de calomel n'offre aucun avantage
sur les autres modes de traitement et même qu'elle
est inférieure aux frictions. — Finger, expérimentant sur 39 malades, a obtenu les résultats suivants :
23 fois, curation rapide d'accidents de forme *secon-*
daire; — 8 fois, récidives après quelques mois; —
8 fois, insuccès. Donc, au total, échec de la méthode
dans les 2/5 des cas. — Etc., etc.

2° Et surtout l'expérience a appris ceci : que,

contrairement à son ambitieux programme, la méthode est bien loin de [prévenir les récidives. A la suite des injections de toutes sortes on a observé des récidives, voire des récidives rapides, voire des récidives sérieuses (telles que syphilides tuberculeuses, tuberculo-ulcéreuses, rupiformes, accidents de syphilis cérébrale, etc.).

Bref, à l'usage, on a acquis la démonstration que la nouvelle méthode ne vaut guère mieux que les anciennes, et même, au dire de quelques observateurs, qu'elle vaut beaucoup moins.

Que conclure, au total? En l'espèce, la note juste, exacte, a été donnée par un observateur émérite, impartial, patient, qui a fait une étude longue et approfondie des injections mercurielles, M. Balzer. Cet éminent collègue a dit ceci : « ...La méthode des injections massives 'n'a pas, ne saurait avoir la supériorité extraordinaire qu'on lui a prêtée, car *le mercure est toujours le mercure....* Elle constitue un simple procédé de mercurialisation, qui produit ce que peut produire le mercure, et rien de plus. » La vérité, je crois, est dans ces termes.

A ce compte, la méthode des injections insolubles serait appelée à prendre place dans la thérapeutique de la syphilis au même titre que tout autre mode de traitement.

II. — Mais voici venir maintenant un autre ordre de considérations qui va complètement changer la

question de face, à savoir celui des inconvénients
et des dangers inhérents à la méthode.

Ces inconvénients, ces dangers, vous allez juger
s'ils sont de nature à mériter toute notre attention.

Parlerai-je d'abord de la stomatite? Je passerais
volontiers sur ce point (car c'est là un danger banal,
commun à *tous* les modes d'administration du mercure), si quelques imprudents n'avaient tenté d'en
exonérer la méthode. Or, à l'usage, on s'est bien
vite aperçu de ce que valait une telle assertion. Non
seulement les injections massives retentissent sur
la bouche, mais elles peuvent y déterminer des
accidents intenses, sérieux, graves. On a maintes
fois observé de leur fait des stomatites importantes.
A ne citer qu'un seul témoignage, Schopf dit avoir
observé, à la suite d'injections de calomel, des stomatites d'une violence telle qu'on n'en rencontre
presque jamais de semblables même avec les frictions, dont on connaît cependant l'influence ptyalique. — Et comment, d'ailleurs, pourrait-il en être
autrement, alors qu'on livre une forte dose de mercure aux éventualités d'une absorption d'activité
inconnue, mais pouvant être rapide et intense?

Il y a plus : c'est qu'avec cette méthode des injections massives, on a déterminé plus d'une fois
des stomatites suraiguës, extraordinairement inflammatoires, devenant phlegmoneuses, gangreneuses,
horribles. A preuve un cas cité par Hallopeau, cas
dans lequel une injection (à la vérité, un peu forte)
d'huile grise fut suivie d'une stomatite effroyable,

qui se compliqua de glossite, de phlegmon de la joue et de symptômes généraux graves. Telle était la tuméfaction de la langue que, pendant toute une nuit, on fut sur le point, la malade étant en état de suffocation imminente, de pratiquer la trachéotomie. Et, finalement, la scène se termina par la mort.

Mais, si la stomatite n'est pas imputable directement à la méthode, voici, en revanche, d'autres accidents dont la responsabilité lui incombe en propre. A savoir :

1. — D'abord, des *phénomènes douloureux*. — Il n'est pas à le nier, la méthode des injections massives est douloureuse, et douloureuse non pas seulement quant à la transfixion de la peau (qui ne fait pas question), mais quant aux sensations consécutives, ultérieures.

J'accorde que souvent, le plus souvent, ces douleurs consécutives sont légères, voire minimes, et qu'elles se dissipent en général assez rapidement, surtout alors (soit dit au passage) qu'on fait usage de l'huile grise, préparation plus douce et mieux tolérée. Mais il est incontestable qu'en certains cas les injections développent des douleurs moyennes, véritablement pénibles; — que, plus rarement, elles sont suivies de douleurs intenses, pouvant gêner la marche pour plusieurs jours; — qu'exceptionnellement, enfin, on les a vues exciter des douleurs névralgiformes, irradiant dans tout un membre, et susceptibles d'une durée assez longue.

Sibilat a cité deux observations où des douleurs de
ce genre persistaient encore, peu intenses il est
vrai, un an après l'injection[1].

11. — En second lieu, la méthode comporte un
inconvénient qui en est inséparable. C'est la formation d'un *nodus* au foyer de l'injection, sous forme
de petite tumeur sous-cutanée ou intra-musculaire. Ce nodus (que je n'ai plus à vous décrire
après ce qui précède) est *inévitable*, et cela parce
qu'il est une conséquence naturelle, forcée, de
l'action chimique du mercure sur les tissus et des
oblitérations vasculaires symptomatiques de l'in-
flammation déterminée par la substance même de
l'injection (Balzer). — Donc, c'est à prendre ou à
laisser; pas d'injection sans nodus, pas moyen de
se soustraire au nodus.

A vrai dire, ces nodi sont très variables d'un
sujet à un autre : souvent petits, voire assez mi-

[1]. A titre de cas exceptionnel, je citerai le fait d'une jeune
femme chez laquelle deux injections d'huile grise à faible dose
déterminèrent l'une et l'autre des crises douloureuses d'une extraordinaire acuité.

La première, pratiquée avec les plus grands soins et l'antisepsie
la plus rigoureuse par mon ami le docteur Le Pileur, détermina
presque séance tenante une crise névralgique atroce dans la fesse
et le membre inférieur correspondant. Cette crise dura toute une
nuit, pendant laquelle la malade (à la vérité, très nerveuse de
nature) fut en proie à une angoisse douloureuse continue, avec
exacerbations intermittentes où la souffrance atteignait un apogée
non descriptible.

Courageusement, la malade se soumit, une quinzaine plus tard,
à une seconde injection, qui détermina exactement la même scène.
Les deux injections cependant avaient été faites très profondément et en plein tissu musculaire.

nimes parfois pour n'être accessibles qu'à une
exploration attentive; — mais quelquefois plus volumineux, comparables alors à une olive, à une
châtaigne, à une prune; — rarement plus considérables. On en a vu cependant qu'on a assimilés
comme proportions à un œuf de poule ou même
à une « mandarine ». Dans un cas où l'on fut
forcé d'évacuer un de ces nodules par incision et
raclage, il resta à la suite de l'opération une cavité
« où l'on aurait logé une pomme ».

iii. — Si le fait usuel est que ces nodi aboutissent
spontanément à résolution, il n'est pas moins possible qu'ils se transforment en *abcès*.

On a beaucoup discuté sur le degré de fréquence
de ces abcès consécutifs aux injections massives.
Les uns les présentent comme un résultat qui,
sans être commun, ne laisserait pas cependant de se
produire de temps à autre; d'autres les disent tout à
fait rares, exceptionnels.

La vérité, c'est qu'ils ne sont plus ce qu'ils étaient
autrefois. Grâce à toute cette série de perfectionnements dont je vous ai parlé relativement à la technique opératoire, ils sont devenus de plus en plus
rares, ils ne constituent plus que ce qu'on peut
appeler l'exception.

Mais la vérité, aussi, c'est que, même de nos
jours, ils se produisent encore entre toutes les mains
et avec tous les procédés. On ne peut s'en tenir
sûrement à l'abri. Et cela pour une raison très
simple : c'est qu'ils ne résultent pas (nécessairement

du moins) d'une faute opératoire, d'une défaillance antiseptique. Et, en effet, les abcès qui se produisent en pareille occurrence ne sont pas, ainsi que Balzer l'a très bien établi, des abcès ordinaires, mais bien des abcès tout spéciaux, des abcès ASEPTIQUES, sans microbes, à *pseudo-pus* chocolat, pauvre en leucocytes, etc. Ce sont moins des abcès que des *foyers de nécrose liquéfiée*. Donc, impossible, même de par l'antisepsie la plus méticuleuse, de conjurer cette éventualité.

C'est là ce qu'a également établi Mazza par une série de curieuses expériences. Injectant à des chiens tantôt du calomel stérilisé et tantôt un mélange de calomel et de staphylocoques en activité, il a toujours obtenu, dans l'un et l'autre cas, des « formations purulentes »[1]. Donc, les staphylocoques ne sont en rien indispensables à la production de l'abcès.

Au total, l'abcès ou le pseudo-abcès (c'est tout un pour le clinicien) qui résulte de l'injection mercurielle dérive d'une nécrose déterminée *in situ* par le composé mercuriel, et d'une nécrose *inévitable*, puisqu'elle est la conséquence même de la pénétration dans les tissus de cette substance étrangère. C'est là ce dont il importe, pour juger la méthode, d'être bien convaincu.

IV. — Voilà pour les inconvénients locaux de la méthode, et vous voyez qu'ils sont bien de nature

---

1. Arch. f. Dermat. und syph., Heft 2, 1891.

à entrer en ligne de compte dans les éléments du procès que nous débattons. Mais ce n'est pas tout. Car il y a pis que cela, car il est des accidents bien autrement graves qui peuvent résulter des injections massives. Ce sont les suivants.

Je ne parlerai que pour mémoire de quelques accidents d'*infarctus pulmonaires* qu'on a cru pouvoir rapporter à un processus embolique à la suite d'injections ayant introduit dans une veine des poussières mercurielles[1]. Ce sont là, d'une part, des cas exceptionnels; et, d'autre part, un danger de cet ordre pourra toujours être écarté par une bonne technique opératoire.

Mais ce qu'il n'est pas possible d'éviter avec les injections massives (au moins faites d'après le programme précédent) et ce qui s'est déjà produit plus d'une fois, c'est un ensemble de symptômes constituant un véritable *empoisonnement mercuriel aigu*. Ces symptômes, je n'ai pas à en tracer ici un tableau complet; je ne ferai que les énoncer sommairement. Ce sont :

D'une part, des troubles gastro-intestinaux : vomissements; — coliques vives; — selles liquides, diarrhéiques, fétides, sanguinolentes, constituant ce qu'on a appelé la *dysenterie mercurielle* et rappelant tout à fait ce que Balzer, dans ses expé-

---

1. Lewin disait récemment, à la Société de médecine de Berlin, qu'on avait observé cinq fois des *embolies pulmonaires* et deux fois la *mort subite* à la suite d'injections d'huile grise. (V. Mercredi médical, 20 juillet 1892.)

riences sur les animaux, a décrit sous le nom de colite hémorrhagique;

D'autre part, des symptômes rénaux : albuminurie plus ou moins intense et anurie.

Et, enfin, symptômes généraux graves : affaissement, collapsus, adynamie; — chute de la température; — sueurs froides; — palpitations, défaillances, angoisses, etc.

Cet ensemble clinique a pris parfois des formes assez alarmantes pour qu'on se soit empressé d'évacuer le foyer toxique, c'est-à-dire le dépôt mercuriel d'où procédait l'empoisonnement. Plusieurs fois, de la sorte, on a pratiqué des aspirations dans la nodosité consécutive à l'injection, et même, l'aspiration restant insuffisante, on a largement incisé les téguments, la couche cellulo-adipeuse, l'aponévrose et le muscle, pour aller à la recherche du foyer, l'ouvrir, le racler, le déterger, etc., en un mot pour essayer d'éliminer tout le poison. Leser, entre autres, a dû faire deux fois cette opération.

C'est qu'en effet, il y a plus que sujet à inquiétudes en pareille situation. Plusieurs fois on a vu la scène risquer de tourner au tragique; on l'a vue même se terminer *par la mort*, oui par la mort, entendez-le bien.

Kaposi, Hallopeau, Lukasiewicz et Lewin ont observé plusieurs cas de mort par injections d'huile grise.

Smirnoff, Runeberg, Kraus, Ducastel, ont observé des cas de mort par injections de calomel.

Vogeler dit avoir réuni *dix cas de mort* par injections mercurielles[1].

Avec l'addition de deux autres qui sont à ma connaissance mais qui n'ont pas été publiés, cela constituerait un total actuel d'une douzaine de *cas mortels* dont serait responsable la pratique des injections massives.

Eh bien, devant de tels résultats, il serait superflu, je crois, d'insister. En toute évidence la perspective de semblables catastrophes suffit à juger la méthode, à la condamner, à l'exclure.

Ah! si ladite méthode était unique en son genre, ou bien si elle réalisait ce dont aucune autre n'est capable, je m'y résignerais encore faute de mieux, en m'entourant, bien entendu, de toutes les précautions possibles; et, raisonnant à son sujet comme à propos du chloroforme dont chacun connaît les dangers, je dirais : En dépit des dangers qu'elle comporte, force nous sera bien de nous y résoudre en certains cas extrêmes, *puisqu'elle guérit*, tandis que les autres procédés ne guérissent pas. Mais, précisément, c'est que telle n'est pas la situation, loin de là! Ce que fait cette méthode, d'autres peuvent le faire, et aussi bien, et à l'abri de tels dangers. Donc, nous ne sommes en rien autorisés (sauf indications spéciales et tout à fait exceptionnelles) à exposer nos malades à de telles éventualités.

1. Zur. Behandlung der Syphilis mit subcutanen Calomel injectionen (*Berliner Klin. Woch.*, 1890). Anal. dans les *Annales de dermat. et de syph.*, 1891, p. 267.

Voilà 32 ans que je traite des syphilitiques, et, si j'ai pu n'en pas guérir un certain nombre, du moins n'ai-je pas sur la conscience la douleur d'en avoir *tué* un seul par le fait de ma médication. Comment aurais-je donc le droit de souscrire à un traitement qui, dans l'espace de quelques années, a fait une douzaine de victimes?

D'ailleurs, ne vous semble-t-il pas, comme à moi, que la méthode se juge d'elle-même rien que par son principe, et cela à deux points de vue?

1. — Que fait-on, en somme, alors qu'on pratique une injection massive? On introduit dans l'organisme une dose relativement considérable d'un sel mercuriel insoluble, *sans avoir la possibilité d'en régler la solubilisation et l'absorption.*

Cette dose une fois injectée, que va-t-il se produire? Combien de mercure sera-t-il absorbé du coup, le premier jour par exemple? On n'en sait rien. — Combien en sera-t-il absorbé les jours suivants? On n'en sait rien. — L'absorption se fera-t-elle lentement, méthodiquement, par doses régulièrement fractionnées, comme on l'espère en principe? Ou bien s'exercera-t-elle rapidement, par gros acomptes initiaux, etc.? On n'en sait rien. — Ou bien encore, le mercure injecté ne pourra-t-il pas s'entourer d'un infiltrat inflammatoire, s'enkyster, s'encapsuler, auquel cas il resterait inerte? — De tout cela, je le répète, nous n'avons rien à préjuger. Tout cela se passera au gré de conditions qui ne dépendent pas de nous et que nous ne saurions régler, modérer, gouverner. Tout cela est livré au hasard, ou, comme on dit vulgairement, « au petit bonheur ».

Positivement — vous me passerez cette boutade fantaisiste — c'est comme si l'on disait à l'organisme : « Nous te confions aujourd'hui ta provision de mercure pour quinze jours. Règle là-dessus ta ration quotidienne. Ne va pas abuser de la situation en consommateur affamé, car il pourrait t'en arriver malheur, mais tire-toi de là comme tu pourras. »

En langage plus sérieux, mais équivalent, entreposer une forte dose de mercure dans les tissus vivants, c'est la livrer aux hasards de réactions chimiques inconnues, indéterminées, indéterminables, de réactions chimiques qui peuvent en activer comme en entraver l'absorption, qui peuvent varier suivant les régions, les individus, voire, sur le même individu, d'après des conditions de pur hasard. Deux témoignages à ce dernier propos.

D'abord, ce n'est pas toujours une première injection qui détermine des accidents graves; c'est parfois une seconde, alors que les effets de la première semblaient épuisés, périmés. Pourquoi cela? Mystère.

D'autre part, on a vu plusieurs fois des accidents subits se produire à la suite d'un heurt, d'une pression, d'un coup sur le foyer de l'injection, sans doute parce que ce léger traumatisme avait eu pour effet de rompre la poche mercurielle enkystée

et d'en disséminer le contenu. Une observation de
M. le Dr Augagneur est très curieuse à cet égard. Un
homme, qui avait reçu deux injections de mercure
métallique, était sujet à des accès de stomatite ulcéreuse sous l'influence de chocs sur la fesse. Un jour,
il tomba sur la fesse, et cette chute devint l'occasion
d'une stomatite grave, grave même à ce point qu'on
dut aller à la recherche du foyer pour l'évacuer et
qu'on fut amené à enlever une bonne partie du
grand fessier[1].

Donc, au total, on ne sait pas, on ne peut savoir
ce qu'on s'expose à produire alors qu'on injecte
dans l'organisme une dose massive de mercure,
ce qu'on appelle une dose de réserve, d'approvisionnement.

Approvisionner ainsi, soi-disant, un malade pour
un certain temps, c'est là une pratique *aveugle*.

II. — En second lieu, c'est là une pratique qui,
à l'inverse de tout autre mode de traitement, enlève
au médecin la possibilité de régler la médication, de
la suspendre quand besoin est, en un mot d'en
être et d'en rester maître.

Avec toute méthode thérapeutique, avec les
pilules, la liqueur de Van Swieten, les frictions,
voire avec les injections solubles, on a la faculté de
ne pas dépasser la dose qui paraît nuire à un moment donné. Les pilules, je suppose, font mal
aujourd'hui; eh bien, je les supprime, et le dom-

1. *Lyon médical*, 1890, t. 63, p. 455.

mage ne va pas plus loin. Dix-neuf fois sur vingt, on
arrête ainsi les effets d'un traitement qui commence
à devenir nuisible. Tandis qu'une fois la forte dose
de mercure introduite dans le muscle de mon
malade, je ne puis que contempler les accidents,
s'il s'en produit. Les contenir, les refréner, impossible.

On nous dit bien à la vérité qu'une soupape de
sûreté reste encore à notre disposition. C'est d'aller
à la recherche du foyer mercuriel pour l'évacuer et
d'enlever ainsi le corps même du délit. — Merci bien
de la proposition ! Au nom de mes malades, je
réponds qu'il ne leur plaît pas, qu'il ne saurait leur
plaire de se faire ainsi entailler le grand fessier. Cette
« soupape de sûreté » n'est pas de leur goût, car
c'est une opération véritable, souvent difficultueuse,
une opération à faire avec le chloroforme, une opération qui, en dépit de l'antisepsie, peut avoir ses
risques et qui, certes, a pour le moins le tort d'être
fort inopportune, puisqu'on a moyen de ne pas y
exposer les malades.

En résumé, méthode aveugle, parce qu'on ne sait
pas ce qu'elle fournit à l'absorption; — méthode
non dirigeable, parce que le médecin n'en tient pas
la clef en main, parce qu'il n'a pas les moyens de
la régler et de la maîtriser; — méthode exposant,
comme conséquences, à des inconvénients, voire à
des dangers sérieux; — tel est le traitement par
injections massives.

C'est donc là, à tous égards, un traitement que nous nous garderons de proposer à nos malades.

Est-ce à dire cependant que cette méthode ne soit absolument bonne à rien, qu'il n'y ait rien d'utile à en tirer, qu'il faille la proscrire, la reléguer hors du cadre thérapeutique? Non. Car, ne l'oublions pas, elle est susceptible d'effets puissants. Elle peut donc trouver ses indications. Je lui en vois deux immédiatement, à savoir : les cas où, tout autre traitement ayant échoué, elle constitue une ressource suprême; — et ceux où il conviendrait, comme dans un cas de syphilis cérébrale très grave, de frapper un grand coup à brève échéance. — Peut-être encore certaines manifestations malignes seraient-elles appelées à en bénéficier. L'expérience seule nous renseignera sur ces divers points.

Conservons-la donc à titre de *méthode d'exception*.

Mais, en ce qui nous concerne pour l'instant (car n'oublions pas que nous sommes toujours à la recherche d'une méthode thérapeutique applicable au traitement de la syphilis en général), nous pouvons être absolus et dire en toute assurance : Non, la pratique des injections massives n'est pas ce qui convient. Pour toutes les raisons susdites, elle ne saurait être agréée *en tant que méthode usuelle, courante,* en tant que traitement de longue haleine à proposer à nos malades. A ce titre, ce serait la pire méthode à choisir.

XXXVIII

Avait-on compromis la fortune des injections
insolubles par des exagérations de doses, c'est-à-dire
par ces doses véritablement « *massives* » auxquelles on avait eu recours? Ainsi l'ont pensé sans
doute certains de nos confrères, qui ont essayé, ces
dernières années, d'utiliser d'autre façon les composés insolubles du mercure.

Les uns, fidèles au principe de la méthode
« d'approvisionnement ou de réserve », ont prescrit
des injections insolubles à doses moins élevées et à
intervalles moins distants (tous les 7 jours, tous les
5 jours, tous les 3 jours, etc.). C'était c. ~ore là, en
principe, la méthode de Scarenzio, mais ce .'était plus
que l'ombre de cette méthode comme application[1].

Les autres, dans une direction d'esprit toute

---

1. On a expérimenté de la sorte et de cette façon atténuée le
calomel, l'oxyde jaune, l'huile grise et, plus particulièrement, le
salicylate, le benzoate, le thymol-acétate de mercure, etc.
M. le Dr Barthélemy (note inédite, qu'il a eu l'obligeance de me
communiquer) a mis en usage dans son service de Saint-Lazare
les injections de thymol-acétate, préparées de la façon suivante :
un gramme de ce sel trituré à sec et incorporé à 10 grammes
d'huile d'olive pure, stérilisée à 120°. — « La dose de cette préparation correspond donc à 10 centigrammes de sel mercuriel par
seringue de Pravaz. — On injecte seulement une demi-seringue
(*cinq centigrammes*), et cela tous les huit jours. La dose de 10 centigrammes n'est qu'une dose d'exception, car elle est susceptible
d'offenser la bouche. — Avec une antisepsie rigoureuse, les injections de ce sel sont généralement bien tolérées, non douloureuses

différente, ont expérimenté les composés insolubles
à la façon des composés solubles, en les donnant
sous forme d'injections à petites doses, répétées
quotidiennement.

Qu'est-il résulté de ces nouveaux essais?

C'est d'abord (ceci était facile à prévoir) qu'à ces
doses atténuées les composés insolubles sont infiniment mieux tolérés qu'à doses élevées et surtout à
doses massives; — qu'ils restent indemnes de dangers locaux; — qu'ils ne déterminent pas ces réactions violentes sur la bouche, sur l'intestin, sur
tout l'organisme, qu'on a maintes fois observées
comme conséquences de la méthode « de réserve »,
de si déplorable renom.

En second lieu, c'est que ces composés insolubles
réalisent des effets thérapeutiques non douteux,
parfois même remarquables, sur les accidents
actuels de la diathèse. — Comment, d'ailleurs,

ou faiblement douloureuses. Jusqu'à ce jour je ne les ai pas vues
déterminer d'abcès, mais elles produisent assez souvent des indurations dans le muscle fessier, indurations variables du volume d'une
cerise à celui d'un œuf de pigeon. Il est rare que ces *nodi* soient
assez douloureux pour empêcher la marche. Dans la plupart des
cas les malades peuvent, en dépit de ces infiltrations, continuer à
marcher, à se promener, à remplir leurs occupations habituelles. —
Comme degré d'intensité thérapeutique, cette injection hebdoma-
daire de 5 centigrammes de thymol-acétate m'a paru correspondre
à ce que pourrait produire une dose quotidienne de 6 à 7 centigrammes de protoiodure.... Je crois ce sel particulièrement actif
contre les manifestations de la période secondaire ; toutefois je
l'ai déjà mis en usage deux fois et avec succès contre des syphilides tertiaires de forme phagédénique (phagédénisme de la lèvre
inférieure ; phagédénisme de la lèvre supérieure et de l'aile droite
du nez).... Au total, je crois cette médication efficace et pratique. »

pourrait-il en être autrement, puisque (je répète incessamment la même chose, mais j'y suis bien forcé) c'est toujours le mercure que, sous une forme ou sous une autre, à telle dose ou à telle autre, on introduit dans l'organisme?

Mais quelle action d'ensemble et d'avenir ce mode de traitement exerce-t-il sur la maladie? Cela, nous l'ignorons encore et ne sommes en droit d'en rien préjuger. La méthode est trop jeune pour avoir fait ses preuves.

XXXIX

MÉTHODE PAR INGESTION.

J'arrive enfin à la méthode qui consiste à faire ingérer le mercure par l'estomac et qui est dite *méthode par ingestion*, ou bien encore *méthode buccale, méthode stomacale.*

Celle-ci, je puis l'appeler par avance la grande, la véritable méthode de traitement de la syphilis. En tout cas, c'est la méthode usuelle, courante, celle qui, de vieille date, a rallié — et continuera à rallier, soyez-en sûrs — les suffrages de la grande majorité des praticiens.

Tout d'abord, pourquoi la préférence généralement accordée à cette méthode? Est-ce en raison d'une de ces supériorités thérapeutiques qui s'im-

posent sans souffrir de parallèle? Non. Est-ce parce
que ladite méthode se montre exempte des inconvénients et des dangers inhérents à d'autres systèmes? Non. Est-ce parce qu'elle constitue un
procédé facile, commode et sûr à la fois, *pratique*
en un mot? Oui.

Des inconvénients, des dangers même, certes
elle en comporte. Vous savez comme moi qu'elle
expose à tous les accidents de la mercurialisation,
qu'elle est susceptible en particulier d'irriter les
gencives, d'offenser le système digestif, de troubler
la nutrition, etc. Mais ce que vous savez aussi, c'est
qu'il y a moyen de parer à ces dangers et de les
conjurer, sinon toujours, au moins pour l'énorme
majorité des cas. Et comment? Tout simplement,
par une direction médicale attentive, vigilante, qui
aboutit à faire bénéficier le malade des avantages
de la médication en le tenant à l'abri des préjudices
qu'il en pourrait encourir. D'ailleurs, jugez-en par
ce que vous voyez ici. Est-ce que, parmi les
innombrables malades traités de la sorte dans nos
services, il en est beaucoup qui soient affectés de
stomatite, qui perdent l'appétit, qui maigrissent,
qui souffrent et se plaignent de leur traitement?
Quelques-uns de temps à autre en éprouvent bien
certains dommages, mais dommages réparables,
éphémères et sans importance, pour peu qu'on
intervienne à temps. Au total, la *tolérance* du traitement s'établit presque toujours ; ce n'est là qu'af-

faire de surveillance, de mesure et de sagesse thérapeutique.

Et, d'autre part, ce qui compense plus que largement ces quelques griefs imputables à la méthode
par ingestion, c'est que cette méthode est exempte
de certains inconvénients, de certains dangers
inhérents à d'autres procédés, ou tout au moins
qu'elle ne les comporte pas au même degré. Ainsi,
elle expose bien moins à la stomatite que ne le font
les frictions; et, de plus, ainsi que nous l'avons
établi précédemment, la stomatite à laquelle elle
aboutit parfois est bien moins aiguë, moins rapide,
moins générale d'emblée, et, au total, infiniment
moins redoutable que celle des frictions. De même,
comparée à la méthode des injections, elle épargne
aux malades les douleurs et les accidents locaux presque inséparables de cette dernière.

Mais inutile, au surplus, d'insister davantage, car
ce n'est pas sur des considérations de cet ordre que
s'est établie et affirmée la préférence des médecins
pour la méthode par ingestion. La raison de cette
préférence est tout autre, et la voici : c'est que cette
méthode est PRATIQUE, pratique au sens précis et
complet du mot, c'est-à-dire *facile, commode*, non
moins que sûre comme résultats.

Et, en effet, quoi de plus simple que ceci : avaler
chaque jour une ou deux pilules, une ou deux
cuillerées d'une solution, d'un sirop, d'une préparation mercurielle quelconque? Cela n'est ni une
gêne, ni un embarras: cela se fait en un instant;

cela n'exige ni assistance, ni appareil, ni quoi que ce soit.

Comparez cette idéale simplicité à la pratique des frictions ou à celle des injections. Avec la première, assujettissement biquotidien à la friction du soir et au dégraissage du matin. Avec la seconde, visite quotidienne chez un médecin. Que de temps perdu! Quel ennui, quelle importunité!

Supposons l'un de nous affecté de syphilis et ayant le choix entre ces trois méthodes. A laquelle (sauf indication particulière) donnerait-il la préférence? Quant à moi, je déclare que je n'aurais pas l'ombre d'une hésitation, et que je considérerais la méthode stomacale comme une atténuation à l'ennui de mon traitement, comme une véritable grâce en ma disgrâce. Je me dirais : « Eh bien, avec cette méthode, il sera bien possible que j'éprouve de temps à autre une certaine fluxion gingivale ou de légers accidents intestinaux qui me forceront à interrompre le traitement pour quelques jours ; mais voilà tout. Du moins, avec cette méthode, n'aurai-je à m'occuper de mon traitement qu'une minute par jour, et ne serai-je pas distrait de mes occupations. Tandis qu'avec les frictions j'aurais le cauchemar vespérin et matinal d'un graissage et d'un dégraissage qui me demanderaient une bonne heure par jour ; — tandis qu'avec les injections je subirais l'importunité quotidienne de me déranger et d'aller déranger un de mes collègues pour le prier de me faire ma piqûre ; sans compter qu'un

beau jour je pourrais bien être alité par la douleur
ou les suites d'une piqûre. Donc, puisque j'ai la
liberté du choix, je fais choix de la méthode stomacale qui est un allégement à mon épreuve. »

Ainsi raisonnerais-je pour mon propre compte;
— et vous tous, Messieurs, sans nul doute, avec
moi. Ainsi, de même, convient-il de raisonner pour
nos malades, en faisant élection pour eux du mode
de traitement le plus compatible avec leurs occupations, leurs convenances, leurs obligations sociales
et professionnelles, c'est-à-dire du traitement le
plus simple, le plus commode, et surtout (c'est
là son avantage capital en l'espèce) le plus *pratique*.

En tout état de cause il importe, pour faire
accepter des malades un traitement quelconque,
de choisir le procédé thérapeutique qui leur sera
le moins incommode, le moins gênant, le moins
importun. Mais c'est pour la syphilis plus que pour
toute autre maladie que ce précepte est de circonstance et qu'il s'impose comme règle. Car ne
perdez jamais de vue ces deux considérations :
1° que la syphilis est une maladie qui exige, pour
guérir, un long, un très long traitement; — et
2° qu'elle doit être traitée non pas seulement au
cours de ses stades d'activité patente, mais aussi
dans leurs intervalles et bien au delà, alors qu'elle
n'existe plus qu'à l'état de diathèse latente.

Or, comment espérer qu'un malade consentira à
se traiter aussi longtemps et surtout à se traiter

alors qu'il se croira guéri, si vous lui infligez un
traitement difficile, importun, vexatoire, dont il
aura hâte d'être délivré? Vous n'obtiendrez, vous
ne parviendrez à obtenir de lui la docilité et la
persévérance nécessaires à sa guérison que si vous
réalisez à son usage un programme précisément
inverse, c'est-à-dire si vous lui proposez un traitement facile, commode, simple, tolérable.

Aussi bien, voyez de quel côté s'est tournée la
faveur publique. Prenez au hasard cent malades
syphilitiques déjà traités, et demandez-leur comment ils ont été traités. Je gage bien que, sur ce
nombre, vous en trouverez quatre-vingt-quinze
pour qui l'on aura fait choix de la méthode par
ingestion. Cela est significatif.

N'allez pas toutefois exagérer ma pensée. Ne
croyez pas que je vienne vous dire : « C'est la
méthode par ingestion qui mérite vos préférences,
et, conséquemment, c'est elle que toujours, dans
tous les cas, dans toutes les situations que peut
réaliser la syphilis, vous aurez à prescrire ».

Bien loin de là! Rappelez-vous tout au contraire
ce que je n'ai cessé de vous répéter, à savoir : qu'il
n'y a rien, qu'il ne saurait y avoir rien d'absolu
dans le choix d'une méthode thérapeutique, et que
toujours ce choix doit être subordonné aux indications individuelles, indications relevant du malade
et de la maladie, indications naturellement des
plus variables.

Et, pour mieux vous convaincre encore que ma prétention n'est pas de vous inféoder·à la méthode en question, je tiens dès ce moment à spécifier qu'elle souffre, comme toute autre, des contre-indications. Ainsi, comme exemples, il y aura lieu de lui substituer tout autre procédé thérapeutique dans les diverses éventualités suivantes, qui ne laissent pas d'être communes en pratique :

1° Alors, qu'on aura affaire à un sujet affecté d'un état morbide préalable des voies digestives (gastralgie, dyspepsie, gastrite, dilatation d'estomac, entérite, etc.) ou présentant une intolérance idiosyncrasique de ce système par rapport au mercure ;

2° Alors qu'on aura affaire à un malade en état de débilitation cachectique, ne se rattachant plus à la vie que par un reste de puissance digestive. Et, en effet, ne serait-ce pas un non-sens que d'introduire du mercure dans un estomac qui ne tolère plus qu'à grand'peine quelques aliments légers et choisis ?

3° Dans tous les cas où il y aura indication à laisser libres les voies digestives en faveur d'autres remèdes jugés opportuns ;

4° Et, de même encore, dans tous les cas où un danger pressant, urgent, rend nécessaire une mercurialisation rapide, presque instantanée.

Mais, à cela près de ces indications et de quelques autres que j'aurai à vous signaler en temps et lieu, c'est la méthode par ingestion qui, vraiment et sans contradiction possible, s'impose au choix du médecin, et cela en raison des divers avantages qui lui confèrent par excellence le caractère d'une méthode simple et pratique.

XL

Très nombreux sont les composés mercuriels qui ont été proposés et préconisés comme agents de mercurialisation par la voie gastrique. Il n'y aurait même que peu d'exagération à dire qu'on a mis en œuvre pour ce mode de traitement à peu près toutes les préparations qu'a pu réaliser la féconde chimie contemporaine.

Je n'essayerai pas de vous en donner la liste. Et il serait plus fastidieux encore de vous exposer les raisons pour lesquelles la plupart de ces remèdes, rapidement délaissés, sont restés à l'état de mort-nés.

Je me bornerai à vous citer les plus importants de ces composés mercuriels, en y adjoignant quelques autres qui, oubliés de nos jours, ont joué un certain rôle dans l'histoire et auxquels se rattachent les noms de formules autrefois célèbres.

Sans parler de deux grands remèdes qui se partagent aujourd'hui la faveur commune et que nous aurons bientôt à étudier longuement (sublimé et protoiodure d'hydrargyre), on a mis en usage, à différentes époques, les agents que voici :

1° Le *mercure métallique*, que l'on administre de diverses façons, à savoir : soit divisé, « éteint » (suivant l'expression technique) dans une poudre quelconque ; — soit sous forme d'onguent mélangé à des poudres diverses.

Une préparation fameuse de cet ordre fut celle que, dit-on, Barberousse, le célèbre corsaire d'Alger, envoya au roi François Ier. Elle consistait en pilules qui ont longtemps figuré dans les vieux formulaires sous le nom de *pilules de Barberousse*[1].

A ranger aussi dans cette catégorie les préparations suivantes, qui ont eu leur temps de célébrité :

Le *mercure gommeux de Plenk* (dit encore sirop de mercure), composé de mercure éteint dans la gomme arabique, puis incorporé au sirop de têtes de pavot)[2].

Les *pilules de Belloste*[3].

[1]. Voici, sommairement, la composition de ces pilules : mercure éteint avec le suc de roses rouges, agaric, rhubarbe, cannelle, myrrhe, mastic, térébenthine, etc. (V. Lémery, *Pharmacopée universelle*).

[2]. V. Jourdan, *Pharmacopée universelle*, 1828, t. II, p. 37.

[3]. Plusieurs fois modifiées et de façons différentes. — Voici la composition actuelle qu'en donne le *Formulaire pharmaceutique des hôpitaux de Paris* :

℞ Mercure purifié . . . .   60 grammes.
   Miel blanc.   60   —
   Poudre d'aloès.   60   —
   — de poivre noir   10   —
   — de rhubarbe   30   —
   — de scammonée d'Alep . .   20   —

F. s. a. une masse bien homogène, et divisez-la en pilules de 20 centigrammes, qui contiennent *cinq centigrammes* de mercure.

Les *pilules bleues* anglaises[1].

Les *pilules de Sédillot,* qui sont encore quelquefois prescrites de nos jours. En voici la formule :

> ℞ Pommade mercurielle double . . 3o grammes.
> Savon médicinal pulvérisé. . . . 20 —
> Poudre de réglisse. . . . . . . 10 —

Faites une masse homogène; divisez-la en pilules de vingt centigrammes. — Chacune de ces pilules contient *cinq centigrammes* de mercure[2].

2° Le *calomel,* qui, après avoir joui d'une certaine faveur autrefois, est tombé dans un discrédit complet. D'abord, c'est un antisyphilitique très infidèle; et d'autre part, on lui a fait très justement un double grief et de son action diarrhéique et de la facilité avec laquelle il développe la stomatite.

Il formait la base des *pilules de Plummer*[3].

3° Le *bi-iodure de mercure,* toxique violent, qui ne s'emploie guère plus qu'associé à l'iodure de potassium. — C'est un des deux sels constitutifs du trop fameux *sirop de Gibert,* dont nous aurons à parler plus tard.

1. Composition :

> ℞ Mercure purifié. . . . . 5 grammes.
> Conserve de roses 7ᵍʳ,5o
> Poudre de réglisse 2ᵍʳ,5o

F. s. a. et divisez en 1oo pilules. — Chacune de ces pilules contient *cinq centigrammes* de mercure. (*Formulaire pharmaceutique des hôpitaux de Paris.*)

2. *Formulaire pharmaceutique des hôpitaux de Paris.*

3. Composées de calomel et soufre doré d'antimoine, p. e. — Actuellement inusitées.

4° Le *bioxyde de mercure*.

5° Le *sulfure noir de mercure*.

6° L'*acétate de mercure*, base d'une préparation très célèbre, lancée au siècle dernier par un charlatan allemand, Keiser, sous le nom de *dragées de Keiser*. — C'est sans doute aux frais de ce Keiser que, comme panégyrique dudit remède, Linguet écrivit sa spirituelle « Cacomonade »[1], sorte d'épilogue au « Candide » de Voltaire.

7° Le *cyanure de mercure*, vanté par Parent-Duchâtelet.

8° Divers sels mercuriels, qui n'ont eu qu'un moment de vogue : protonitrate, prototartrate, sous-phosphate, turbith, manganate, etc.

Plus récemment, quelques autres préparations ont été introduites dans la thérapeutique de la syphilis. Citons notamment les trois suivantes :

1° Le *peptonate de mercure*, préconisé surtout par Martineau. — On lui reproche de n'être pas, chimiquement, un composé défini. « On peut bien réaliser des composés peptoniques tenant en dissolution du mercure; mais la proportion de ce métal est essentiellement variable dans ces composés suivant le mode de préparation. De sorte que le peptonate d'un pharmacien n'est pas celui d'un autre; et même celui d'un pharmacien ne sera pas toujours identique à lui-même » (P. Pouchet)[2].

---

1. La Cacomonade, *Histoire politique et morale*, Cologne, 1766.
2. La peptone hydrargyrique ammonique s'administre en pilules.

2° Le *tannate de mercure*. — On l'a présenté,
suivant l'usage, comme « la meilleure des préparations mercurielles »; car, « d'une part, a-t-on dit,
il serait exempt de tous les accidents (troubles digis-
tifs, stomatite, etc.) auxquels donnent lieu les autres
sels mercuriels; et, d'autre part, il ferait justice à
brève échéance des accidents les plus graves de la
syphilis »[1]. Malheureusement il est loin d'avoir tenu
de si belles promesses. On l'a vu d'abord déterminer la stomatite, la diarrhée, etc., à la façon de tous
les composés mercuriels. Et, de plus, il a un tort capital, qui le condamne avant toute expérimentation
clinique, c'est de *ne pas être un composé défini !*
« Le tannate de mercure, nous disait récemment
un de nos grands chimistes, n'existe pas chimique-

— Voici la formule des pilules en usage dans les hôpitaux de
Paris :

℞ Peptone hydrargyrique am-
monique.. . . . . . .   2 grammes.
Poudre d'opium. . . . .   0,50 centigrammes.
Extrait de gaïac. . . . .   1 gramme.
Poudre de gaïac.   1   —

F. s. a. 100 pilules, et vernissez-les à l'éthérolé de tolu.
Chacune de ces pilules renferme 2 centigrammes de peptone
hydrargyrique ammonique, soit *cinq milligrammes* de sublimé combiné à la peptone. (*Formulaire pharmaceutique des hôpitaux de Paris.*)
1. Voici la formule proposée par le Dr Lustgarten :

℞ Tannate de mercure. . .   1 gramme.
Acide tannique. . . . .   0,50 centigrammes.
Sucre de lait. . . . . .   4 grammes.
Poudre d'opium . . . .   0,05 centigrammes.

Pour dix pilules.
Une de ces pilules une demi-heure après le repas. (P. Raymond,
Notes sur le traitement de la Syphilis en Allemagne et en Autriche.)

ment. Je vous ferai bien une série de corps contenant du mercure et du tannin, tous différents les
uns des autres, mais je ne vous ferai jamais ou du
moins, quant à présent, je suis incapable de vous
faire un corps défini, toujours identique à lui-même,
et méritant le nom de tannate de mercure. Celui
que je vous fabriquerai aujourd'hui ne sera pas
semblable à celui que tel autre chimiste vous com-
posera ou que moi-même je vous composerai demain. » — Quelle confiance accorder à un médicament de ce genre?

3° Le *salicylate de mercure*. — Préparation bien
autrement sérieuse et douée d'une action antisyphilitique assez puissante, à la dose quotidienne de
5 à 10 centigrammes. — C'est au Dr Silva Araujo
(de Rio-Janeiro) que nous devons les premières
expérimentations sur ce composé[1].

XLI

De tous ces remèdes il en est deux — et il n'en est
que deux — auxquels la faveur publique soit restée
fidèle. Ces deux remèdes, consacrés par une longue
expérience, à l'avance vous les avez nommés ; ce

1. Silva Araujo, *Le Salicylate de mercure et ses applications dans la
syphilis et dans quelques dermatoses*, Journal de méd. et de pharm.,
Paris, 1887. — Bruno Chaves, *Estudo medico chimico do mercurio*,
Thèse inaug., Bahia, 1887. — Analyse dans les Annales de der-
mat. et de syph., 1888, p. 228.
— A signaler encore, parmi les préparations récemment expéri-

sont le sublimé et le protoiodure. On a dit qu'ils
étaient les « colonnes » de la médication mercurielle par ingestion ; ce n'est pas moi qui leur
contesterai ce titre.

Étudions-les donc l'un et l'autre avec toute
l'attention que nous devons accorder à ces deux
véritables « guérisseurs de la vérole », comme on
les a encore qualifiés.

I. — Le SUBLIMÉ (deutochlorure ou bichlorure de
mercure) est d'introduction ancienne dans la thérapeutique de la syphilis ; mais c'est à Boerhaave et
Van Swieten qu'il doit le début de la haute faveur
dont il n'a cessé de jouir jusqu'à nos jours.

Chimiquement, vous le savez, c'est un sel solide,
blanc, cristallisable, soluble dans 13 fois son poids
d'eau, plus soluble dans l'alcool. Il a une saveur
âcre, métallique, éminemment désagréable.

Il fait la base de deux préparations extrêmement
célèbres et d'un usage courant, à savoir : la *liqueur
de Van Swieten* et les *pilules de Dupuytren.*

1. — La liqueur de Van Swieten *française* et
actuelle (vous verrez dans un instant pourquoi

mentées, le *phénate de mercure* (Gamberini, Schadek), qui, dit-on,
serait bien supporté et n'irriterait pas l'intestin. — Voici la formule à laquelle s'est arrêté Schadek :

℞ Phénate de mercure . . . . 60 centigrammes
   Poudre de lycopode . . .   } āā q. s.
   Baume de Tolu . . . . .   }

Pour trente pilules. —Dose : 2 à 4 de ces pilules chaque jour (Raymond, mémoire précité).

je précise de la sorte) a la composition suivante :

♃ Eau distillée	900 grammes.
Alcool à 90 degrés.	100 —
Bichlorure d'hydrargyre . . .	1 —

Elle est donc au millième. — En sorte que chaque cuillerée à bouche de cette solution contient exactement seize milligrammes de sublimé, c'est-à-dire (environ) un centigramme et demi.

Deux remarques de posologie.

1° La liqueur actuelle de la pharmacopée française n'est pas l'ancienne liqueur de Van Swieten. Elle est notablement plus forte que cette dernière, ce qui importe pour l'intelligence des anciennes doses.

2° La liqueur de Van Swieten n'a pas la même formule en tous pays. Ainsi la liqueur française est plus forte que celle de la pharmacopée espagnole, et plus faible que celle de la pharmacopée anglaise.

II. — Les *pilules de Dupuytren* sont composées (actuellement[1]) suivant la formule que voici :

1. Élève de Dupuytren, M. le Dr Diday est mieux renseigné que tout autre sur la véritable formule de ces pilules, « telles qu'elles étaient administrées en 1832, 1833 et 1834 » dans le service de son maître. Or, cette formule, *relativement à la dose de l'opium*, est très différente de celle qu'on trouve partout reproduite aujourd'hui. La voici, d'après M. Diday (Pratique des mal. vén., 3ᵉ édit., p. 416) :

♃ Bichlorure de mercure. . .	30 centigrammes.
Extrait aqueux d'opium. . .	10 —
Extrait de gaïac.	3 grammes.

Pour 30 pilules.

Dans cette formule, la dose d'extrait d'opium contenue dans chaque pilule est de 0ᵍʳ,0033 ; — tandis qu'elle est de 2 centi-

2⟂ Bichlorure d'hydrargyre. . . un   centigramme.
Extrait d'opium. . . . . . . deux   —
Extrait de gaïac. . . . . . . quatre   —
Pour une pilule[1].

C'est encore le sublimé qui sert de base à diverses préparations qu'il faut connaître au moins de nom, à savoir : pilules majeures d'Hoffmann[2] ; — pilules de Chomel[3] ; — sirop de Cuisinier[4] ; — sirop de Larrey[5] ; — sans parler d'une foule d'autres panacées exploitées par des charlatans, toutes naturellement « garanties *sans mercure* », mais toutes à base de sublimé.

II. — Le PROTOIODURE D'HYDRARGYRE est un sel solide, d'un jaune verdâtre, altérable à la lumière, presque insoluble dans l'eau, complètement insoluble dans l'alcool.

Il a été introduit dans la thérapeutique par Biett, qui eut le mérite d'en reconnaître les vertus anti-

grammes, c'est-à-dire *six fois plus considérable*, dans la formule contemporaine.

Cette dernière dose est *excessive* et *inutile*. — A ce point de vue, donc, je crois la *vieille* formule de Dupuytren très préférable à la formule *modifiée* qui, malheureusement, se trouve aujourd'hui consacrée par l'usage.

1. Formulaire pharmaceutique des hôpitaux.
2. Composition : sublimé, eau distillée et mie de pain.
3. Composées à parties égales de sublimé et d'extrait gommeux d'opium (un demi-centigramme pour chaque pilule).
4. V. *suprà*, p. 102.
5. Composition : Sirop dépuratif de Larrey (salsepareille, sureau, squine, gaïac, sassafras, séné, bourrache), 500 gr. — bichlorure de mercure, hydrochlorate d'ammoniaque et extrait aqueux d'opium, ãã 25 centigrammes ; — liqueur d'Hoffmann, 2 grammes. — Dose : 20 à 60 grammes, quotidiennement.

syphilitiques (1831). Mais, bien certainement, c'est
à Ricord qu'il a dû sa haute fortune.

Les *pilules de Ricord*, connues du monde entier,
ont la formule suivante :

$\not\!\!2$ Protoiodure d'hydrargyre . . . . 3 grammes
    Extrait thébaïque. . . . . 1 —
    Thridace. . . . . 3 —
    Conserve de roses . . . . 6 —
Pour soixante pilules.

Chacune de ces pilules contient donc cinq centigrammes de protoiodure.

Sublimé et protoiodure, voilà deux excellents
remèdes à notre disposition. Lequel allons-nous
choisir?

Eh bien, si vous m'en croyez, nous n'établirons
pas de choix entre eux, car nous avons mieux à
faire que cela. C'est de nous servir de l'un et de
l'autre en n'obéissant qu'aux indications individuelles et particulières qui pourront, dans un cas
donné, nous faire préférer l'un à l'autre.

J'entends souvent tel ou tel de mes confrères
me dire : « Décidément, moi, je n'emploie plus que
le protoiodure ; c'est un bon remède », ou bien
inversement : « Je ne puis abandonner le *vieux*
sublimé, c'est un agent parfait ». Eh bien, ces préférences exclusives sont absolument contraires au
véritable esprit médical, lequel ne peut avoir pour
règle que d'adapter, d'approprier à un malade et à
une situation pathologique le remède qui, empi-

riquement, conviendra le mieux à l'un et à l'autre.

Inspirons-nous de cet esprit, et, au lieu de faire élection par principe, par prédilection *à priori*, de l'un ou l'autre de ces deux agents, voyons quels ils sont, quels avantages et quels inconvénients chacun d'eux comporte, à quelles indications chacun d'eux semble plus spécialement répondre.

Pour procéder méthodiquement à ce parallèle, nous pouvons en ranger les éléments sous trois chefs, à savoir : action exercée sur la bouche ; — action exercée sur le système gastro-intestinal ; — effets curatifs.

I. — Au point de vue de l'action exercée sur la bouche (que nous appellerons abréviativement *action ptyalique*), une différence marquée sépare le protoiodure du sublimé.

Le protoiodure est un irritant pour la bouche, cela n'est pas à nier. Il est « ptyalique », comme on dit.

Le sublimé affecte bien moins les gencives. Vous trouverez même écrit qu'il « ne les affecte jamais », ce qui est une erreur. La vérité, c'est qu'à doses faibles ou moyennes il reste inoffensif pour la bouche ; mais c'est aussi qu'à doses plus élevées il exerce sur elle l'action de tous les composés mercuriels. Seulement, comme on n'est pas obligé d'atteindre ces dernières, au moins le plus souvent, pour obtenir le résultat thérapeutique qu'on a en vue, il suit de là, au total, qu'à doses curatives le sublimé ne

détermine que rarement des symptômes d'inflam-
mation buccale. — Et vous concevez tout aussitôt
quel parti nous pouvons tirer, en certaines circonstances, de cette immunité *relative* de la bouche
vis-à-vis du sublimé.

Tout au contraire, je le répète et j'insiste sur ce
point, le protoiodure est ce qu'on peut appeler un
remède ptyalique. Cela, il faut bien le savoir et s'en
souvenir toujours, afin de ne pas se laisser surprendre en pratique par les accidents buccaux qui
peuvent résulter de ce remède.

Sans nul doute, le protoiodure est moins ptyalique que le calomel et surtout que le calomel à
doses réfractées ; il est moins ptyalique aussi que les
frictions mercurielles et d'une façon bien moins
dangereuse, comme nous l'avons établi précédemment. Mais il l'est à sa façon, dans sa mesure ; et
c'est là le grief principal qui peut lui être opposé,
car, à tous autres égards, il constitue vraiment un
excellent remède.

Au surplus, précisons. La précision est de rigueur
avec un remède comme celui-ci, d'usage courant,
journalier.

A quelle dose est-il ptyalique?

Tout d'abord, mettons hors de cause ce qu'on
appelle les *idiosyncrasies*. Ainsi, il est certains sujets dont la bouche ne tolère pas le protoiodure à
doses curatives ; c'est là une exception des plus
rares, mais c'est là un fait bien authentique. Et,
inversement, il en est d'autres qui le tolèrent je

dirai presque à toutes doses. J'ai vu nombre de
malades n'avoir en rien la bouche offensée par
des doses quotidiennes de 15, 20 et 25 centigrammes. Dernièrement, un de mes anciens élèves,
maintenant praticien distingué, le D' Barthélemy,
me disait qu'un de ses malades avait supporté
des doses quotidiennes de 15 centigrammes pour
la première semaine, de 30 centigrammes pour
la seconde, de 45 centigrammes pour la troisième,
et cela sans accidents buccaux. Une toute jeune
femme (dont je vous ai déjà parlé) a pris en
un seul jour 34 pilules de Ricord, et en a été
quitte pour une simple fluxion gingivale, sans
stomatite véritable. — Mais ce ne sont là que
des exceptions, des curiosités ; n'en parlons pas,
et occupons-nous seulement des faits d'ordre
commun.

I. — Relativement au degré de tolérance buccale
pour le protoiodure, notons d'abord un point majeur, à savoir : qu'il existe, à cet égard, une grande
inégalité d'un sexe à l'autre.

Incontestablement, la bouche de la femme supporte bien moins le protoiodure que la bouche de
l'homme. Et cela est d'autant plus inattendu que,
d'une part, la femme a généralement la bouche
mieux tenue que l'homme, la bouche en meilleur
état comme gencives, comme dents, et que, d'autre
part, elle est presque toujours exempte d'une cause
intense d'irritation buccale extrêmement commune
chez l'homme (usage et surtout abus du tabac).

II. — En second lieu, quel est, dans l'un et l'autre sexe, le *taux usuel de tolérance buccale* pour le protoiodure?

A. — Pour l'homme, on peut dire ceci :

1° Une dose quotidienne de cinq centigrammes reste, sauf exceptions très rares, absolument inoffensive pour la bouche.

2° Très communément aussi, une dose quotidienne de 7 à 8 centigrammes n'exerce aucune action nocive.

3° Huit ou neuf fois sur dix, une dose de 10 centigrammes (deux pilules de Ricord) est tolérée sans dommage, à la condition d'un bon état préalable de la bouche, d'une hygiène buccale bien entendue au cours du traitement, et de quelques interruptions momentanées, alors que les gencives semblent en imminence de fluxion.

4° Il n'est pas rare que, pour un certain temps (une quinzaine, par exemple), des doses supérieures (12, 15 centigrammes, voire 20 centigrammes en quelques cas) soient acceptées sans réaction buccale.

Si bien, au total, qu'*on peut considérer une dose quotidienne de 10 centigrammes de protoiodure comme la dose moyenne de tolérance buccale chez l'homme*, réserves toujours faites pour les susceptibilités individuelles.

B. — Chez la femme, la tolérance buccale est notablement inférieure. Ainsi, pour elle :

1° Une dose quotidienne de 5 centigrammes

reste le plus souvent sans influence sur les gencives. Cela est, dirai-je, d'évidence journalière. Car, journellement, vous me voyez ici inaugurer le traitement à cette dose (une pilule de Ricord), et cette dose, pour la très grande majorité des cas, ne réagit pas sur la bouche.

2° Mais déjà, en l'espèce, les exceptions à ce qu'on peut appeler la règle ou le fait courant, deviennent moins rares que chez l'homme. Ainsi, de temps à autre, entendons-nous quelques-unes de nos malades, même pour cette dose minime de 5 centigrammes, se plaindre de la bouche. Et alors nous constatons sur elles, non pas une stomatite (le mot serait excessif), mais une certaine tension, une fluxion légère du bord gingival, quelquefois avec ébauche de décollement rétro-molaire. — Il n'est pas rare non plus que, dans les cas de cet ordre, nous ne constations rien d'objectivement appréciable, et c'est même là un point sur lequel, incidemment, je dois appeler votre attention. Chez certaines femmes, l'influence mercurielle ne se traduit sur la bouche que par un état *névralgique*, une sorte d'*éréthisme douloureux* du système dentaire, sans lésions manifestes. J'ai sous les yeux depuis quelques mois un exemple du genre. Une de mes clientes de la ville éprouve, pour une simple dose quotidienne de 5 centigrammes de protoiodure, une véritable odontalgie presque généralisée, une irritation, « un agacement de toutes les dents », comme elle le dit. Fort inquiète de ce symptôme, car elle est très coquette de ses dents qui sont du reste des plus belles, elle est venue plus de vingt fois me faire examiner sa bouche qu'invariablement j'ai trouvée dans un état d'intégrité absolue.

Ce n'est pas tout. Il n'est pas très rare de voir cette dose de 5 centigrammes déterminer chez la femme, non pas à coup sûr des stomatites généralisées, mais des stomatites circonscrites, partielles, d'intensité ou légère ou presque moyenne. Veuillez, comme spécimens, vous rappeler deux cas de cet ordre qui se sont présentés à nous ces derniers mois. Deux jeunes femmes (que nous traitions à la consultation — soit dit à notre décharge — et qui conséquemment n'étaient pas surveillées quant à leur état buccal) nous sont arrivées ici avec des stomatites vraies, et cela pour des doses quotidiennes de 5 centigrammes de protoiodure. A la vérité, l'une et l'autre étaient petites, chétives, maigres et de faible poids, ce qui n'est peut-être pas sans importance en l'espèce, puisque, d'après les physiologistes, la considération de poids, la considération de kilogrammes d'être vivant doit entrer en ligne de compte pour l'appropriation d'une dose à l'individu. — Des faits de ce genre, en tout cas, sont éminemment instructifs, car ils démontrent qu'il est toujours essentiel de surveiller la bouche des malades, *quelle que soit la dose de mercure administrée.*

3° La tolérance moyenne de la bouche pour le

protoiodure s'arrête, chez la femme, aux environs
de 7 à 8 centigrammes.

4° Au delà de cette dose, l'intolérance devient le
fait habituel. Il est peu de femmes dont la bouche
supporte sans irritation une dose de 10 centigrammes (deux pilules de Ricord). Presque toujours
à cette dose la stomatite est imminente, et elle ne
manque guère de se produire si l'on insiste sur
le traitement.

A coup sûr, nous parvenons bien quelquefois,
quand besoin est, à faire accepter cette dose, voire
à la dépasser; mais comment? D'abord à force
d'hygiène et de surveillance buccale; — puis et
surtout en ne maintenant le traitement à ce taux
élevé que pour un temps, quelques jours par
exemple; — ou bien en procédant par séries al-
ternes de stades de traitement et de stades de
repos; — enfin, bien entendu, en suspendant la
médication dès la moindre alerte.

Résumons-nous en disant :

1° Tolérance buccale pour le mercure bien moindre chez la femme que chez l'homme.

2° Tolérance moyenne pour le protoiodure pouvant être évaluée, comme doses quotidiennes :

Chez l'homme, à 10 centigrammes.

Chez la femme, à 7 ou 8 centigrammes.

II. — Second point : *Action sur les voies digestives*.

A cet égard, différences notables et curieuses à

signaler entre les deux composés dont nous continuons le parallèle.

1. — Pour le sublimé, chacun sait d'abord que c'est un toxique violent, et, d'autre part, qu'une bonne partie de son action nocive porte sur les voies digestives. Rien d'étonnant, donc, à ce qu'à doses thérapeutiques il détermine d'une façon rudimentaire quelques-uns des phénomènes par lesquels se traduit son action toxique.

Mais, chose curieuse, à doses thérapeutiques il influence bien plutôt l'estomac que l'intestin. Il ne produit qu'assez rarement la diarrhée, à moins qu'on ne dépasse certaines doses; tandis qu'au contraire il offense fréquemment l'estomac, même pour des doses assez basses.

Ainsi, nombre de malades, au cours du traitement par le sublimé, se plaignent de souffrir de l'estomac. Ils y accusent des douleurs gastralgiformes, des crampes, des sensations bizarres qu'ils traduisent sous les termes « de coliques, de tortillements, de pincements, de barre à l'estomac », etc. Il y a donc ce qu'on pourrait appeler une *gastralgie du sublimé*. — Et souvent même cette gastralgie est assez accentuée, assez pénible pour que les malades soient forcés de suspendre l'usage du remède.

En général, cette gastralgie est toute provisoire et disparaît avec la cessation du traitement. Il n'est pas rare toutefois qu'elle subsiste un certain temps. Quelquefois aussi elle fait place à une *dyspepsie*

qui peut être assez persistante. J'ai rencontré plusieurs malades qui, après avoir subi de longs traitements au sublimé, disaient « ne plus digérer comme
autrefois » et être devenus sujets depuis lors « à des
malaises, des fatigues, des susceptibilités d'estomac » qu'ils ne connaissaient pas antérieurement.

Point à noter : cette action irritante du sublimé
sur l'estomac s'observe bien plus souvent chez la
femme que chez l'homme. A doses non pas égales,
mais inférieures, l'estomac féminin le supporte
moins bien que le nôtre. Ce qui m'a fait dire de
vieille date que le *sublimé n'est pas un remède
pour les femmes*. D'abord son affreuse saveur leur
répugne, les dégoûte, leur fait horreur. Il est vrai
qu'on peut parer à cet inconvénient en le prescrivant sous forme pilulaire. Mais alors il n'en offense
que davantage l'estomac. Je me souviens qu'à Lourcine la liqueur de Van Swieten était baptisée par
nos malades du sobriquet de « casse-poitrine ».

Toutefois n'exagérons rien et disons : Voilà ce
que peut produire le sublimé, voilà son inconvénient réel. Mais cela, il ne le produit que sur
certains sujets et dans un certain nombre de cas.
Assez fréquemment, au contraire, il est toléré par
l'estomac, surtout si l'on a soin de n'en pas exagérer
les doses, de l'administrer suivant certaines règles
que nous préciserons dans un instant, et surtout
de ne pas en prolonger l'usage.

Ce dernier point, en particulier, est majeur, tout
à fait majeur, et je vous le signale expressément. Le

sublimé n'est pas un de ces remèdes comme l'iodure de potassium, le bromure de potassium, le
bicarbonate de soude, l'arsenic, etc., dont l'usage
puisse être prolongé. Même quand il est bien accepté de l'estomac, il ne l'est que *pour un temps*,
passé lequel il commence à devenir offensif, à faire
mal, à nuire. Ce temps, je l'évalue à trois semaines,
quatre semaines, rarement davantage. Aussi, empiriquement, ai-je été amené dans ma pratique à ne
jamais prescrire à mes malades de traitements au
sublimé supérieurs comme durée à un mois (au
maximum), et souvent même j'ai dû les réduire à
une vingtaine de jours, quitte à les reprendre après
un certain répit accordé à l'estomac. Cette pratique, je crois, est infiniment préférable, relativement à la tolérance gastrique, aux traitements
de longue haleine, et je vous la recommande
comme un résultat d'expérience.

II. — Pour le protoiodure, les choses se présentent différemment.

D'abord, d'une façon générale, il est bien mieux
toléré que le bichlorure ; — et, en second lieu,
quand il n'est pas toléré, c'est l'intestin qu'il affecte
bien plus souvent que l'estomac.

Il est bien mieux toléré que le bichlorure en ce
sens que, dans la plupart des cas, il ne détermine
rien autre que quelques coliques passagères, avec
une diarrhée ou insignifiante ou tout au plus
moyenne. A cela près, il passe véritablement ina-
perçu. Très souvent même il ne détermine aucun

phénomène d'intolérance, aucun symptôme appréciable; si bien que parfois les malades sont surpris,
voire presque alarmés de cette bénignité apparente du remède. « C'est étonnant, vous disent-
ils; vos pilules, docteur, ne me font rien; comment donc vont-elles me guérir? »

Au total — notez bien ceci, messieurs, car rien
n'est plus utile pour la pratique — le protoiodure
est généralement un *remède de facile tolérance*,
tout au moins au point de vue gastro-intestinal.

Ce n'est pas cependant qu'il ne détermine parfois
quelques troubles, quelques incidents (plutôt
qu'accidents) vers ce système. Mais alors c'est bien
moins l'estomac que l'intestin sur lequel il porte
son action. Il est vraiment rare que les malades
aient l'estomac réellement offensé par ce remède.
Au début de la médication, quelques-uns se plaignent bien de « pincements d'estomac », de coliques
gastriques, mais cela n'est jamais que léger, éphémère, et c'est tout. — A ce point de vue, donc, le
protoiodure se différencie heureusement du sublimé, car il ne détermine presque jamais ce que
produit assez souvent ce dernier, à savoir gastralgie
immédiate et dyspepsie consécutive.

En revanche, il réagit plus que le sublimé sur
l'intestin. Avec lui, la diarrhée est assez commune ;
ou plutôt, disons mieux, avec lui sont assez communs des accès de diarrhée passagère.

Il y a, d'abord, ce que j'appellerai la diarrhée
de noviciat. Attendez-vous, quand vous prescrivez

le protoiodure pour la première fois à un malade et
surtout à une femme, à quelques phénomènes initiaux de coliques et de diarrhée. Cela ne manque
guère, mais cela est affaire d'un ou de quelques
jours; après quoi, l'accoutumance se fait et la tolérance s'établit.

En second lieu, il est assez commun qu'en plein
cours de traitement, alors que le remède est bien
toléré depuis un certain temps, se produise sou-
dainement et sans raison appréciable un accès
de diarrhée, lequel dure quelques heures, un jour
ou deux jours, puis s'apaise. Qu'est cela? Je n'en
sais rien. J'imagine que ces accès de diarrhée
intercurrente (non motivée, je le répète, par une
cause extrinsèque) doivent être dus à quelque
réaction chimique accidentellement intervenue
entre le sel mercuriel et tel ou tel aliment. Mais
ce n'est là qu'une hypothèse.

Plus rarement, la diarrhée s'établit à une certaine
étape du traitement, puis s'entretient, continue,
devient ou permanente ou sujette à retours rapprochés. Dans ce cas, l'intolérance est formelle, et alors
l'indication non moins précise est de suspendre
immédiatement la médication qui, prolongée, ne
ferait plus que nuire.

Et, rien de plus, rien autre. Si bien qu'à part
ces quelques troubles, qui bien rarement attei-
gnent une importance réelle, le protoiodure est
un remède généralement toléré. Il constitue ce
qu'on a très justement appelé une *médication*

douce. C'est là du reste ce qu'apprécient très bien certains malades qui, après avoir fait tour à tour usage du sublimé et du protoiodure, sont devenus excellents juges en la question. « A la bonne heure! me disait récemment un client de cet ordre; avec le protoiodure, ça va tout seul, tandis qu'avec le sublimé il fallait vraiment un estomac de fer pour y résister ».

III. — Reste enfin, pour terminer le parallèle que nous poursuivons, à comparer les deux remèdes quant à leurs effets thérapeutiques.

Je pourrai être bref sur ce point; car, s'il existait de l'un à l'autre un grand écart, une différence marquée relativement à leur action sur les symptômes morbides, la question actuelle ne se poserait même pas. L'expérience serait acquise de vieille date et aurait consacré la supériorité de l'un par rapport à l'autre.

Or, rien de cela en l'espèce. L'un et l'autre sont de bons remèdes, d'excellents remèdes. Tous deux exercent une influence active et des plus marquées sur les manifestations d'ordre syphilitique. Si bien qu'il n'est pas à les différencier à ce point de vue, ni surtout à établir entre eux une sorte d'inégalité. Donner la palme à l'un serait, me semble-t-il, commettre un déni de justice vis-à-vis de l'autre.

Je ne dissimulerai pas une préférence personnelle pour le protoiodure; mais cette préférence résulte, comme vous allez le voir dans un moment,

de considérations indirectes. D'ailleurs, je l'avoue
par avance, il est des cas (dont nous parlerons en
temps et lieu) où le protoiodure reste impuissant à
réaliser ce qu'on obtient du bichlorure.

Au surplus, il y a mieux à faire que de s'évertuer
à établir la supériorité d'un de ces remèdes sur
l'autre; c'est de chercher à tirer le meilleur parti
possible de l'un et de l'autre, c'est de s'attacher à
trouver les indications auxquelles chacun d'eux
satisfait le plus spécialement.

Or, dans cette voie, deux points sont à noter.

1. — C'est, d'abord, que le protoiodure permet
parfois mieux que le sublimé de réaliser des effets
thérapeutiques *intenses*. Et cela, pour une raison in-
directe, à savoir : parce qu'avec lui on a la faculté
d'élever davantage les doses médicamenteuses sans
offenser l'estomac. Est-il besoin d'une dose impor-
portante en vue d'un accident ou sérieux ou rebelle,
bien vite on est arrêté, avec le bichlorure, par des
phénomènes d'intolérance gastrique; tandis qu'avec
le protoiodure on a plus de marge et (passez-moi
l'expression) on a les coudées plus franches pour
proportionner les doses à l'effet cherché et obtenir
une action thérapeutique plus puissante.

Par exemple, on réussit souvent, pour un temps,
à maintenir le protoiodure aux doses de 15 à
20 centigrammes par jour, sans déterminer d'accidents. Et, tout au contraire, si l'on dépasse les
doses quotidiennes de 3 à 4 centigrammes de sublimé, on est forcé le plus habituellement de battre

en retraite devant des phénomènes d'intolérance
gastrique.

II. — En second lieu, le protoiodure et le sublimé ne me semblent pas aptes à se suppléer réciproquement à toute période, à tout âge de la maladie.

Très certainement le protoiodure convient mieux
que le sublimé aux étapes *jeunes* de la syphilis; —
et le sublimé, inversement, a sa place mieux marquée dans les phases plus avancées de la diathèse.
— Pourquoi cela? Je l'ignore absolument, et ne
parle qu'au nom de l'empirisme.

En tout cas j'ai cru remarquer plus d'une fois
que le sublimé, administré dans les premiers temps
de la syphilis, n'exerce sur les accidents secondaires qu'une action incomplètement satisfaisante
au double point de vue curatif et préventif, c'est-
à-dire qu'il n'en vient à bout qu'assez lentement
et que, d'autre part, assez souvent il les laisse
se reproduire. J'incline donc à penser que, dans
les étapes jeunes de la maladie, son influence
thérapeutique n'est pas équivalente à celle du
protoiodure, certainement plus actif (d'après moi
tout au moins) à cette période. Ces jours derniers,
par exemple, je voyais en ville un jeune homme
qui, traité pendant trois ans (avec interruptions de
temps à autre) par les pilules de Dupuytren, n'en
était pas moins affecté d'une syphilide palmaire
assez intense et d'une glossite desquamative. Des
échecs de ce genre, à coup sûr, peuvent s'observer à la suite d'un traitement par le protoiodure,

mais je les crois moins fréquents qu'avec le sublimé.

Inversement, il m'a semblé que, dans les phases
avancées de la maladie, la mercurialisation par le
sublimé était mieux appropriée au caractère des
accidents et plus active. Il est là à sa place, si je
puis ainsi dire, et il y est mieux que le protoiodure,
lequel, bien sûrement aussi, se montre moins efficace à cette période. En tout cas, il s'associe, se com-
bine mieux que ce dernier à l'iodure de potassium
pour constituer ce qu'on appelle le traitement mixte.

Mais, ai-je besoin de le dire? ce sont là toutes
choses d'appréciation si difficile et si délicate
qu'après les avoir observées ou avoir cru les observer maintes fois, j'en suis à me demander encore
si je les ai bien et sainement jugées. Ces résultats
de thérapeutique comparée, je les juge vrais, mais
je n'oserais cependant les donner comme définitivement acquis, démontrés, et je les soumets au
contrôle de mes confrères.

Ce parallèle achevé entre les deux grands agents
de la médication mercurielle, résumons maintenant
les points principaux qui en découlent :

I. — Avec le sublimé, peu d'accidents ptyaliques ; — mais inconvénients majeurs d'intolérance gastrique ;

II. — Avec le protoiodure, accidents ptyaliques ; — mais tolérance gastrique plus facilement
assurée ;

III. — Au point de vue thérapeutique, effets sensiblement égaux des deux remèdes; — mais faculté de réaliser des effets plus intenses avec le protoiodure, en raison d'une liberté plus étendue d'élévation des doses.

Eh bien, de là qu'avons-nous à conclure? Il me semble qu'au point de vue pratique trois déductions ressortent de ce qui précède, à savoir :

1° Qu'il n'est pas de préférence exclusive, systématique, à accorder soit au sublimé, soit au protoiodure; car l'un et l'autre sont susceptibles de rendre les plus utiles services.

2° Qu'il faut prescrire l'un ou l'autre suivant les indications dérivant du cas particulier. C'est ainsi, à ne citer que deux exemples, qu'on fera élection du sublimé pour les sujets dont la bouche en mauvais état ne supporterait pas l'action ptyalique du protoiodure; — et du protoiodure chez les sujets dont l'estomac délicat, susceptible, nerveux, ne tolérerait pas le sublimé.

3° Enfin, qu'en dehors de toute indication particulière il y a lieu de préférer le protoiodure au sublimé en tant que remède usuel, courant, et cela pour une double raison : parce que, d'abord, c'est un remède mieux toléré en général que le sublimé, plus maniable, « plus doux »; — et, en second lieu, parce que l'intolérance buccale pour le protoiodure est certainement plus rare que l'intolérance gastrique vis-à-vis du sublimé. Ainsi, il est nombre de sujets qui supportent le protoiodure sans acci-

dents buccaux, et il en est bien moins qui tolèrent
le sublimé sans accidents gastriques.

C'est pour cela, n'en doutez pas, c'est pour cet
ensemble de raisons que le protoiodure est devenu
de nos jours le remède *favori*. On l'a appelé « le
chef de file » de la médication mercurielle. Il y tient
en effet, le premier rang, qu'il serait difficile, je
crois, de lui disputer.

XLII

Diverses questions d'ordre exclusivement pratique s'imposent maintenant à notre examen.

Et, d'abord, sous quelles *formes pharmaceutiques* convient-il d'administrer l'un et l'autre des
deux remèdes qui nous occupent en ce moment?

I. — Le sublimé se prescrit généralement soit en
solution, soit en pilules.

La solution usuelle, c'est la *liqueur de Van
Swieten* dont je vous ai déjà parlé. Cette liqueur
serait irritante pour l'estomac si l'on n'avait soin
de la diluer, et il convient même de la diluer fortement. On en donnera, par exemple, une cuillerée à bouche dans un verre d'un véhicule quelconque, propre à en masquer l'affreuse saveur (eau
édulcorée avec un sirop agréable, eau aiguisée de
rhum, thé, infusion de menthe ou de mélisse, etc.).
Il est plus simple encore et préférable de la faire
prendre dans du lait. Le lait, dit-on vaguement,

modifie le bichlorure, le « change en albuminate »,
le « dulcifie » ; en tout cas, il le rend tolérable à
l'estomac.

Quand on administre ce même remède sous
forme pilulaire, c'est généralement aux *pilules de
Dupuytren* qu'on a recours. Chacune de ces pilules,
je vous le rappelle, contient 1 centigramme de
sublimé, 2 centigrammes d'extrait d'opium, et
4 centigrammes d'extrait de gaïac.

Or, c'est là une formule, me semble-t-il, sujette
à revision.

D'abord, à quoi bon le gaïac? Que vient faire là
ce vieux remède inerte et inutile?

En second lieu, la dose d'opium y est vraiment
exagérée (2 centigrammes par pilule). Car, lorsqu'on
prescrit à un malade — ce qui est courant — deux
ou trois de ces pilules par jour, on se trouve lui
faire absorber quotidiennement 4 ou 6 centigrammes d'extrait d'opium, ce qui est une dose
excessive, inutile, et non exempte d'inconvénients
en certains cas. Pourquoi tant d'opium[1], alors que
la liqueur de Van Swieten, souvent bien tolérée,
n'en contient pas un atome?

J'incline donc à penser que la vieille formule de
Dupuytren pourrait être avantageusement simplifiée
et modifiée de la façon que voici :

---

1. Ne pas oublier d'ailleurs que, dans la *véritable* formule de Dupuytren, restituée par M. Diday (voir page 358), chaque pilule ne
contient qu'une dose bien moindre d'extrait d'opium, 3 milligrammes environ (exactement, 0gr,0033).

℞ Bichlorure d'hydrargyre. . ⎫
    Extrait d'opium . . . . . . ⎬ āā 1 centigramme.
Pour une pilule.

En tout cas, cette dose d'opium (un centigramme
par pilule) m'a toujours paru suffisante pour la
visée qu'on poursuit, c'est-à-dire suffisante pour
assurer la tolérance gastrique du sublimé.

II. — Quant au proto-iodure, il ne peut guère
être administré que sous forme pilulaire, étant
donnée son insolubilité.

Ici se présente une formule connue de tous, qui
a fait, je puis dire, le tour du monde, celle des
fameuses *pilules de Ricord*. (V. page 360.)

Cette formule cependant me paraît passible du
même reproche que j'adressais à l'instant aux pilules
de Dupuytren. Elle contient trop d'opium, à savoir
plus de seize milligrammes (0,016) par pilule. De
sorte qu'à la dose de deux pilules par jour (dose
courante, habituelle) on administre au malade *plus
de trois centigrammes* d'extrait thébaïque quotidiennement. C'est excessif à coup sûr, et, de plus,
c'est inutile. Il me semble donc que la formule
de mon maître gagnerait à être modifiée de la sorte :

℞ Protoiodure d'hydrargyre. . 5 centigrammes.
    Extrait d'opium. 1   —
Pour une pilule.

Telle est la formule en usage ici, soit dans nos
salles, soit à la Consultation externe, et vous avez
pu vous convaincre qu'elle est bien tolérée.

Au surplus, elle n'a rien de fixe, bien entendu,
et rien n'empêche d'y élever ou d'y abaisser la dose
de l'opium proportionnellement au degré de la
tolérance individuelle.

Et même, puisque l'opium ne joue en l'espèce
aucun rôle curatif, quel avantage y aurait-il à l'associer indéfiniment au mercure pour toute la durée
du traitement mercuriel? Qu'on le prescrive au
début pour assurer la tolérance, rien de mieux
Mais, la tolérance assurée, il n'est plus qu'inutile,
sinon nuisible même. Je le supprime pour ma part
dès que je crois n'en avoir plus besoin, quitte à le
reprendre si l'indication s'en impose à nouveau.

Simple détail de pratique, mais détail d'importance majeure. Quand vous prescrirez des pilules
mercurielles, recommandez toujours à vos malades
de n'accepter de leur pharmacien que des pilules
de consistance molle. Pourquoi? Parce que les
pilules dures risquent de ne pas être absorbées,
c'est-à-dire d'être rendues telles qu'on les a prises.
De cela j'ai eu la preuve — et la preuve matérielle
— plus d'une fois.

C'est qu'en effet dans certaines pharmacies ou
plutôt dans certaines drogueries à bon marché, on
fabrique à l'avance et par milliers des pilules de
Dupuytren et des pilules de Ricord, qu'on laisse
ensuite vieillir dans les bocaux en attendant la
vente. Or, ces pilules, dès qu'elles sont un peu anciennes, durcissent singulièrement; à la longue,

elles deviennent cornées, dures comme du bois, comme des noyaux de cerises ; l'ongle ne les entame plus, et elles rebondissent comme des grains métalliques quand on les jette sur le parquet. Elles seraient bonnes à constituer des projectiles. Jugez si, dans cet état, elles se prêtent à l'absorption !

Et il est si simple de conserver à ces pilules une mollesse convenable ! Il suffit pour cela que le pharmacien ait la précaution d'y ajouter une petite dose de glycérine.

Que de fois n'ai-je pas vu, dans ma pratique de ville, les résultats d'un traitement mercuriel se modifier presque d'un jour à l'autre par le seul fait de la substitution de pilules convenables à des pilules peu dignes de ce nom ! Voici, pour votre édification, le dernier cas de cet ordre qui s'est présenté à moi.

Un tout jeune homme (17 ans) vient me consulter pour une syphilide papuleuse confluente et quelques autres accidents secondaires. Je lui prescris une pilule de protoiodure à 5 centigrammes quotidiennement. — Quinze jours après, nul effet. Je double la dose en dépit de l'âge, tout prêt à battre en retraite au moindre incident. — Dix jours plus tard, encore nul effet, ni thérapeutique, ni même physiologique. Je demande alors à examiner les pilules dont fait usage mon client, et je les trouve tellement dures qu'elles auraient pu sans grand désavantage être comparées à des plombs de chasse. Je prescris alors à nouveau les mêmes pilules,

mais avec recommandation expresse de ne les accepter que si elles sont de consistance absolument
molle. Dix jours après, rétrocession déjà notable,
puis guérison rapide de l'exanthème.

XLIII

Quand et dans quelles conditions administrer
l'un ou l'autre de ces remèdes?

La coutume est de les faire prendre le soir, au
coucher, quelques heures après le dernier repas,
ou bien matin et soir, quand on les donne en deux
doses. Mauvaise pratique, je crois. De par expérience, le mercure est bien mieux toléré par l'estomac quand il est ingéré *avant les repas* et immédiatement avant. Quelquefois même, alors qu'il y a
un peu d'intolérance gastrique, on se trouve bien
de le donner au cours du repas.

Pour ma part, voici ce à quoi j'ai abouti, après
avoir essayé de tous les procédés : Quand le malade n'est qu'à la dose d'une pilule, je lui conseille
de la prendre avant le repas principal, soit le dîner
du soir. — Quand il est à la dose de deux pilules
par jour, je lui prescris de les prendre à intervalles
aussi distancés que possible, c'est-à-dire l'une avant
le petit déjeuner du matin, et l'autre avant le dîner
du soir.

Quelque minime que soit la dose prescrite, il y a
souvent avantage à la fractionner, quand on a

affaire à des estomacs délicats. Telle femme, par exemple, qui ne supporte pas ou supporte mal une pilule de 5 centigrammes de protoiodure, pourra la tolérer parfaitement si on a soin de lui faire diviser cette pilule en deux moitiés, dont l'une sera prise le matin et l'autre au dîner.

XLIV

J'arrive enfin à la question la plus importante, celle des *doses*.

Je commence par affirmer qu'en général le mercure n'est pas administré à sa dose vraie, à sa dose efficace. Le plus souvent on se tient au-dessous de cette dose. Positivement, *on a peur* de lui, et cela pour le malade sans doute, mais un peu aussi pour le médecin.

Comment savez-vous cela? me direz-vous. Je le sais de par les témoignages de mes malades, de par les ordonnances qu'ils m'apportent et que j'ai toujours la curiosité de lire, de par les conversations que j'ai eues avec quelques pharmaciens de mes amis, etc. Que d'exemples, sur ce point, n'aurais-je pas à vous citer, et des plus probants!

C'est ainsi que nombre de malades soi-disant traités n'ont jamais été soumis en réalité qu'à des médications insuffisantes, faibles, timides, inertes, forcément frappées d'impuissance, sans même parler de ceux qui n'ont eu jamais qu'un simulacre de traitement.

Et je n'exagère pas. A preuve les quelques cas suivants.

Il y a quelques semaines, il m'est arrivé d'être consulté par un jeune homme de 28 ans, grand et solide gaillard, qui se croyait affecté d'une « maladie de peau ». Grand fut son étonnement lorsque je lui déclarai que cette maladie de peau n'était rien autre qu'une syphilide tuberculeuse. « C'est impossible, monsieur le docteur, me dit-il; j'ai bien eu la syphilis, c'est vrai; mais je dois en être guéri, j'en suis sûrement guéri, car j'ai été traité et bien traité; voyez mes ordonnances. »

Or, que résultait-il de ces ordonnances? Qu'en effet il avait été traité, pendant huit à neuf mois, par le protoiodure, mais à quelles doses? Aux doses quotidiennes de 3 à 5 centigrammes; jamais plus! Eh bien, est-ce que de telles doses constituaient un traitement pour un sujet de cet âge, de cette force, de cette taille, de ce poids? Qu'en pouvait-on attendre en tant qu'effet préventif, si ce n'est ce qui s'est produit? A parler net, donc, ce malade n'avait jamais été traité.

Eh bien, cette histoire, sachez-le, est celle de 15 malades sur 20, approximativement. Oui, je n'hésite pas à le dire, 15 malades sur 20, dans la pratique de ville, ne reçoivent que des traitements de ce genre, à doses absolument timides et forcément inactives en tant que sauvegarde d'avenir.

Et il y a plus. C'est que parfois le mercure n'est prescrit qu'à doses infimes, véritablement dérisoires, comme vous allez en juger.

Une de mes premières clientes dans la pratique médicale fut une dame espagnole affectée d'une énorme syphilide serpigineuse dont le début remontait à trois ans. Or, vous ne devineriez jamais à quel traitement cette malade était soumise depuis ce temps. On lui donnait chaque jour *un milligramme* de sublimé, et jamais elle n'avait dépassé cette dose! Aussi bien, lorsque je lui proposai de lui administrer une dose vingt fois supérieure pour le moins, prit-elle peur — en raison sans doute de mes cheveux blonds.... à cette époque — et me pria-t-elle de mander M. Ricord en consultation, ce que j'acceptai de tout cœur, comme bien vous pensez. M. Ricord confirma ma prescription, et le résultat fut que cette dame guérit en quelques semaines.

Troisième exemple. — L'année dernière, j'ai reçu la visite d'un malade de province, âgé d'une quarantaine d'années, grand et vigoureux, qui venait me consulter au sujet d'une syphilide ulcéreuse. D'après l'ordonnance qu'il me présenta, il était soumis depuis deux mois à un traitement par le sublimé, mais à quelle dose! « Vingt-cinq milligrammes de sublimé divisés en 4o pilules », dont il prenait une seule par jour; c'est-à-dire que sa ration quotidienne de sublimé était de *six dix-milligrammes* (0^{gr},ooo6); c'est-à-dire qu'elle était

environ *cinquante fois inférieure* à la dose qui
aurait pu lui être utile!

Et voilà ce qu'on appelle parfois la « syphilis
traitée », et ce qu'on ferait mieux, en vérité, d'appeler la syphilis abandonnée à l'expectation sous
le masque d'un traitement inerte.

C'est de telles erreurs, Messieurs, qu'il convient
de nous garder pour le plus grand bien de nos malades, en faisant pour le mercure ce qu'on fait pour
tout remède, c'est-à-dire en le prescrivant *à sa
dose*, à sa dose véritablement efficace, utile, nécessaire au double point de vue de l'action curative
et préventive. Eh bien, cette dose, quelle est-elle
donc?

Il est toujours bien délicat de répondre à une
question de ce genre. Car, on l'a dit très justement,
en fait de doses médicamenteuses, la seule bonne
est *celle qui guérit*, quelle qu'elle soit d'ailleurs.
Or, cette dose qui guérit est naturellement très
variable, variable suivant les malades, variable
suivant les symptômes, variable suivant des conditions multiples et complexes.

Toutefois, pour le mercure comme pour tout
remède, il est ce qu'on peut appeler la *dose
moyenne*, à savoir la dose qui, sans convenir à tout
le monde, convient au plus grand nombre. Eh bien,
parlons de celle-là d'abord, toutes réserves faites
pour les amendements divers qu'il peut être indispensable de lui faire subir.

I. — En ce qui concerne le sublimé, la dose efficace moyenne peut être évaluée (approximativement) comme il suit :

Trois centigrammes (par jour) pour un homme
adulte, de constitution moyenne ;

Deux centigrammes (par jour) pour une femme
dans les mêmes conditions ;

II. — Pour le protoiodure, cette même dose efficace moyenne semble bien être (toujours approximativement) :

Pour un homme adulte, de 10 à 12 centigrammes
(par jour) ;

Pour une femme, de 7 à 8 centigrammes (par
jour).

C'est à de telles doses, je crois, qu'il convient en
général de prescrire ces deux grands agents de la
médication mercurielle pour en obtenir des résultats sérieux, et cela soit comme effets curatifs actuels, soit surtout (ce qui est plus essentiel encore),
comme effets préventifs, comme sauvegarde d'a-
venir.

Voilà pour la dose moyenne. — Mais la dose
moyenne n'est pas toujours, nous le savons de
reste, la *dose efficace*. Celle-ci est bien autrement
complexe en tant qu'éléments propres à la modifier, et peut même varier dans des proportions
vraiment considérables. Ce serait par trop m'écarter
de mon sujet que d'étudier ici les conditions multiples qui réagissent sur elle en un sens ou un autre.

Laissez-moi seulement, à titre de spécimens, vous
en signaler deux principales, relevant l'une de la
qualité du symptôme à combattre, et l'autre de
la qualité de la personne, du malade à traiter.

Il y a, en effet, ce que vous me permettrez d'appeler la *dose du symptôme* et la *dose du malade*.
Je m'explique.

I. — *Dose du symptôme*. — Toutes les manifestations de la syphilis ne sont pas également influen-
cées par une même dose de mercure ou d'un composé mercuriel quelconque. Il en est qu'une dose
minime suffit à juger, à effacer tout aussitôt. Il en
est qui, pour disparaître, exigent déjà une dose
notablement supérieure. Il en est qui ne rétro-
cèdent que devant des doses infiniment plus fortes.

Prenons deux cas extrêmes, pour que l'opposition
soit plus frappante. La roséole se dissipe facilement
sous l'influence du protoiodure, à la dose quotidienne, par exemple, d'une pilule de Ricord. Et,
inversement, administrer (comme je l'ai vu faire
plus d'une fois) une pilule de Ricord par jour contre
des accidents de syphilis cérébrale équivaut à une
expectation déguisée; mercurialiser à cette dose un
malade affecté d'accidents cérébraux, c'est, à parler
net, le laisser sans traitement.

Il y a plus. Des lésions d'un même système organique, soit du système cutané pris comme exemple,
ne sont pas toutes également justiciables d'une
même dose mercurielle.

Ainsi, c'est un fait d'expérience que des syphi-

lides disséminées, généralisées, cèdent à des doses
mercurielles qui restent absolument insuffisantes
devant des syphilides circonscrites, cantonnées sur
un point, « régionales », comme nous les appelons.

De même, certaines déterminations cutanées se
montrent tout particulièrement rebelles. Comme
type du genre je citerai certaines formes de dermatose palmaire qui, sous le nom très impropre de
psoriasis palmaire, font souvent invasion à une
étape tardive de la diathèse, c'est-à-dire à 8, 10,
12 ans de date au delà du début de l'infection. Ce
sont là, de l'aveu de tous, des formes extrêmement
tenaces, tout à fait réfractaires, qui ne disparaissent
qu'au prix d'une intervention exceptionnellement
énergique du traitement mercuriel.

Et de même pour tant d'autres exemples que j'aurais à produire. En sorte, vous le voyez, que certaines manifestations de la syphilis ont leurs doses
à elles, leurs doses spéciales. Il y a donc, en posologie spécifique, la *dose du symptôme*.

II. — *Dose du malade.* — C'est un fait commun
à tous les médicaments de ne pas agir également à
doses égales sur tous les sujets. Le mercure ne se
dérobe pas à cette règle. Mais besoin est de spécifier, dans le cas particulier, qu'il peut y avoir d'un
sujet à un autre, relativement à la dose mercurielle
efficace, des écarts vraiment inattendus, considérables, impossibles à prévoir et que l'expérience
seule vient révéler.

Ainsi, très positivement, il est des sujets sur lesquels agissent seules des doses mercurielles que ne tolérerait pas la grande généralité de nos malades. Exemple du genre, que je recommande à votre attention.

Je donne mes soins, depuis quelques années, à une jeune femme pour une seule et même espèce d'accidents spécifiques, à savoir une syphilide papulo-tuberculeuse du menton et des lèvres, à recrudescences ou récidives presque incessantes. J'ai longtemps lutté et avec un insuccès absolu contre cette syphilide, jusqu'à ce que, empiriquement, j'aie fini par découvrir la dose médicamenteuse qui convient à cette malade. Or, cette dose, c'est 5 à 6 centigrammes de sublimé quotidiennement. Au-dessous, effet nul; à ce taux, guérison. Et cette dose, absolument considérable, est plus considérable encore relativement, car — notez bien ceci — la malade en question est une jeune femme, plutôt petite que grande, plutôt faible que forte, délicate, lymphatique, maigre, etc. Que d'hommes vigoureux ne toléreraient pas *six pilules de Dupuytren par jour*, et cela pour plusieurs semaines! Eh bien, cette dose exceptionnelle, la petite malade en question la tolère, et la tolère sans accidents, sans irritation gingivale, sans diarrhée, sans troubles gastriques. Pourquoi? Parce que c'est là sa dose personnelle, sa *dose à elle*, c'est-à-dire, au total, la dose qui lui convient. Cela, elle le sait, elle s'en rend compte. Si bien qu'il y a quelques mois, ayant été reprise en Angleterre d'un nouvel assaut

de sa syphilide, elle s'est administré de sa propre
inspiration le même traitement, à la même dose, et
elle a guéri.

Cette dose individuelle, cette dose *du malade*,
ne saurait, bien entendu, être préjugée. Elle ne
ressort jamais que de l'empirisme; elle n'est jamais
non plus déterminable, quant à son degré propre,
que par les résultats de l'observation.

XLV

IODURE DE POTASSIUM.

Des deux grands remèdes dont nous sommes
armés contre la syphilis, l'un nous est connu par
ce qui précède. Le second s'impose actuellement à
notre étude.

Celui-ci, vous l'avez nommé à l'avance, c'est
l'IODURE DE POTASSIUM.

Deux noms doivent être placés en vedette de ce
paragraphe et salués avec reconnaissance :

Celui de Wallace (de Dublin), qui le premier ex-
périmenta l'iodure de potassium contre la syphilis
et en signala l'action énergique contre cette maladie. C'est en 1836 (date à ne pas oublier) qu'il pu-
blia dans la *Lancette anglaise* ses premiers résultats sur l'application de ce nouvel agent.

Et celui de Ricord, qui s'empara de ce remède,
l'étudia plus à fond, et eut le mérite d'en recon-

naître l'appropriation plus particulière à une catégorie spéciale d'accidents syphilitiques, ceux de la
période tertiaire. C'est Ricord, on peut le dire, qui,
par ses expériences, par son enseignement, par son
autorité, a vulgarisé, popularisé ce remède parmi
nous.

Depuis lors, l'iodure est resté dans la thérapeutique de la syphilis, et il y est resté à l'état d'agent
incontesté. Plus heureux, cent fois plus heureux que
le mercure, il n'a pas eu à connaître ces contradic-
tions multiples, ces oppositions formidables, ces
haines féroces, qu'a subies ce dernier.

Quel est-il ? Chacun le connaît. C'est un sel
solide, blanc, cristallisant en gros cubes, inodore,
à saveur piquante et désagréable. Il est très soluble
dans l'eau, moins soluble dans l'alcool.

Il est merveilleusement fait pour l'absorption et
la dispersion dans l'organisme. Et, en effet, ingéré
par la bouche, il apparaît rapidement dans l'urine,
au bout de vingt minutes environ.

Relativement à la rapidité avec laquelle il est
absorbé, puis éliminé de l'organisme, de très curieuses expériences ont été pratiquées sur un sujet
affecté d'exstrophie vésicale[1]. Sur l'individu en question les uretères venaient s'ouvrir à l'extérieur, environ trois pouces au-dessus du pubis ; en sorte qu'on
avait toute facilité pour recueillir l'urine au moment

1. *Medico-chirurgical Transactions*, Londres, 1867, t. XXXII.

même où elle se présentait par gouttelettes à l'orifice uretérique. Or, en recueillant l'urine de la sorte, on y a constaté la présence de l'iodure aux échéances que voici :

Après ingestion par l'estomac. . . . . . 14 à 15 minutes.
Après simple dépôt sur la langue. . . . 14 m. et demie.
Après injection dans le tissu cellulaire.. 20 m. et demie.
Après injection dans le rectum. . . . . 23 minutes.

Ajoutez que, d'autre part, l'imprégnation de l'économie par l'iodure ne tarde pas à devenir générale. On a constaté chimiquement la présence de ce sel dans toutes les sécrétions, notamment dans la salive, la bile, les larmes, le lait, voire jusque dans l'urine d'enfants allaités par des nourrices soumises au traitement ioduré.

L'iodure, vous le voyez, a donc toutes les qualités d'un remède facilement absorbable et rapidement diffusible.

A parler immédiatement de ce qui nous intéresse le plus, de ce que nous avons surtout intérêt à savoir, l'iodure est un remède doué d'une *action antisyphilitique* des plus puissantes.

Sans la moindre exagération on peut dire que c'est un remède merveilleux, réalisant presque des miracles.

Et, en effet, administré contre un certain ordre d'accidents syphilitiques, à savoir les accidents d'ordre tertiaire, il les amende, les atténue, les résout presque toujours avec une intensité d'action

thérapeutique et une rapidité vraiment extraordinaires.

C'est merveille, par exemple, de le voir soulager
presque instantanément, puis dissiper à brève
échéance certains phénomènes douloureux, tels
que les névralgies spécifiques ou les douleurs parfois si aiguës, si atroces, de certaines exostoses. —
J'ai dans mes notes l'histoire d'un malade qui,
affecté d'une exostose tibiale effroyablement douloureuse, n'avait pas dormi depuis quinze nuits. Le
premier jour où on lui administra l'iodure, il eut
quelque repos; il dormit absolument bien la seconde nuit.

C'est merveille encore de le voir exercer son
action résolutive et curative sur les lésions gommeuses de la période tertiaire, sur les syphilomes
gommeux de la peau ou des muqueuses, notamment
sur les syphilomes du voile palatin et de l'arrière-
gorge.

C'est merveille de le voir résoudre les exostoses,
les hyperostoses, les lésions tertiaires de la langue,
les lésions tertiaires des muscles, les infiltrations
viscérales, etc.

C'est à lui que sont dues tant et tant de ces guérisons extraordinaires, confinant presque au pro-
dige, dont témoignent une foule d'observations
insérées dans nos annales ou que conservent en
souvenir les praticiens pour les servir à l'ébahisse-
ment de leurs confrères; — observations, par
exemple, relatives soit à des phagédénismes qui

semblaient devoir s'éterniser, puis qui ont guéri comme par enchantement dès qu'on les a soumis à cet héroïque remède; — soit à d'affreux lupus ou soi-disant lupus, cédant en quelques semaines à l'iodure; — soit à des cas plus incroyables encore de malades plongés dans le coma, semblant toucher à la mort, et revenant, de par l'iodure, à la connaissance et à la vie; — soit même à des guérisons de sujets cachectiques, de pseudo-phthisiques, semblant avoir déjà un pied dans la tombe, et, pour ainsi dire, ressuscités par l'iodure, etc.

Que de faits de cet ordre n'aurais-je pas à produire! Entre mille, laissez-moi vous citer le suivant.

En 1873 entrait à Lourcine une jeune femme affectée de l'effroyable phagédénisme du pied que vous voyez reproduit sur cette pièce[1]. En outre, cette femme était pâle, affaiblie, émaciée, prostrée; bref, elle offrait l'habitus d'un dépérissement avancé, voisin du marasme. Et, comme, d'autre part, elle portait à l'un des sommets thoraciques une grande caverne, je la considérai tout à la fois comme une syphilitique et comme une phthisique dont les jours étaient comptés. Personne, je l'affirme, ne lui eût donné plus de quelques semaines à vivre. Par acquit de conscience, bien plutôt qu'avec l'espérance du moindre résultat thérapeutique, je lui prescrivis l'iodure, aidé de quelques frictions mercurielles. Or, quelle ne fut pas ma stupéfaction

1. Pièce n° 152; Musée de Saint-Louis, Collection particulière de l'auteur.

de voir tout à coup cette femme renaître, se ranimer, se modifier, se transformer, se métamorphoser littéralement, reprendre appétit, manger, engraisser, tandis que, parallèlement, ses deux lésions du poumon et du pied évoluaient d'une façon rapide vers la guérison! Bientôt il devint évident que je m'étais trompé, absolument trompé sur l'une de ces lésions, et que la prétendue phthisie tuberculeuse n'était rien autre qu'une phthisie syphilitique. Bref, quatre mois plus tard, cette moribonde était devenue une femme grosse et grasse, absolument bien portante, ayant repris ses forces et sa santé d'autrefois; et finalement, au lieu de quitter l'hôpital, suivant nos prévisions premières, par la petite porte de l'amphithéâtre, elle en sortit par la grande, en état florissant[1].

Eh bien, ce n'est pas tout. Car l'iodure fait encore mieux que cela; il fait quelque chose de plus extraordinaire pour nous médecins, quelque chose que ne réalise aucun autre remède, à savoir : Il résout, il fond des tumeurs. Il résout, il fond des testicules gros comme le poing et durs comme du bois. Il résout, il *fond des tumeurs* de tout siège, dans le tissu cellulaire aussi bien que dans les parenchymes viscéraux, et des tumeurs de tout volume, depuis celui d'une noisette jusqu'à celui

---

[1]. J'ai relaté tout au long devant l'Académie l'histoire de ce cas extraordinaire. — V. *Phagédénisme tertiaire du pied; phthisie syphilitique simulant la phthisie commune; traitement spécifique; guérison.* Union médicale, 1878.

d'une orange, d'une tête de fœtus, et au delà[1]!

Et cette incroyable, cette merveilleuse action curative, notez bien ceci, messieurs, il ne la doit qu'à lui seul. C'est en tant qu'iodure qu'il agit de la sorte, et non pas — comme on l'a prétendu — grâce à l'assistance du « mercure exhumé ». Je m'explique et profite de l'occasion qui m'est offerte pour faire justice à ce propos d'une hérésie. On a dit : « Oui, sans doute, l'iodure agit merveilleusement sur les accidents tertiaires, mais ce n'est pas en tant qu'iodure, ce n'est pas par ses forces propres. Il agit en reprenant le mercure préalablement déposé dans les tissus, en le dissolvant et en le rendant à la circulation. Ce qu'il semble faire, c'est le mercure devenu libre, le mercure *exhumé*, qui le fait en réalité ». Eh bien, cette singulière doctrine ne tient pas devant l'observation clinique, et cela pour la très simple raison que l'iodure exerce la plénitude de son action antisyphilitique alors même qu'il n'a pas été précédé d'un traitement mercuriel. C'est par milliers que l'on compterait les cas où il a guéri des accidents spécifiques graves sur des sujets qui n'avaient jamais absorbé un atome de mercure.

---

1. Je pourrais ajouter : « Et l'iodure fait cela à *toute période* de la syphilis, jusqu'à des termes éloignés, très éloignés du début de la maladie ». Comme exemple, je rappellerai un fait que j'ai publié jadis, relatif à une énorme gomme survenue *cinquante-cinq ans* après le début de l'infection, et guérie par l'iodure en six semaines! (Société méd. des hôp., Union médicale, 1870).

C'est donc, de par lui seul, un antisyphilitique puissant.

Ajoutez, d'autre part, qu'il produit ces résultats curatifs sans offense pour l'état général. Il respecte la santé. A cela près de quelques troubles dont nous parlerons dans un instant, il est généralement bien toléré par l'économie. Il excite même l'appétit et active la nutrition.

On peut donc à double titre, au point de vue de son action spéciale sur la maladie comme de son action sur l'organisme, le dire un remède *parfait*. Vous voyez que je ne lui ménage pas les éloges, et j'ai besoin de vous le faire remarquer pour que vous ne m'accusiez pas tout à l'heure de partialité, voire d'hostilité contre lui.

C'est qu'en effet il est un revers à la médaille. Ce grand remède n'est pas sans comporter des désagréments, des inconvénients, voire des dangers. Il en comporte même tant et de telle nature que ce n'est pas trop de ses éclatants états de service pour contre-balancer les griefs qu'on a pu formuler contre lui.

De quoi donc peut-il être coupable? Cela, je dois vous en parler en détail, et pour deux raisons: d'abord, parce qu'il convient de connaître à fond ce que peut produire un remède d'usage aussi commun, et, en second lieu, parce que certains symptômes qui en dérivent exposent à des erreurs diagnostiques des plus inattendues et des plus regrettables, comme vous pourrez en juger bientôt.

Très multiples et très variés sont les accidents qui peuvent résulter de l'iodure, les accidents « iodo-potassiques », comme on les appelle quelquefois.

Force est donc de les classer suivant une certaine méthode pour un exposé didactique. Généralement on les décrit par appareils, par systèmes. Je préfère suivre un plan tout autre, en les catégorisant par fréquence relative; ce qui aura l'avantage, me semble-t-il, de les mettre en scène à leur point, si je puis ainsi parler, c'est-à-dire suivant leur ordre d'intérêt clinique.

En procédant de la sorte, on aboutit tout naturellement à les distribuer en trois groupes : les uns d'ordre très commun, très habituel, courant; — les seconds déjà beaucoup plus rares; — les troisièmes tout à fait exceptionnels et véritablement idiosyncrasiques.

I. — Ceux qui composent le premier groupe ne sauraient être taxés du terme d'accidents; mieux vaut les appeler les *désagréments* de l'iodure.

Ils sont au nombre de trois : la saveur iodurique; — le coryza; — et l'acné.

1° La *saveur iodurique* n'est qu'un petit ennui. Elle consiste en ceci : une sorte de « mauvais goût » que les malades soumis à l'iodure conservent assidûment dans la bouche. C'est, disent-ils, une saveur « comme salée » ou bien « comme métallique ».

Elle est surtout accentuée le matin, au réveil. — Les femmes sont particulièrement sensibles à ce désagrément, d'autant qu'elles se figurent, et à tort, que la saveur qui les importune est perceptible pour autrui sous forme de « mauvaise haleine ».

2° Le *coryza* est le symptôme le plus habituel qui résulte de l'ingestion de l'iodure. Il est même habituel à ce point qu'on pourrait presque le qualifier de constant. Bien peu de sujets y échappent. C'est là un fait banal, connu de tous, voire des gens du monde qui vous diront « qu'on ne peut prendre d'iodure sans être enrhumé du cerveau ».

Ce coryza, en effet, n'est rien autre qu'un rhume de cerveau vulgaire. Comme celui-ci, il se caractérise par de l'enchifrènement avec sensation d'obstruction nasale, du flux nasal, des éternuements, un malaise local avec irradiations douloureuses vers les sinus frontaux, du mal de tête, etc.

Il est plus ou moins accentué suivant les sujets : très léger chez les privilégiés ; — moyen sur la plupart ; — intense sur quelques-uns, au point que certains malades, les premiers jours du traitement, ne cessent de se moucher et d'éternuer, et que le flux nasal est suffisant à mouiller plusieurs mouchoirs dans la journée.

Ce flux nasal n'est pas identique à celui du coryza vulgaire. Il est bien plus séreux, moins catarrho-purulent. Dans les premiers temps surtout, il n'est constitué que par une sorte de pituite grisâtre, très fluide, non liée, mouillant le mouchoir sans le tacher

en jaune, et s'échappant quelquefois subitement du
nez en gouttelettes aqueuses que le malade n'a pas
le temps de retenir.

Il est variable comme durée. Quelquefois il disparaît ou s'apaise tout au moins en quelques jours.
D'autres fois il persiste tout le temps que le malade
continue l'iodure, mais en s'atténuant, en perdant
l'éréthisme aigu des premiers jours.

Dans ses formes légères, ce n'est qu'un désagrément. Dans ses formes plus intenses, c'est une in-
commodité réelle, exactement comparable à ce
qu'est un fort rhume de cerveau.

3° *Acné.* — Conséquence également très habituelle
de l'iodure.

Ce qu'on appelle l'acné iodique consiste en lésions éruptives qui rappellent exactement comme
physionomie l'acné pustuleuse vulgaire, sous forme
de petits boutons rouges à sommet pustuleux.

Chacun de ces boutons est constitué par une pa-
pule rouge, inflammatoire, ronde de contour, faisant une légère saillie, et surmontée à son centre
d'une pustulette jaunâtre ou jaune, qui crève et
s'encroûte.

Ce bouton acnéiforme est variable comme importance : le plus souvent petit, tout au plus légèrement supérieur comme volume à une tête d'épingle; — assez souvent aussi, un peu plus gros et
comparable à une moitié de pois; — quelquefois
plus volumineux, plus renflé, et analogue alors à un
petit furoncle.

Ce que produit l'iodure, ce n'est pas, comme on
le dit, une éruption d'acné, mais seulement un
nombre restreint de boutons acnéiques. On en
trouve, par exemple, trois, quatre, six à un moment
donné, rarement davantage. Mais le désagrément,
c'est que cette germination d'acné s'entretient, se
renouvelle. Chacun de ces boutons, après une durée
de quelques jours, se dessèche, se flétrit et disparaît. Mais d'autres surgissent, puis d'autres encore,
et ainsi de suite. — Il est vrai qu'en général ils deviennent moins abondants à mesure que le traitement se prolonge.

Mais, d'autre part, ce qui contribue à les rendre
importuns par excellence, c'est leur prédilection
pour le visage. C'est au visage qu'ils se portent
le plus souvent, à savoir sur le nez, le front, les joues.
Plus rarement ils affectent le cou, le tronc, les
membres.

Ces deux symptômes usuels de l'iodure, acné et
coryza, sont essentiellement sujets à *récidives*. Ils
se reproduisent fatalement au cours de plusieurs
cures iodurées, soit chronologiquement voisines,
soit espacées. Si bien que les malades qui ont fait
un apprentissage du remède savent parfaitement ce
à quoi ils doivent s'attendre dès qu'ils reprennent
l'iodure. Ils s'annoncent, ils vous annoncent ce qui
va leur arriver. « C'est de l'iodure que vous m'or-
donnez encore, me disait ces temps derniers un de
mes malades; eh bien, je vais avoir une jolie figure
dans quelques jours, avec un nez bourgeonnant et

coulant ! » Facile prophétie, qui, en effet, s'est
réalisée de tous points.

II. — Le second groupe comprend des accidents
d'ordre plus rare, mais qui ne laissent pas de se
rencontrer de temps à autre.

Celui-ci est beaucoup plus complexe que le premier. Qu'y trouvons-nous?

D'abord, les deux accidents que nous venons
d'étudier en dernier lieu, mais exagérés, amplifiés,
à savoir :

1° Un *coryza* vraiment formidable, avec flux
nasal surabondant, incessant, coulant goutte à
goutte ; — tuméfaction nasale ; — rougeur et endolorissement des narines ; — éternuements à toute
minute ; — bouffissure rosée et presque rouge des
paupières ; — céphalalgie violente, etc., etc.

Ce coryza est tel en quelques circonstances qu'il
devient un supplice et que les malades éprouvés
de la sorte une fois ou deux se refusent à jamais
reprendre de l'iodure. J'ai dans mes intimes un
sujet tellement sensible à ce remède que, dès la
première cuillerée, il est affecté d'un coryza de cet
ordre, et cela en quelques heures. Trois fois il a
tenté l'épreuve, et trois fois la même scène s'est
identiquement reproduite. Aussi « pour rien au
monde il ne consentirait plus à avaler une goutte
de cet abominable remède ».

2° De même il est des cas où, au lieu de quelques
boutons clairsemés, il se produit une véritable

éruption acnéique, à papulo-pustules multiples, volumineuses, pisiformes, inflammatoires, furonculoïdes, etc., qui déshonorent le visage. Inutile de dire si les malades dont la face bourgeonne de la sorte s'empressent de délaisser un traitement qui les défigure, les affiche, les « compromet ». .

3° Vient en troisième lieu ce que nous appelons la *grippe iodique*. C'est un ensemble d'accidents fluxionnaires se produisant d'une façon suraiguë et rappelant très positivement l'invasion grippale.

La scène est vraiment extraordinaire, et il faut que je vous l'expose en détail, car il est important que vous la connaissiez pour vous tenir en garde contre les erreurs diagnostiques auxquelles elle peut donner lieu.

Vous avez, je suppose, prescrit de l'iodure à un de vos clients aujourd'hui même. Eh bien, cette nuit ou demain matin, il se peut qu'on vienne vous mander en toute hâte, et vous trouverez votre malade dans un état affreux, à savoir : couché, anxieux, agité, en proie à une angoisse véritable, se plaignant d'un mal de tête des plus violents, respirant avec difficulté, et surtout méconnaissable de physionomie, c'est-à-dire avec un visage bouffi, rouge, vultueux, des paupières œdémateuses, le nez gonflé et quasi-érysipélateux, etc.

Il m'est bien arrivé une dizaine de fois dans ma vie de praticien d'être réveillé la nuit pour des cas de cet ordre. On venait me chercher en me disant :

« Accourez vite, nous ne savons pas ce qu'a votre client. Hier il était très bien portant, il a dîné comme de coutume ; et voilà que, cette nuit, il a été pris d'un mal étrange ; il ne respire plus, il est tout rouge, tout gonflé ; nous croyons qu'il a un érysipèle, etc. ». Qu'était cela ? Tout simplement une grippe iodique, succédant à une première prise d'iodure de potassium.

Mais détaillons la scène, analysons-la dans ses multiples et divers symptômes.

Ce qu'on constate au premier coup d'œil est ceci : Bouffissure œdémateuse et rosée du visage ; — paupières gonflées, œdémateuses, avec suffusion rosée ; quelquefois même (mais rarement) occlusion complète des yeux par œdème palpébral ; — conjonctive rosée, sub-œdémateuse ; — nez rouge, tuméfié en masse ; — narines érythémateuses.

Si bien qu'au premier aspect on a l'impression (momentanée pour le moins) soit d'un érysipèle, soit d'un début d'eczéma aigu ou d'une urticaire œdémateuse. — Mais poursuivons.

D'autre part, tous symptômes d'un coryza sur-aigu : obstruction nasale, flux nasal abondant, éternuements, larmoiement, etc.).

Puis, troubles généraux : état fébrile, avec malaise intense ; agitation continue ; insomnie ; et surtout céphalalgie atroce, avec sensation de plénitude crâ-nienne, d'élancements, de dilacération. Le malade vous dit que « sa tête va éclater, que son crâne va se fendre », etc.

Quelquefois encore s'ajoutent au tableau les phénomènes suivants :

Malaise, plutôt que douleur, vers la gorge qui est rouge, tuméfiée, avec ou sans œdème de la luette ; — raucité de la voix, due sans doute à une congestion semblable du larynx ; — dyspnée, anxiété respiratoire, résultant aussi en toute vraisemblance d'une congestion analogue des bronches.

Telle est la scène, rappelant assez bien, comme vous le voyez, l'invasion grippale, et la rappelant à double titre : 1° par la nature des déterminations locales : coryza, larmoiement, mal de gorge, enrouement, dyspnée ; — 2° par les symptômes généraux : fièvre, abattement, malaise extraordinaire, céphalalgie intense, anxiété nerveuse, agitation, etc. De là le nom de *grippe iodique* donné à cet ensemble de phénomènes.

Comme évolution, deux points à noter : d'une part, ces divers symptômes se manifestent d'une façon presque soudaine, pour atteindre leur apogée en quelques heures ; — d'autre part, ils n'ont qu'une courte durée, à la façon de la plupart des intoxications aiguës, de l'ivresse par exemple. C'est un feu de paille qui, d'emblée, fait grand éclat, mais pour tomber et s'éteindre à courte échéance. Dès le lendemain, en effet, tout cet ensemble morbide presque alarmant s'est considérablement amendé ; le troisième ou le quatrième jour, tout est fini.

C'est donc là (sauf addition possible, mais très rare, de certaines complications laryngo-pulmo-

naires dont nous aurons à parler bientôt) un état
pathologique sans gravité, sous l'apparence de
symptômes graves. Mais toujours est-il que ces
symptômes constituent une passe vraiment cruelle
pour le patient et alarmante pour son entourage.

Quand le médecin a la clef d'une telle situation,
nul embarras. Il sait qu'il a donné de l'iodure la
veille à son malade ; il voit que les phénomènes ont
surgi quelques heures après les premières prises du
remède ; c'est chose des plus simples que de rallier l'effet à la cause. Mais, supposez un médecin
appelé inopinément près d'un malade qu'il ne connaît pas, qui ne lui dit pas avoir pris d'iodure, ou
même qui le niera au besoin ; quel sera, quel pourra
être son diagnostic sur cet ensemble étrange de
symptômes morbides? Or, de telles surprises ne
sont pas rares en pratique de ville, et cela pour la
bonne raison que les gens du monde n'ont guère
l'habitude de se faire traiter de leur syphilis par
leur médecin ordinaire, et que, précisément, c'est
le médecin ordinaire, le médecin de famille, qui
est mandé pour les accidents en question. Aussi
bien la grippe iodique a-t-elle donné lieu en maintes circonstances aux erreurs (si tant est qu'on
puisse qualifier cela d'erreurs) les plus diverses et
les plus singulières. J'ai toute une série de cas dans
mes notes où elle a été taxée, au moins momentanément, d'érysipèle, d'urticaire, d'eczéma, de rougeole, d'amygdalite infectieuse, de grippe, d'accès
d'asthme, etc., etc.

Des accidents qui composent le groupe que nous étudions actuellement, celui dont nous venons de parler est à coup sûr le plus important et le plus utile à connaître pour la pratique. Cependant quelques autres méritent encore une mention particulière. Citons surtout les suivants :

4° *Douleurs névralgiformes.* — Il n'est pas rare que l'iodure détermine des pseudo-névralgies sous forme de sensations douloureuses vagues, rarement assujetties au siège et au trajet d'un nerf, telles que : douleurs « dans la tête », dans les orbites et surtout « dans les mâchoires ». Certains malades se plaignent avec insistance de douleurs de divers genres « dans les mâchoires », comme ils disent, dès qu'ils font usage de l'iodure. Que sont ces douleurs maxillaires? Impossible de les localiser.

De temps à autre, encore, on rencontre des sujets, des femmes notamment, chez qui l'iodure détermine des *douleurs dentaires* ou plutôt une sorte d'état hyperesthésique du système dentaire. En pareil cas j'ai souvent examiné et fait examiner les dents par d'habiles dentistes; peine perdue, car on n'y trouve rien de morbide, rien de nature à expliquer ces singulières douleurs. Et cependant cet état d'éréthisme douloureux est assez accentué parfois pour que les malades doivent renoncer au traitement. J'ai dans ma clientèle une jeune femme qui n'a jamais pu supporter l'iodure pour ce seul motif.

5° *Sialorrhée.* — L'iodure excite quelquefois un

certain degré de salivation. Cette salivation, certes, ne ressemble en rien à celle du mercure ; elle n'en a ni l'abondance, ni l'odeur, ni les phénomènes inflammatoires. C'est une sialorrhée à froid, si je puis ainsi dire, avec intégrité absolue de la bouche. C'est de plus une sialorrhée légère, voire minime le plus souvent. — Je la comparerais volontiers à la sialorrhée de la grossesse.

6° *Conjonctivite oculaire*, dite encore *sclérite iodique*. — Elle consiste simplement en une rougeur plus ou moins accentuée de la conjonctive bulbaire. — Très accentuée (ce qui est rare), elle peut aboutir à constituer un chémosis œdémateux.

7° Enfin, l'iodure détermine chez quelques sujets une éruption pétéchiale que j'ai décrite sous le nom de *purpura iodique*[1].

Nul doute à conserver sur la relation pathogénique de cette éruption avec l'iodure. Et, en effet, certains sujets sont affectés de ce purpura quand ils prennent de l'iodure, et n'en sont affectés que dans ces conditions, exclusivement. J'en ai vu qui ont été pris de purpura jusqu'à 4, 6, 8 et 10 fois à propos d'un nombre équivalent de traitements iodurés.

Ce purpura iodique a un véritable siège de prédilection, à savoir la face antérieure des jambes. Bien plus rarement il affecte le tronc.

En général, il est assez discret. — Il se compose

1. *Revue mensuelle de médecine*, sept. 1887.

exclusivement de petites pétéchies miliaires ou
lenticulaires d'un rouge foncé, ne s'effaçant pas
sous la pression du doigt, complètement indolores,
voire aprurigineuses, et, pour ce motif, passant souvent inaperçues.

III. — Troisième groupe. — Ce groupe se compose de divers accidents d'ordre tout à fait exceptionnel.

Il serait très chargé, considérable même, s'il
fallait y admettre tous les accidents que l'on a rapportés à l'iodure. Et, en effet, de combien de griefs
ne l'a-t-on pas accablé? On formerait presque,
comme pour le mercure, toute une pathologie avec
les troubles morbides qu'on lui a imputés.

On l'a accusé, par exemple, de déterminer l'impuissance; — d'atrophier les testicules; — de « faire
tomber les seins »; — de produire l'albuminurie et
de servir d'origine au mal de Bright; — de provoquer des désordres nerveux multiples : faiblesse
de mémoire, hébétude, délire, hémiplégie, coma,
paralysie générale, démence, paraplégie, etc., etc.

De ces derniers griefs, aucun n'est légitimé par
l'ébauche même d'une démonstration scientifique.
Inutile, en conséquence, de nous y arrêter.

En revanche, il en est nombre d'autres malheureusement avérés; — les uns sans grande importance, mais d'autres vraiment sérieux, voire graves,
et quelques-uns même des plus graves. Ainsi (d'une
façon toujours exceptionnelle, ceci soit dit une fois

pour toutes relativement à ce qui va suivre) on
a vu l'iodure déterminer :

1° Des phénomènes d'intolérance gastrique ou
intestinale (nausées, vomissements, diarrhée).

2° Des épistaxis. — On a même parlé d'hémor-
rhagies d'autres sièges (hémoptysies, diarrhées sanguinolentes) comme pouvant dériver de l'iodure ;
mais les faits de cet ordre demandent confirmation.

3° Des gonflements fluxionnaires des glandes
salivaires (de la parotide notamment), constituant
de véritables « oreillons iodiques ».

4° Des œdèmes localisés de la face, tels qu'œ-
dèmes des paupières et des lèvres. — Un de mes
malades ne peut prendre une cuillerée d'iodure
sans présenter une fluxion œdémateuse de la lèvre
supérieure.

5° Des suintements uréthraux. — Ceci est bien
authentique. J'ai vu plusieurs fois des écoulements
uréthraux se développer, sans aucune autre cause
provocatrice, sur des malades en cours de traitement ioduré ; et, ce qui est confirmatif, j'ai vu des
écoulements de cet ordre se répéter plusieurs fois à
propos de plusieurs cures iodurées.

Mais que sont ces écoulements? Fort peu de
chose. Ils ne consistent qu'en un flux uréthral léger
et presque minime, séreux, limpide ou lactescent,
souvent même en une simple exagération d'humidité uréthrale. De plus, ils disparaissent toujours
sponte suâ avec la suspension du traitement.

6° Des tuméfactions fluxionnaires, vagues et

diffuses, autour des tendons, autour des articula-
tions. — Je n'ai constaté rien de semblable jusqu'à
ce jour.

7° Des phénomènes nerveux : « vertiges, fourmil-
lements, incertitude des mouvements, pesanteur
dans les membres inférieurs, somnolence, inap-
titude au travail, difficulté de parole », etc.; tous
symptômes qu'on a quelquefois groupés sous le
titre d'*ébriété iodique*, et que, pour ma part, je
n'ai pas encore observés.

8° Des éruptions importantes, sérieuses, quelquefois graves, voire graves jusqu'à la mort. Ces
« *iodides graves* », comme on les a appelées, composent un chapitre de dermatologie des plus intéressants, mais qui ne serait pas ici à sa place. Je
me bornerai donc à les énoncer sommairement.

Elles se présentent sous des types extrêmement
divers, dont les trois suivants sont à la fois les plus
communs et les plus importants :

1° Le *type bulleux*, décrit sous le nom de pem-
phigus iodique ou d'iodide bulleuse, consiste en
une éruption de véritables bulles, voire de grosses
phlyctènes, se produisant avec un degré variable
de confluence sur divers points du corps, notamment sur le visage, le cou et les extrémités supérieures.

2° Le *type furonculo-anthracoïde*, se caractéri-
sant par des tumeurs inflammatoires qui rappellent
le furoncle, voire l'anthrax.

3° Le *type pustulo-crustacé*, constituant des

lésions ulcéro-croûteuses qui simulent exactement les syphilides de même nom. C'est là le type insidieux par excellence des éruptions iodiques, en ce qu'il affecte une telle identité objective avec les dermatoses tertiaires que les plus experts s'y laissent tromper. Il est impossible même, dirai-je, qu'on n'y soit pas trompé; et le plus souvent on ne parvient à établir le diagnostic différentiel que sur des données indépendantes des signes extérieurs.

9° J'arrive enfin à un dernier ordre d'accidents heureusement très rares, très exceptionnels, mais les plus importants de tous en raison de leur haute gravité, à savoir les *œdèmes iodiques des voies respiratoires* (œdème laryngé, œdème pulmonaire).

Déjà nous avons remarqué la tendance de l'iodure à déterminer des fluxions œdémateuses. Il en produit sur la pituitaire, les paupières, la conjonctive, la luette, etc. Eh bien, il peut également en produire sur les muqueuses du larynx, de la trachée et des bronches.

Ces œdèmes laryngé et pulmonaire d'origine iodique ne sont pas, comme on a eu grand tort de le dire, des « dangers imaginaires ». On a constaté l'un au laryngoscope et l'autre sur la table d'autopsie. Exemples :

Sur un malade de M. Huchard, l'iodure de potassium détermina tout à la fois des œdèmes des paupières, des conjonctives, de la luette et du larynx. Mandé en consultation, M. Gouguenheim constata nettement au laryngoscope les signes d'un œdème glottique, sous forme de deux bourrelets faisant saillie dans la région des aryténoïdes[1].

A l'autopsie d'un malade, mort d'accidents laryngo-pulmonaires à la suite et par le fait d'administration de l'iodure, on trouva, d'une part, un œdème de toute la partie supérieure du larynx, des cordes vocales, de l'épiglotte, et, d'autre part, une congestion aiguë des deux poumons[2].

Ce que doit être et ce que peut devenir une scène clinique correspondant à des lésions de cet ordre et de ce siège, on le conçoit de reste. Naturellement, elle se compose des phénomènes usuels de l'obstruction laryngo-pulmonaire de forme aiguë, à savoir : gêne de la respiration ; — inspiration spécialement difficile, longue, bruyante ; — enrouement ; — toux ; — puis dyspnée véritable ; — puis orthopnée ; — bref, tous phénomènes d'imminence asphyxique ; — finalement, recours d'urgence à la trachéotomie, et quelquefois asphyxie.

Oui, plusieurs fois, en pareille situation, on a dû, pour essayer de conjurer des accidents aussi graves, pratiquer la trachéotomie. Déjà, en 1856, M. Ricord nous racontait le fait suivant, qui s'était produit quelques années auparavant dans les salles du Midi. Un malade entre à l'hôpital pour quelques accidents syphilitiques, mais d'ailleurs

1. V. *Union médicale*, 1885, t. XXXIX, p. 909.
2. Observation de Lawrie-Adair. — V. l'excellente thèse de M⁰ Elisabeth Bradley (*L'iodisme*, Paris, 1887), où l'on trouvera consignés plusieurs faits de cet ordre. Je ne saurais assez recommander la lecture de cette remarquable monographie.

bien portant. On lui prescrit une faible dose d'iodure, un gramme par jour. A peine a-t-il absorbé
la moitié (environ) de cette dose qu'il est pris
soudain d'accidents formidables d'iodisme : coryza,
gonflement des yeux, gonflement de la gorge,
aphonie, symptômes d'œdème de la glotte, imminence d'asphyxie, et tout cela en quelques heures ;
puis asphyxie devenant rapidement menaçante, au
point qu'on fut forcé d'intervenir par la trachéotomie. « Sans la trachéotomie, ce malade serait
sûrement mort », nous disait notre maître.

De même en d'autres cas, comme ceux qui ont
été relatés par Huchard, Fenwick, etc., des accidents de même ordre nécessitèrent d'urgence la
trachéotomie.

Et la mort a-t-elle été observée comme terminaison de cette scène ? Certes oui, et plusieurs fois.
Exemple le cas suivant dû au Dr Lawrie Adair et se
résumant en ceci : Une jeune femme de 30 ans,
syphilitique, est soumise au traitement ioduré.
Le lendemain, elle est prise de mal de gorge. La
nuit du surlendemain, elle est affectée tout à coup
d'une dyspnée aiguë avec enrouement. Les accidents augmentent d'une telle façon qu'on se décide
presque, vers onze heures du matin, à la trachéotomie. Mais une légère et malheureuse rémission se
produit, et l'on diffère l'opération. A trois heures,
la malade succombe subitement[1].

1. London med. gaz., 1840, p. 588.

C'est terrifiant. Quoi! A propos d'un remède d'usage courant, tel que l'iodure, nous voici amenés à parler de pareilles choses, d'œdème glottique, de trachéotomie, de mort se produisant en quelques heures! Quoi! Voici, je suppose, un sujet bien portant à qui nous prescrivons l'iodure aujourd'hui, et il se pourra que, cette nuit, nous soyons exposés soit à lui pratiquer la trachéotomie, soit même à le regarder mourir sans pouvoir lui porter secours, si l'obstacle respiratoire siège au-dessous du larynx! Quelle responsabilité pour le médecin, et quelle responsabilité à propos d'un remède d'usage quotidien!

Rassurez-vous cependant, messieurs; car les cas de ce genre, s'il n'est pas à en récuser l'authenticité, n'en restent pas moins à l'état d'exceptions des plus rares. Ils sont bien plus exceptionnels certes, pour prendre une comparaison, que les accidents mortels du chloroforme. Voilà 32 ans que je prescris journellement l'iodure soit en ville, soit à l'hôpital; je l'ai donc prescrit à des milliers de malades, et je n'ai pas encore observé, pour mon compte personnel, un seul fait semblable à ceux dont je viens de vous parler. Affaire de chance et de hasard, sans nul doute, car rien ne me garantit que demain ma statistique, blanche aujourd'hui, ne sera pas assombrie par une catastrophe de ce genre. Cependant, par ce résultat de ma pratique jusqu'à l'heure où je vous parle, jugez de l'excessive rareté de ces cas désastreux.

Certes, donc, il nous faut compter avec ces dernières éventualités ; il nous faut les avoir toujours en vue quand nous prescrivons l'iodure et nous armer contre elles de certaines précautions dont j'aurai bientôt à vous entretenir. Mais il convient, au total, de ne les prendre que pour ce qu'elles sont. Et il serait insensé, en définitive, de renoncer aux bienfaits énormes, prodigieux, que réalise l'iodure par crainte des dangers tout à fait exceptionnels auxquels il peut exposer.

XLVI

La raison de ces accidents et de ces véritables dangers de l'iodure serait certes bien curieuse et essentielle à connaître. La possédons-nous ? Non. Ce n'est pas faute de l'avoir cherchée, mais elle s'est dérobée jusqu'ici à toutes les investigations. Voyons cependant le peu que nous savons sur ce chapitre d'étiologie.

1. — On a dit d'abord : « Ce n'est pas l'iodure qu'il faut accuser de tels accidents, mais bien l'iodure *impur*, mal préparé, contenant des iodates. »

Il paraît en effet que l'iodure commercial ne brille pas toujours par sa pureté. « Ce n'est pas moi, me disait un jour un très éminent chimiste à qui j'avais l'honneur de donner mes soins, qui prendrai jamais l'iodure qu'on débite dans le commerce, car je sais ce qu'il vaut pour en avoir analysé bien des échantillons. Quand vous me prescrivez de l'iodure, je le fabrique moi-même, ou bien je purifie celui que j'achète chez un droguiste. »

Eh bien, il est possible que certains des accidents de l'iodure aient pu quelquefois relever de ses défectuosités de fabrication, de ses impuretés, notamment des iodates qu'il peut contenir et qui, dit-on, sont toxiques. Mais ce n'est pas là, à coup sûr, la raison de *tous* ses accidents et de ses accidents usuels ; car plus d'une fois, et tout récemment encore ici-même, j'ai fait analyser par des chimistes compétents des solutions iodurées ou des sirops iodurés qui avaient déterminé tels ou tels symptômes nocifs, et jamais on n'y a découvert d'impuretés, de substances étrangères, ni même d'iodates. Il faut donc chercher ailleurs que dans la composition chimique la raison des accidents en question.

II. — Cette raison, on a cru la trouver dans un état morbide des reins, dans une *insuffisance d'élimination rénale* dérivant d'une affection rénale antérieure. « C'est le rein qui est coupable en pareil cas », a-t-on dit.

En effet, on a observé quelquefois des accidents de cet ordre en relation avec des états morbides des reins, comme, par exemple, dans un cas des plus curieux relaté par Morrow[1].

Mais telle n'est pas encore, bien sûrement, l'ex-

1. V. *Journal de méd. et de chir. pratiques*, 1886, t. 57, p 228.

plication à donner aux phénomènes d'intoxication iodique. Car ces phénomènes se produisent très usuellement chez des sujets en bonne santé, ayant des reins irréprochables, jouissant d'une perméabilité absolue du filtre rénal.

III. — Serait-ce affaire de *doses*? Les accidents iodiques résulteraient-ils soit d'une « accumulation médicamenteuse » se produisant à la longue, soit de trop fortes doses administrées d'emblée?

Pour cela, non! Et voici pourquoi. C'est, d'abord, que le plus souvent ils surgissent du premier coup, quelques heures après l'ingestion des premières doses, voire parfois de la première dose, comme dans le cas précité de Ricord. C'est, en second lieu, que, le plus souvent aussi, on les a vus se produire à propos de doses tout au plus moyennes, voire de doses faibles, parfois presque minimes.

Ce dernier point, même, est des plus curieux et mérite une mention toute particulière. Des milliers d'observations démontreraient au besoin que de faibles doses d'iodure ont souvent déterminé des phénomènes importants d'intoxication. Couramment on voit des malades n'avoir pas plus tôt absorbé un demi-gramme, un gramme, un gramme et demi d'iodure, qu'ils se sentent pris de coryza, de gonflement des paupières, de céphalalgie violente, quelquefois de grippe iodique, ou même d'accidents bien plus graves.

Ce serait certes une exagération de dire ce qu'on a dit quelquefois, à savoir : 1° que les fortes doses ne produisent pas les accidents que produisent les petites et que l'iodure « devrait plutôt se donner par tonneaux que par grammes » ; — 2° que, plus on abaisse les doses du remède, plus on s'expose à développer ses effets nocifs. Mais ce qu'on peut dire, ce que je ne crains pas d'affirmer pour ma part, c'est, d'une part, qu'il suffit de petites, de très petites doses, pour déterminer tous les accidents que nous avons décrits ; — et, d'autre part, que les accidents les plus graves de l'iodisme ont le plus souvent succédé à des doses basses, très basses, d'iodure. Exemples :

Dans un cas de Nélaton, œdème glottique ayant succédé à une dose quotidienne d'*un gramme* ; — dans un cas de Weist, même accident produit par une seule dose de *cinquante centigrammes* ; — dans un cas de Guillemet, même accident à la suite d'une seule dose de *quinze à vingt centigrammes*.

Dans trois cas où la trachéotomie a dû être pratiquée, les doses productrices des accidents étaient de :

> environ 5o centigrammes dans le cas de Ricord ;
> trente grains (par jour) dans le cas de Fenwick ;
> 25 centigrammes à 1 gramme dans le cas de Huchard.

On a vu, d'autre part, des éruptions bulleuses succéder à des doses de *trente-sept centigrammes* (Lindslay), voire de *dix centigrammes* (Besnier)

Enfin, ce fut une dose de treize centigrammes qui, administrée à un enfant syphilitique de cinq mois, détermina un purpura considérable, suivi de mort en 68 heures (Mackensie).

Tout cela est péremptoire. Donc, ce n'est ni l'accumulation progressive du remède, ni l'excès d'une dose initiale d'où dérive l'intoxication iodique[1].

IV. — Mais, en fin de compte, si ce n'est rien de tout cela, qu'est-ce donc? Impossible, quant à présent, de répondre à cette question.

Tout ce qu'il nous est permis de dire, c'est que, bien certainement, la raison qui produit ces accidents est d'ordre *personnel* au sujet sur lequel ils se produisent, c'est qu'elle lui est propre, indivi-

---

1. Dans un intéressant travail sur les accidents de l'iodisme, le Dr P. Tissier aboutit à une conclusion identique. « Ce n'est pas, dit-il, l'usage prolongé de l'iodure, ce ne sont pas les hautes doses d'iodure qui provoquent les accidents laryngés de l'iodisme, tout au contraire. Ces accidents sont des symptômes *précoces* de l'intoxication, pouvant apparaître dès les premiers jours, les premières heures même, et après l'administration de doses relativement *petites*. Le tableau suivant, emprunté à Grœnouw, montre bien le fait.

APPARITION DE L'ŒDÈME GLOTTIQUE :

Fournier . .	1er jour pour une dose de	0[gr],20	d'iodure.
Grœnouw . .	1er jour	0[gr],50	—
Fournier. . .	1er jour	0[gr],50	—
Fournier. . .	1er jour	1 gr. »	—
Fœrster . . .	2e jour	2 gr. »	—
Malakowski .	2e jour	2 gr. »	—
Fenwick. . .	2e jour	3[gr],60	—
Grœnouw . .	6e jour	13 gr. »	—

V. *Annales de médecine*, 20 mai 1891.

duelle, et qu'il ne faut pas la chercher en dehors de lui.

Et, en effet, le caractère idiosyncrasique de ces accidents ressort en l'espèce de toute une série de considérations que voici :

1° C'est, d'abord, qu'ils ne se manifestent pas chez tous les sujets soumis à l'iodure, mais sur un certain nombre seulement; — 2° c'est que les individus « susceptibles à l'iodure » y restent susceptibles d'une façon continue, permanente. Donnez à dix reprises de l'iodure à un sujet qui en a éprouvé une fois des effets toxiques, dix fois il en éprouvera des effets toxiques; — 3° c'est, enfin, que tout sujet influencé par l'iodure d'une certaine façon sera toujours ou presque toujours influencé par ce remède de la même façon. Exemples : Tel sujet a présenté du purpura à propos d'un premier traitement ioduré; dix fois il présentera du purpura à propos de dix autres cures iodurées. — Tel autre, que l'iodure a affecté d'un exanthème bulleux, sera infailliblement repris du même exanthème bulleux à chaque nouvelle administration de l'iodure. — Un de mes malades, pour la plus petite dose d'iodure qu'il absorbe, offre le curieux phénomène d'une turgescence œdémateuse de la lèvre supérieure, sans rien d'autre. — Pellizzari a vu l'administration de l'iodure déterminer sur un de ses malades une éruption fébrile si bizarre et si importante qu'il fut sur le point de la considérer comme « un farcin ». Or, *cinq fois de suite*, le

même remède développa chez ce sujet des accidents identiques.

Chaque individu, vous le voyez, traduit donc à
sa façon, suivant un mode qui lui est propre, les
effets toxiques de l'iodure.

Tout cela ne démontre-t-il pas que les accidents
iodiques, quels qu'ils soient, dérivent d'une disposition *individuelle*? Au total, conséquemment, on
est éprouvé par l'iodure pour cette raison qu'on
porte en soi une disposition à « intolérer » l'iodure
et à traduire cette intolérance de telle ou telle
façon. Mais, quant à définir, à caractériser cette
disposition après l'avoir reconnue, cela n'est plus
en notre puissance. Arrivés là, le terrain nous
manque, et force est de nous arrêter.

Au surplus, cette disposition mystérieuse n'a
rien qui soit spécial à l'iodure. Elle n'est tout au
contraire que l'analogue de ces idiosyncrasies
multiples et variées que tant et tant d'individus
portent en eux vis-à-vis d'un remède, d'un aliment,
d'un stimulant quelconque, et qui, pour rester
inexpliquées, n'en sont pas moins d'une authenticité clinique indéniable[1].

1. Comme moyens de prévenir ou de combattre les accidents
que peut déterminer l'iodure, on a proposé soit de le donner
dans du lait et dans une grande quantité de lait, soit d'administrer
concurremment avec lui divers remèdes considérés comme neutra-
lisants, comme antidotes de ses effets toxiques, à savoir : le bromure de potassium, la belladone, le bicarbonate de soude, la morphine, le salol, le sulfanilate de soude, etc.... — L'expérience n'a
guère confirmé jusqu'ici les quelques résultats énoncés à ce propos.
— Ce qui paraît mieux établi, d'après d'intéressantes observations

XLVII

Modes d'administration. — L'iodure de potassium a été administré de trois façons : par la bouche ; — en lavements ; — en injections sous-cutanées.

Disons tout de suite, pour n'avoir plus à y revenir, que le procédé *par injections sous-cutanées* ne saurait entrer en ligne de compte qu'au titre de méthode d'exception, répondant à des indications d'Aubert (de Lyon), c'est l'influence exercée par la belladone sur les accidents naso-pharyngiens de l'iodure. D'après ce médecin distingué, la belladone atténuerait, voire annihilerait l'intolérance naso-pharyngienne que certains malades présentent à un haut degré pour l'iodure. Des malades, qui ne pouvaient absolument pas supporter l'iodure en raison d'accidents de cet ordre, l'ont bien toléré dès qu'on les a soumis simultanément à l'usage de la belladone (cinq à dix centigrammes d'extrait de belladone quotidiennement). Et même, ajoute Aubert, « dans l'une de mes observations, j'ai pu, après quelques jours, suspendre l'emploi de la belladone (tout en continuant l'iodure) sans voir survenir l'intolérance. » (*Lyon médical*, 1883.)

Mais ai-je à signaler quels inconvénients pourrait comporter (à moins d'être exclusivement temporaire) l'adjonction au traitement ioduré d'un remède tel que la belladone, remède toxique, dangereux, capricieux, inégalement toléré, etc. ?

On a dit encore : « Quand une dose d'iodure détermine des accidents, doublez-la, triplez-la, quintuplez-la, et le remède deviendra inoffensif, sera bien toléré ». Soit, pour les cas où les accidents qui résultent de l'iodure sont sans importance et sans danger ! Mais quel médecin prendrait la responsabilité de ladite méthode alors que l'action de l'iodure se traduit par des phénomènes graves, tels qu'une imminence d'œdème glottique? Et, à moins d'un succès éclatant, comment serait jugée une telle conduite?

particulières et des plus rares. Il est si simple de
donner l'iodure par la bouche et, d'autre part,
ce remède est si bien toléré en général par
l'estomac, que ce serait vraiment une dérision de
l'administrer par la méthode incommode et pénible
des injections hypodermiques. D'autant que les
injections d'iodure sont souvent douloureuses,
peuvent déterminer des eschares[1], et devraient
être multipliées à profusion pour atteindre le
taux usuel des doses d'effet utile. — Je ne vois
qu'un seul ordre de situations où ce procédé
soit appelé à trouver place, à savoir les cas de
syphilis cérébrale avec perte de connaissance
et relâchement des sphincters[2]. Impossible alors
d'administrer l'iodure par la bouche (et encore resterait la ressource de la sonde œsopha-
gienne), non plus que par le rectum. Reste seule

1. V. à ce sujet un travail de M. le Dr Gilles de la Tourette
(*Sur les injections sous-cutanées d'iodure de potassium*, *Progrès médical*, 1883). — V. aussi : E. Besnier, *Sur les injections sous-cutanées d'iodure de potassium*, *Progrès médic.*, 1883. — « J'ai pu,
dit mon éminent collègue, dans un cas d'intolérance de l'iodure
de potassium, chez une malade à qui un demi-gramme de ce
remède, pris par la voie digestive, produisait une urticaire
extrêmement prurigineuse, injecter la même dose de médicament
au centre de gommes syphilitiques sans donner lieu au même
phénomène. Il y a donc là une voie nouvelle ouverte à la thérapeutique et à l'expérimentation, dont l'intérêt serait grand, même
au point de vue pratique ».
2. Comme exemple : M. le Dr Gilles de la Tourette et moi
avons été réduits à un traitement de cet ordre sur un malade de
la ville qui, affecté d'une syphilis cérébrale des plus graves (à
laquelle du reste il a rapidement succombé), ne pouvait plus rien
avaler et ne retenait plus les lavements.

la voie hypodermique qui, à défaut d'autres, peut être utilisée.

De même, bien que beaucoup plus pratique, le procédé *par lavements* sera réservé à certains cas spéciaux d'intolérance gastrique. On rencontre en effet quelques malades qui ne peuvent absolument pas tolérer l'iodure par l'estomac.

Quand on aura recours à ce procédé, on prendra soin d'évacuer l'intestin au préalable par un lavement simple; puis on administrera le lavement ioduré sous la forme suivante : 2 à 4 grammes d'iodure en solution dans 200 à 250 grammes d'eau. — On facilitera la tolérance, au besoin, par l'addition de quelques gouttes de laudanum.

Mais, en dehors de toute indication spéciale, c'est à la *méthode gastrique* que tout naturellement on donnera la préférence. Quatre-vingt-dix-neuf fois sur cent, pour le moins, l'iodure s'administre de la sorte. — Sous quelle forme?

I. — Un fait ressort de l'expérience : c'est que l'iodure est d'autant mieux toléré par l'estomac qu'on le lui offre en solution plus étendue.

Excluons donc à double titre le mode d'administration par pilules, capsules, dragées, pastilles, cachets, etc. D'une part, comme il faut avaler une foule de ces pilules ou dragées pour absorber la dose utile qui se compte généralement par grammes, ce procédé n'est ni commode ni surtout recommandable aux clients peu fortunés. Et, d'autre part, il expose souvent à des irritations

stomacales parce qu'il met directement la muqueuse de l'estomac en contact avec l'iodure pur,
non dissous.

Reste le mode le plus simple, le plus naturel, et
de beaucoup le meilleur à coup sûr, celui qui
consiste à donner l'iodure en solution ou en
sirop. C'est d'ailleurs celui qui est presque universellement adopté.

Quand on procède ainsi, il est pratique et utile
de se servir de solutions ou de sirops titrés environ
à *un gramme par cuillerée à bouche*. De la sorte,
on se rend facilement et immédiatement compte
de la dose à prescrire aussi bien que de la dose
que le malade vous dit tolérer. C'est pourquoi les
deux formules suivantes sont devenues d'usage
courant :

Solution :

    ℞ Eau distillée. . . . . 500 grammes.
      Iodure de potassium. 30   —
      M.

Sirop :

    ℞ Sirop (*ad libitum*) . . . . . . 500 grammes.
      Iodure de potassium. 25   —
      M.

La solution précédente (à un gramme par
cuillerée) ne doit jamais être donnée pure, car
elle pourrait encore être irritante pour l'estomac.
Il convient de l'étendre d'eau, et cela dans la
proportion d'un demi-verre environ par cuillerée
à bouche. — Inutile d'ailleurs d'ajouter qu'en vue

de masquer la saveur du remède, l'eau pure pourra
être remplacée par un liquide quelconque, dont
on laissera le choix à la convenance et au goût
des malades : eau sucrée, eau édulcorée avec un
sirop agréable (sirop de groseille, de cerise, de
menthe, de grenadine, etc.); — eau légèrement
aiguisée de curaçao ou d'anisette (cette dernière
liqueur, tout particulièrement, dissimule assez
bien la saveur iodique); — lait; — lait additionné
de quelques gouttes d'eau de fleur d'oranger; —
et, mieux encore, bière. Nombre de mes malades
m'ont dit, après essais multiples, préférer la bière
à tout autre liquide.

De même, si l'on prescrit l'iodure sous forme
de sirop, chaque cuillerée devra être prise dans
un demi-verre d'eau.

On fera choix, pour ce dernier mode d'administration, d'un sirop agréable, non désagréable
tout au moins, et, si possible, jouissant de quelques
propriétés ou toniques ou peptiques. A ce titre, le
sirop d'écorces d'oranges amères a réuni les préférences de nombre de praticiens. — Au reste,
il va sans dire que tout agent qui pourra diminuer
le dégoût qu'éprouvent certains malades pour
l'iodure ou favoriser la tolérance gastrique sera
le bienvenu. Maintes fois il m'est arrivé (surtout
quand j'avais affaire à des femmes du monde
nerveuses, éréthiques, dégoûtées de tout par
avance, trouvant tout détestable et nauséeux),
d'être forcé de varier les formules à l'infini avant

d'aboutir à une préparation à peu près agréée. Ce qui réussit le mieux — ou le moins mal — en pareil cas, c'est de donner l'iodure dans du vin d'Alicante ou du vin de quinquina, dans du sirop de café, ou bien dans un sirop additionné d'une certaine quantité d'une liqueur agréable, telle que le curaçao ou l'anisette. Une formule qui plaît assez à cette catégorie de malades intolérants et surtout aux femmes est la suivante :

℞ Sirop simple. . . . . 35o grammes.
Anisette de Bordeaux. . . . . 15o —
Iodure de potassium. . . . . 25 —
M.

II. — Quelle que soit la dose d'iodure administrée, il y a toujours avantage à la fractionner en plusieurs doses partielles, qui seront prises en deux ou trois fois par jour.

III. — D'autre part, il n'importe pas moins que l'iodure soit donné *avant* ou même, au besoin, *pendant* les repas. Pris à jeun ou quelques heures après les repas, alors que l'estomac est vide, il « irrite », comme disent les malades, et provoque souvent des phénomènes d'intolérance. Il est infiniment mieux accepté, au contraire, lorsqu'il est ingéré *avant* et *immédiatement avant les repas*.

Si, donné de cette façon, il provoque encore quelque révolte de la part de l'estomac, le mieux est de procéder comme il suit : recommander au malade de verser la dose d'iodure à absorber par

jour dans la ration d'eau qu'il consomme quotidiennement à ses repas, et de se servir à table
de ce mélange pour couper son vin. Il prendra
ainsi son remède par petites fractions, mélangé à
ses aliments, et, de par expérience, il aura toutes
chances pour mieux le supporter ainsi que de
n'importe quelle autre façon.

XLVIII

A quelles doses administrer l'iodure ? — On
s'entend bien moins que pour le mercure sur cette
question. Et, en effet, si vous interrogez la pratique
courante, vous verrez ceci, à ne parler que des
pratiques précisément inverses et extrêmes : certains médecins ne faire usage que de petites doses,
et s'en louer; — d'autres, au contraire, ne procéder systématiquement que par fortes doses et s'en
applaudir.

Entre ces opinions contradictoires, où se trouve
la vérité?

Il va sans dire, d'abord, qu'il ne saurait exister
pour l'iodure, pas plus que pour n'importe quel
remède, de doses fixes, absolues. Il est par trop
manifeste que la dose utile, efficace, est éminemment sujette à varier, et cela suivant des conditions
multiples d'âge, de sexe, de constitution, de tolérance individuelle, et surtout de situation pathologique. A ne citer qu'un exemple, un traitement

ioduré « par extinction », dirigé contre une syphilis actuellement muette, n'exigera qu'une dose très inférieure à celle par laquelle on s'efforcera de combattre une syphilis cérébrale à accidents graves qui menacent immédiatement la vie.

Mais, sous le bénéfice de ces réserves, il est pour l'iodure, comme pour le mercure, ce que nous avons appelé une *dose efficace moyenne*. Celle-ci, quelle est-elle ?

Eh bien, tant au point de vue curatif que préventif, cette dose, d'après mes résultats personnels, me paraît pouvoir être approximativement évaluée comme il suit : .

1° Pour un homme adulte et de constitution moyenne, de force moyenne : *trois grammes* par jour ;

2° Pour une femme adulte, dans les mêmes conditions : *deux grammes*.

Je considère les doses inférieures à celles-ci comme insuffisantes, sinon absolument toujours, au moins dans la grande généralité des cas. Pour le moins j'affirme que des doses notablement inférieures, comme celles dont font usage nombre de praticiens (à savoir : 25, 5o, 7o centigrammes, ou même 1 gramme par jour) restent absolument au-dessous de l'action thérapeutique qu'on est en droit d'attendre de l'iodure. J'aurais à relater des centaines de cas où de telles doses sont restées impuissantes devant des manifestations spécifiques qui ont guéri sous l'influence de doses supérieures ; et, si je m'abstiens de toute citation, c'est que le fait est vulgaire, non contestable et non contesté.

Quant aux doses supérieures à la moyenne (approximative) que je viens de fixer, je m'empresse de reconnaître qu'elles sont souvent utiles, voire formellement indiquées par certaines éventualités que j'aurai bientôt à préciser, mais qu'elles sont inutiles dans la plupart des cas, qu'elles sont inutiles dans ce qu'on peut appeler la catégorie des cas communs, des cas courants. Très certainement, le diapason d'activité thérapeutique, pour la pratique usuelle, oscille aux environs de deux, trois ou, au plus, quatre grammes d'iodure, comme dose quotidienne.

Des doses plus élevées, dites *doses intensives*, composent une médication d'un autre ordre. Dans celles-ci, on prescrit d'emblée l'iodure à 5 ou 6 grammes par jour, pour atteindre rapidement des doses quotidiennes de 10 à 12 grammes. Parfois même des indications ont paru assez urgentes pour légitimer d'emblée des doses de 10 grammes et au delà.

Nul doute qu'à ce taux on n'obtienne des effets plus intenses qu'aux doses dites moyennes. Cela est indéniable.

Donc, inutiles et excessives pour les cas d'ordre courant, pour les cas notamment où l'iodure n'est prescrit qu'à titre préventif, ces doses intensives trouvent leur indication dans l'ordre des éventualités graves, des accidents graves de la syphilis, c'est-à-dire alors qu'il s'agit de frapper un grand coup en vue de conjurer un péril imminent, ou bien alors qu'il y a lieu d'imprimer à la médication une énergie particulière contre des manifestations anciennes et rebelles.

Ce sont, comme exemples, les doses de cet ordre qu'il y aura lieu de prescrire soit dans les cas de gomme du voile palatin menaçant de s'ouvrir à brève échéance ; — soit contre des accidents graves de syphilis cérébrale ou de syphilis médullaire ; — soit contre des ulcérations phagédéniques à marche aiguë et menaçante ; — soit encore contre des lésions anciennes, immobilisées, chroniquement réfractaires, etc.

Mais convient-il d'aller plus avant encore dans cette voie, au risque de se laisser entraîner à une thérapeutique effrénée qui ne connaît plus de limites ? Ces dernières années, on a fait — passez-moi l'expression — de véritables débauches d'iodure, en le prescrivant à des doses quotidiennes de 20 grammes, de 25 grammes, de 30 grammes, de 40 grammes, voire davantage encore, me suis-je laissé dire. Or, à quoi bon de telles intempérances ?

Qu'on ait fait cela autrefois, à l'origine, et que même on ait dépassé ces doses (puisqu'un ancien médecin de l'hôpital du Midi, le vénérable docteur Puche, est allé jusqu'à prescrire — je l'affirme *de visu* — 70 grammes d'iodure par jour), je le

conçois. Cela avait alors sa raison, son objectif et
sa justification, parce qu'on était alors à la période
de recherches, d'études, de tâtonnements, et qu'on
ne savait pas encore ce qu'on pouvait obtenir du
remède administré à de telles doses. Mais aujour-
d'hui ces excès n'ont plus le même motif ni la
même excuse. Aujourd'hui, l'expérience est faite,
et l'on sait, à n'en pouvoir douter, que ces doses
extrêmes dépassent absolument celles où le remède
est efficace, celles où il fait ce qu'il peut faire, où
il produit tout ce qu'il peut produire. Eh bien, de
même qu'il n'est pas besoin de dix bouteilles d'eau
de Sedlitz pour purger un malade, de même il est
superflu de prescrire 40 grammes d'iodure pour
déterminer un effet que 5 à 6 grammes seraient
suffisants à réaliser. Et alors, je le répète, à quoi
bon ces doses monstrueuses, colossales, qui ne
sont du reste — remarquez-le bien — que des
doses *fantaisistes* ?

Fantaisistes, ai-je dit, oui, et je légitime le mot.
N'est-ce pas, en effet, fantaisie pure que de tripler,
quadrupler, décupler la dose d'un remède, alors
qu'aucune observation précise ne démontre une
différence d'action thérapeutique entre telle ou
telle de ces doses excessives? A-t-on jamais, même
une seule fois, précisé une inégalité d'action entre
20 et 30 grammes d'iodure, entre 30 et 40, entre
40 et 50? Non, que je sache du moins. Et alors,
pourquoi prescrire 30 grammes plutôt que 20, et
40 plutôt que 30? Fantaisie pure.

On répond que ces fortes doses ne comportent
aucun danger, qu'elles sont bien tolérées par l'estomac, bien tolérées par l'organisme, etc. Je veux
croire qu'il peut en être ainsi, puisque des confrères dignes de foi me l'affirment. Mais il n'est
pas moins vrai que les doses en question, au dire
d'autres médecins, sont souvent mal acceptées par
l'estomac, produisent du dégoût, de l'inappétence,
de la dyspepsie, dépriment le système nerveux, etc.
En tout cas, la discussion est inutile à poursuivre
sur ce point, car il est une autre raison plus que
suffisante à elle seule pour condamner ces doses
excessives, raison pratiquement péremptoire : c'est
qu'elles sont *inutiles*.

Oui, inutiles. Car, au nom de l'expérience, on
peut poser ceci en principe : *Ce qu'une dose de
dix grammes d'iodure ne produit pas, une dose
supérieure ne le produit pas davantage.*

Cela, je l'affirme, et je l'affirme aussi bien de
par ce que j'ai vu que de par les témoignages de
nombre de mes collègues. Bien des fois, en face
de cas rebelles et dûment réfractaires, je me suis
laissé tenter, moi aussi, par l'espoir d'obtenir mieux
de doses supérieures, de doses massives. Bien des
fois, déçu avec 10 grammes d'iodure, j'en ai prescrit 12, 15, 18, 20 (sans avoir dépassé ce dernier
chiffre, je l'avoue). Eh bien, je n'ai pas été moins
déçu avec ces dernières doses qu'avec la première. En sorte que je suis revenu de ces doses
folles, extravagantes, et que, pour ma pratique, je

ne dépasse plus en moyenne la dose suffisamment « intensive » de 10 grammes, bien convaincu que je ne gagnerais rien à l'excéder.

XLIX

Direction du traitement ioduré. — Deux questions se présentent ici à résoudre.

I. — La première et la plus délicate est la suivante : A quelle dose *inaugurer* le traitement ioduré sur un malade dont la tolérance vis-à-vis de ce remède est encore inconnue ?

On serait tenté de croire *à priori* que l'accoutumance à l'iodure doit être obtenue par une graduation ascendante des doses, et qu'il convient conséquemment de commencer le traitement par de petites doses qu'on élèvera ensuite progressivement. Eh bien, ce procédé rationnel est condamné par l'expérience. Car (nous l'avons vu précédemment) ce sont le plus souvent de petites doses, voire des doses minimes, qui ont été suivies de graves accidents d'intoxication. En l'espèce, *les petites doses paraissent donc particulièrement nocives.* Je ne dis pas qu'elles le soient seules, à l'exclusion des autres, mais je dis qu'elles le sont ou tout au moins qu'elles l'ont été plus que d'autres jusqu'à ce jour. Pour ma part, je crois qu'il est plus prudent, en vue de se soustraire aux regrettables éventualités de l'iodisme, de commencer le traitement par des doses moyennes que par les doses infimes de 25, 50, 60 centigrammes. Je me demande même si je ne dois pas l'heureuse chance de n'avoir pas encore été éprouvé dans ma pratique par de graves accidents iodiques à ce fait que toujours et par principe je me suis tenu en garde contre les petites doses.

Précisons. — Empiriquement, voici ce qui m'a réussi comme dose initiale de la médication :

Pour un homme adulte, deux grammes par jour;

Pour une femme, un gramme à un gramme et demi.

Je n'abaisse jamais (pour un homme) au-dessous de deux grammes la dose initiale. — Le plus souvent, en ville, je procède de la façon suivante : le soir même de la première visite, un gramme; — le lendemain, deux grammes; — quelques jours après, deux à trois grammes (sauf en cas de coryza trop importun).

En outre, sauf indication particulière, j'use d'une précaution dont je ne saurais encore préciser la valeur, mais que je signalerai cependant parce que jusqu'à ce jour elle a *paru* me réussir. Avant de commencer le traitement ioduré, je *tâte* la susceptibilité du malade à l'iodure en lui prescrivant pour un certain temps le sirop de Gibert, préparation iodomercurielle qui produit bien quelques-uns des effets de l'iodure, mais qui, règle générale, ne produit pas de phénomènes graves d'intoxication. Si le malade est *touché* par ce sirop, je me méfie et me tiens sur mes gardes; au cas contraire, j'ai ou

je crois avoir une certaine garantie de nature à
m'enhardir. — J'appelle sur ce point le contrôle
de mes confrères.

II. — Seconde question : A quelles *doses ultérieures* poursuivre le traitement?

Une fois la tolérance assurée, on a les coudées
franches; l'éventualité des grands accidents d'invasion soudaine est évanouie, et l'on a toute liberté
pour élever les doses en proportion de l'indication
à remplir.

Or, cette ascension des doses au cours d'un traitement ioduré me paraît obligatoire. Bien souvent,
en effet, j'ai constaté que l'action curative de
l'iodure s'émousse rapidement et se ralentit. L'économie semble « se faire » à l'iodure et n'en plus
éprouver qu'une influence qui va s'amoindrissant
avec la durée. d'administration. Pour maintenir
au même taux l'action du remède, il faut en élever
les doses progressivement.

Je crois, en un mot, qu'un traitement d'une
seule teneur, continué uniformément à la même
dose, est infiniment moins actif qu'un traitement
à *doses ascendantes*, c'est-à-dire qu'un traitement
qui, inauguré par exemple à 2 grammes comme
dose quotidienne, sera élevé quelques jours après
à 3 grammes, puis, un peu plus tard, à 4 grammes,
voire davantage au besoin. — Je suis d'accord, au
surplus, sur ce point avec la grande majorité de
mes confrères.

Ainsi, comme exemple, pour un traitement
ioduré d'un mois, je prescris généralement une
dose de 2 grammes pour la première semaine,
de 3 grammes pour la quinzaine qui suit, et de
4 grammes pour les derniers jours du mois.

L

Mercure et iodure, voilà les deux armes dont
nous disposons contre la syphilis. Ces deux armes
nous sont actuellement connues par l'étude que
nous venons d'en faire; nous en savons l'action, la
portée, le maniement, les avantages, les inconvénients. Reste à nous en servir.

Or, comment nous en servir et surtout nous en
servir utilement? Telle est la question ou plutôt
tel est l'ordre de questions nouvelles qui s'imposent à nous actuellement.

Tout d'abord, est-il indifférent que, des deux
grands remèdes dont l'action antisyphilitique est
consacrée par l'expérience, nous choisissions l'un
ou l'autre *ad libitum*, au gré de préférences non
motivées, au gré par exemple des préférences ou
des antipathies de nos malades?

Non certes, et pour cause.

Que le mercure puisse suffire au traitement de la
syphilis, c'est-à-dire guérir les accidents actuels et
sauvegarder l'avenir, cela n'est pas douteux. Cela,
nous le savons par expérience séculaire. Nos aïeux

n'avaient pas l'iodure et cependant ils guérissaient la syphilis. Ils la guérissaient plus péniblement que nous et surtout moins rapidement dans ses manifestations tertiaires, mais enfin ils en venaient à bout. Les exemples non plus ne manqueraient pas de nos jours pour attester le même fait. Car il n'est pas rare, parmi nous, que certains malades, pour une raison ou pour une autre, ne soient traités que par le mercure, et cependant ils guérissent. A titre de spécimen, je pourrais citer l'histoire d'une vingtaine pour le moins de mes malades à qui il m'a été impossible, littéralement impossible, de faire tolérer l'iodure, et chez lesquels la syphilis, exclusivement traitée par le mercure, est restée inoffensive de vieille date jusqu'à ce jour.

Conclusion : *l'iodure n'est pas indispensable au traitement de la syphilis.*

Mais, autre question : Le mercure peut-il être suppléé par l'iodure dans le traitement de la syphilis? C'est-à-dire : l'iodure suffit-il seul au traitement de cette maladie?

On l'a cru, on l'a dit, et cela surtout à l'époque où l'iodure a commencé à s'attester par les merveilleux résultats qui lui sont familiers. Mais aujourd'hui, à part quelques oppositions isolées, la question est jugée en sens précisément contraire.

Pour moi, après avoir essayé autrefois et pour un temps du traitement exclusif par l'iodure, ma conviction est faite et bien faite à son endroit. Je m'accuse et me repens de ce péché de jeunesse, car l'expérience m'a appris à considérer le traitement en question comme insuffisant et périlleux à divers titres. Je le tiens, à parler net, pour un *mauvais traitement.*

Mais je vous dois sur une question aussi importante les raisons de mon jugement. Ces raisons, les voici sommairement.

Je condamne le traitement exclusif par l'iodure pour trois motifs :

1° Parce qu'il est vraiment peu actif, voire presque inerte parfois, contre les manifestations de l'étape secondaire;

2° Parce que, laissant subsister pour un temps plus ou moins long les accidents de cette période, il comporte des conséquences sociales des plus graves, dérivant de la contagiosité de ces accidents;

3° Parce qu'il n'éteint pas la disposition syphilitique, parce qu'il laisse subsister la tendance au tertiarisme, en un mot parce qu'il ne constitue pas une sauvegarde d'avenir.

Quelques développements sur ces trois propositions.

I. — Relativement à la première, tout le monde est à peu près d'accord, à quelques exceptions près. De l'aveu général, l'iodure, si merveilleusement actif contre les accidents tertiaires, n'exerce qu'une influence médiocre, relativement minime, sur les accidents de forme secondaire (réserve faite pour quelques-uns dont nous parlerons dans un instant).

Savez-vous, en effet, ce qu'on observe alors qu'on administre l'iodure à l'époque du chancre ou en pleine étape secondaire? Ceci :

D'une part, les poussées secondaires se produisent et se reproduisent à peu près comme si l'on ne faisait rien. J'ai vu maintes fois, sur des malades traités de la sorte, des manifestations de forme secondaire (syphilides cutanées, plaques muqueuses, alopécie, iritis, adénopathies, phénomènes nerveux, etc.) pulluler et repulluler, parfois même d'une façon subintrante. Si bien que j'ai dû, pour ma part, renoncer à ce traitement. Si bien que, de guerre lasse, des malades prévenus contre le mercure et s'étant refusés tout d'abord à accepter tout autre traitement que l'iodure, sont venus réclamer de moi « quelque chose d'autre, serait-ce le mercure », pour être enfin débarrassés de leurs accidents. Et, en effet, je ne réussissais à les en délivrer que par le mercure.

D'autre part, certains accidents secondaires (de l'ordre de ceux qui ne s'effacent *sponte suâ* que d'une façon très lente) se montrent absolument réfractaires à l'iodure et lui résistent opiniâtrément, à quelque dose d'ailleurs qu'on élève ce remède. Deux exemples, pris au hasard :

Sur un de mes malades, l'iodure, bien que donné à hautes doses, a laissé subsister seize mois un psoriasis palmaire et quelques syphilides papulo-squameuses régionales, tandis que le mercure a effacé ces accidents en quelques semaines.

Sur un autre malade, une lésion exactement semblable a persisté sans modification pendant dix-sept mois, en dépit de fortes doses d'iodure, et n'a commencé à se modifier que sous l'influence de frictions mercurielles *in situ*.

II. — Ma seconde raison n'est qu'un corollaire de la précédente, mais vous allez voir quelle importance spéciale s'y rattache.

N'exerçant qu'une influence répressive des plus médiocres sur la disposition secondaire, l'iodure laisse subsister et laisse se reproduire les manifestations par lesquelles elle a coutume de se traduire.

Or, quelles sont ces manifestations? Précisément celles qui offrent le plus de dangers au point de vue de la contagion; précisément celles qui servent d'origine la plus habituelle à la transmission de la syphilis, celles qui constituent la source la plus féconde des contaminations, celles qui, par excellence, alimentent et perpétuent la vérole, à savoir les syphilides muqueuses, les plaques muqueuses.

Eh bien, le premier devoir du médecin et de l'hygiéniste n'est-il pas de condamner, de réprouver un traitement qui aboutit à des conséquences de cet ordre? C'est pour cela qu'à mes yeux, je le répète, le traitement exclusif de la syphilis par l'iodure constitue un véritable *danger social*, en ne réprimant pas la pullulation des accidents les mieux faits pour propager et disséminer la vérole.

III. — Enfin, je condamne ce traitement parce que, bien sûrement, il n'exerce pas sur la maladie une action assez intense, assez profonde, pour tarir la source des accidents spécifiques, et, parce qu'il ne constitue pas au même degré que le mercure ce qu'on peut appeler une médication préventive.

Je tiens pour démontré qu'administré seul, à l'exclusion du mercure, l'iodure laisse fréquemment la voie ouverte aux accidents du tertiarisme. Souvent, en effet, très souvent, j'ai vu les malades traités de la sorte aboutir à des manifestations tertiaires, et cela pour une proportion certainement bien supérieure à ce qu'on observe usuellement à la suite du traitement mercuriel.

Je trouve ceci, par exemple, en compulsant mes notes de ces dernières années. Sur 12 malades exclusivement traités par l'iodure, 7 ont été déjà affectés d'accidents tertiaires, et d'accidents de formes particulièrement graves, à savoir :

Syphilides tertiaires.	2 cas.
Syphilide phagédénique.	1 cas.
Syphilis cérébrale.	3 cas.
Syphilis médullaire.	1 cas.

Voilà pourquoi, à triple égard, le traitement exclusif par l'iodure me paraît condamné par l'expérience.

LI

Au surplus, nous avons mieux à faire que de discuter la question de savoir si nous pouvons nous priver des services du mercure ou de l'iodure ; c'est de rechercher ce que nous avons à attendre de l'un et de l'autre au mieux des intérêts de nos malades et d'employer nos efforts à bénéficier des effets propres à chacun d'eux.

Or, à ce dernier point de vue, l'expérience a consacré un fait qui n'est plus discuté ni discutable aujourd'hui, à savoir : l'appropriation plus particulière du mercure au traitement des symptômes d'ordre secondaire, et de l'iodure à celui des affections d'ordre tertiaire.

En autres termes, on est d'accord pour considérer le mercure comme « le spécifique de la période secondaire », et l'iodure comme « le spécifique de la période tertiaire ».

Des milliers d'observations, en effet, nous ont montré et nous montrent ceci chaque jour : d'une part, le mercure exerçant une influence curative des plus intenses sur l'ordre des manifestations par lesquelles se traduit la maladie dans ses deux ou trois premières années; — et, d'autre part, l'iodure exerçant une influence encore plus active et plus rapide sur l'ordre des accidents qui composent les étapes tardives de la diathèse.

Aussi bien ne viendrait-il à l'esprit de personne d'intervertir les rôles en l'espèce, c'est-à-dire de traiter les accidents secondaires par l'iodure et les tertiaires par le mercure. Voici, je suppose, une roséole, une syphilide papuleuse, des plaques muqueuses, etc.; cent médecins sur cent prescriront le mercure contre ce genre de manifestations. Et

voici, d'autre part, une gomme palatine qui menace de perforer le voile ; cent médecins sur cent
l'attaqueront avec l'iodure. Ce serait une grosse
faute, en effet, ce serait donner à cette gomme le
temps de crever le voile, que de la combattre par
la médication mercurielle.

Toutefois, cette appropriation de chacun de ces
deux remèdes à une catégorie spéciale d'accidents,
est-elle exclusive, absolue? Est-ce que le mercure
n'a d'action que sur les accidents de forme secondaire, et l'iodure sur ceux de forme tertiaire? Non
certes. Gardons-nous de cette dichotomie brutale
qui volontiers scinderait la vérole en deux moitiés
dont l'une serait justiciable du mercure et l'autre
de l'iodure. Qu'une telle doctrine repose sur un
fond de vérité, sur un ensemble de résultats thérapeutiques non contestables, nous venons de le dire.
Mais hâtons-nous d'ajouter qu'ici comme ailleurs
la règle comporte des exceptions. Or, en l'espèce
ces exceptions sont à la fois nombreuses et majeures d'importance. Précisons au surplus et ne
craignons pas les détails, car nous sommes en plein
domaine pratique.

Certes, l'iodure n'est doué que d'une action médiocre, en général, contre les accidents de la période secondaire, notamment contre les formes
éruptives de cette période. Eh bien, par un singulier et inexplicable contraste, il exerce une influence

des plus accentuées sur certaines manifestations de
cette même étape morbide. A ce point de vue citons
comme exemples :

1° La *céphalée secondaire*, qu'il soulage et dissipe rapidement. Quand vous aurez à combattre un
« mal de tête » vespérin ou nocturne de l'étape secondaire, ne négligez jamais d'associer au mercure
une petite dose d'iodure (environ un gramme par
jour), car vos malades en retireront le plus utile
profit. (Petite dose, ai-je dit, parce qu'il suffit d'un
peu d'iodure en pareil cas, tandis que tout au contraire des doses bien plus élevées sont rigoureusement indispensables contre les divers ordres de
céphalée tertiaire.)

2° Les *névralgies secondaires*, les *douleurs névralgiformes* à localisation vague, qui sont si communes (chez la femme spécialement) dans les premiers mois de l'infection.

3° Les manifestations secondaires du système loco-
moteur, à savoir : *périostites*, *ostéalgies*, *arthralgies*, *myosalgies*, etc.

J'ajouterai que l'iodure a encore sa place marquée, au cours de la période secondaire, dans les
deux ordres de cas suivants :

1° Dans les cas de *syphilis maligne précoce*, où
prédominent les processus d'infiltration gommeuse
et d'ulcération. — C'est tout simple, puisque la syphilis maligne précoce n'est, à tout prendre, qu'une
syphilis tertiaire succédant au chancre sans transition, sans période secondaire.

2° Dans tous les cas où des contre-indications au traitement mercuriel ressortent de circonstances diverses, telles qu'intolérance idiosyncrasique vis-à-vis du mercure, état préalable de débilitation, scrofule grave, tuberculose, cachexie, etc.

Réciproquement — et ceci a une bien autre importance — le mercure occupe une large place dans la thérapeutique de la syphilis tertiaire. On peut dire de lui, et cela bien plus légitimement que pour l'iodure, que c'est un *antisyphilitique à toute période de la diathèse.*

Il a droit, en effet, de figurer à trois titres divers dans le traitement de la période tertiaire : tantôt comme agent auxiliaire, pour un grand nombre de cas ; — tantôt comme agent principal, pour quel-ques cas plus rares; — tantôt et surtout (c'est là son grand rôle) comme agent préventif. — Je m'explique.

I. — Le mercure, d'abord, est utile, très souvent utile dans cette période en tant qu'agent *auxiliaire.* Il ajoute alors son influence propre à celle de l'io-dure; et ce concours, ce renfort est maintes fois propice, car ce n'est pas trop, en nombre de cas, de deux forces thérapeutiques contre certains as-sauts de la diathèse.

Cette combinaison, cette association des deux grands antisyphilitiques (mercure et iodure) con-stitue ce qu'on appelle le traitement mixte, dont nous allons parler dans un instant.

II. — Parfois, mais ceci est moins fréquent, le mercure s'élève, dans la période tertiaire, au rang d'agent curatif *principal*, voire indispensable.

Et, en effet, l'iodure, ce merveilleux remède, n'est pas sans avoir quelquefois, lui aussi, ses défaillances, et c'est à de telles défaillances que subvient le mercure. En autres termes et d'une façon plus précise, il est des cas où l'iodure reste impuissant ou incomplètement puissant, et dont on ne vient à bout qu'avec l'assistance du mercure.

A n'en citer qu'un seul exemple, le sarcocèle, qui guérit si bien par l'iodure dans la très grande généralité des cas, lui résiste quelquefois et ne cède qu'au mercure. Gosselin et Reclus disent avoir observé plusieurs fois des sarcocèles spécifiques sur lesquels l'iodure, même à doses fort élevées, n'exerçait qu'une action incomplète, insuffisante, et dont le mercure seul a fini par avoir raison. J'aurais également à citer, pour ma part, quelques faits de même ordre.

III. — Mais c'est surtout au titre de *préventif* que le mercure a sa place utilement marquée dans l'étape tertiaire. Et, en effet, le mercure est par excellence le *remède de fond* de la syphilis. Comptez sur lui bien plus que sur l'iodure pour prévenir les récidives et sauvegarder l'avenir.

Certes, l'iodure, nous l'avons dit, est le remède immédiat des lésions tertiaires, qu'il résout, qu'il fond, qu'il efface de la façon brillante que vous savez. Mais, s'il constitue un merveilleux *effaceur*

d'accidents (passez-moi le mot), il n'est pas au
même degré un « guérisseur » de la syphilis. Il
« *laisse revenir* », comme on dit en langage fami-
lier ; il laisse se reproduire des accidents à la suite
de ceux dont il a fait justice.

Eh bien, des récidives de ce genre ne s'observent
pas — du moins avec la même fréquence — à la
suite de traitements mercuriels intervenant au
cours de la période tertiaire.

Je ne dis pas, certes, que le mercure prévient à
coup sûr et toujours les récidives, car j'ai appris
par expérience que les récidives peuvent se produire en dépit de toute espèce de traitement. Mais
j'affirme — et je parle preuves en mains — qu'elles
se produisent bien plus rarement à la suite du
traitement mercuriel qu'à la suite du traitement
ioduré.

Je vous le répète, messieurs, et ceci est capital,
et ceci, je voudrais le graver en vos souvenirs :
*En tant que médication préventive, il est bien
plus de confiance à accorder au mercure qu'à
l'iodure.* Très certainement le mercure se rap-
proche bien plus que l'iodure d'un remède idéal
servant d'antidote au poison syphilitique. Il neutralise plus efficacement, plus complètement, ce
poison, si je puis ainsi parler. Il exerce en tout
cas sur la maladie une action plus profonde et
plus durable que ne le fait l'iodure. Il *guérit*
mieux, au sens précis du mot. Il sauvegarde plus
sûrement l'avenir.

S'il fallait que quelque jour l'un de ces deux remèdes vînt à disparaître (pardonnez-moi l'absurdité de l'hypothèse), je me consolerais bien plus facilement de la perte de l'iodure que de celle du mercure; car, ce dernier me restant, je serais bien plus sûr avec lui qu'avec l'iodure de venir à bout finalement de la syphilis.

Une application pratique ressort de ce que je viens de dire. C'est que, *toujours, la guérison d'un accident tertiaire doit être suivie d'un traitement mercuriel*, en vue de conjurer des récidives et de sauvegarder l'avenir.

Voici, je suppose, un malade qui vient d'être traité et guéri d'une manifestation tertiaire quelconque. Je dis que, dans ces conditions, il y a nécessité à soumettre ce malade à l'influence mercurielle, et cela par une série de cures intermittentes. A cette condition, des récidives pourront être évitées, conjurées, pour l'avenir. Tandis que, si vous vous bornez, après guérison de l'accident actuel, à mettre en œuvre le traitement ioduré pur et simple, vous laissez votre malade bien autrement exposé à des retours offensifs de la diathèse.

Tel est du moins le résultat qui, dans mes recherches sur les causes du tertiarisme, m'a paru ressortir d'un grand nombre d'observations. Ces observations, je ne saurais les produire ici, parce qu'un long défilé de faits particuliers n'a jamais rien que de fastidieux ; mais tenez pour certain que les conclusions auxquelles m'a conduit l'analyse de ces faits n'en sont que l'expression condensée et fidèle[1].

1. Je ne terminerai pas ce qui est relatif au traitement ioduré sans signaler divers remèdes qui ont été proposés comme pouvant servir de succédanés à l'iodure de potassium. A savoir :

I. — Les *iodures de sodium* et *d'ammonium*. — D'après quelques auteurs, l'iodure de sodium serait mieux toléré que l'iodure de potassium, moins irritant pour la gorge et l'estomac, moins « dépressif », moins sujet à déterminer des éruptions, etc. ; mais on s'accorde généralement, en revanche, à le considérer comme moins énergique que son congénère. — L'iodure d'ammonium a été déclaré par Gamberini « supérieur et préférable » aux autres iodures. Il aurait, d'abord, l'avantage d'exercer, à doses moindres, une action équivalente et même plus rapide. D'autre part, il provoquerait moins fréquemment des accidents d'iodisme.

Hutchinson a réuni les trois iodures dans une même préparation et dit en avoir retiré d'utiles effets.

Pendant plusieurs mois j'ai substitué systématiquement l'iodure de sodium à l'iodure de potassium dans les salles de mon service, et, si je n'ai pas continué cette expérience plus longtemps, c'est que vraiment je n'y ai trouvé aucun avantage. L'iodure de sodium m'a paru doué, à la vérité, d'une action antisyphilitique remarquable ; certainement encore, il est mieux toléré par certains malades que l'iodure de potassium ; mais, sans nul doute également, il n'a pas l'énergie thérapeutique de ce dernier. Rien à gagner au change, si ce n'est pour les sujets (en bien petit nombre) qui sont décidément réfractaires à l'iodure de potassium.

II. — L'*iodure de calcium*. — Inusité.

III. — L'*iode* (Martin (de Lubeck), Lugol, Cullerier). — Susceptible de quelques bons effets (comme l'ont surtout démontré les expériences d'un médecin militaire distingué, le Dr Guillemin), mais très inférieur à l'iodure de potassium comme remède antisyphilitique. — Il a sa place indiquée dans les cas où ce dernier remède ne serait pas toléré ; car, d'après Guillemin, même à dose très suffisante pour influencer les symptômes ou les lésions syphilitiques, il ne déterminerait pas le moindre accident. — La solution proposée par Guillemin est ainsi dosée : teinture d'iode au 10°, 5 grammes ; et eau distillée, 1000 grammes. Deux ou trois cuillerées

LII

TRAITEMENT MIXTE.

Un dernier point me reste à envisager.

Le mercure et l'iodure sont-ils exclusifs l'un de l'autre, antagonistes, incompatibles ?

On l'a prétendu. «Associer le mercure et l'iodure, a-t-on dit, c'est souffler le chaud et le froid, c'est s'efforcer à combiner le feu et l'eau. Car, puisque l'iodure est un éliminateur du mercure, à quoi bon réunir deux remèdes dont l'un exclut l'autre? » — Ce n'est là, messieurs, qu'une conception purement théorique, à laquelle l'observation inflige un démenti formel.

Loin d'être antagonistes, ces deux remèdes font

à bouche matin et soir, avant les repas. (*Gazette hebd. de méd. et de chir.*, 1865.)

IV. — L'*iodoforme*. — Autant il constitue un merveilleux topique, autant il paraît mal doué en tant que remède interne. — Rarement toléré, susceptible même de déterminer des accidents toxiques. — Préconisé cependant par quelques auteurs contre les névralgies symptomatiques et les glossites tertiaires à forme tenace. (Berkeley Hill, Zeissl, etc.)

V. — L'*iodol* (Schwimmer, Szadek). — Action analogue à celle des iodures, mais moins énergique et moins rapide.

Tous ces remèdes et tant d'autres que je passerai sous silence sont loin d'équivaloir à l'iodure de potassium comme action antisyphilitique. En sorte que, dans l'état actuel de nos connaissances, ce dernier agent reste encore notre meilleur recours dans tous les cas où se présente l'indication du traitement ioduré. Spécifions bien que c'est le seul agent auquel, *en cas grave ou urgent*, il soit permis de faire appel. J'ai vu plus d'une fois de prétendus « succédanés » de ce remède laisser se produire des accidents regrettables que lui-même eût très vraisemblablement conjurés.

au contraire (passez-moi l'expression) bon ménage
ensemble et se prêtent un mutuel renfort. La clinique, en tout cas, a établi catégoriquement ce fait,
que certaines manifestations diathésiques guérissent
bien mieux sous l'influence combinée du mercure
et de l'iodure que sous l'action isolée, exclusive, de
tel ou tel de ces remèdes. Cette combinaison, que
l'on appelle le TRAITEMENT MIXTE, constitue pour
nombre de cas un mode d'intervention thérapeutique des plus efficaces, je dirai même non pas
seulement efficace, mais nécessaire, indispensable.

Quels sont ces cas? J'aurai à les spécifier indivi-
duellement alors que je vous exposerai le mode de
traitement applicable à chacun des accidents ou
des groupes d'accidents de la syphilis. Mais, dès
aujourd'hui, laissez-moi vous en citer quelques-
uns, à titre d'exemples.

Le prototype des accidents contre lesquels le
traitement mixte trouve une indication précise et
formelle, c'est la syphilide tuberculeuse sèche. Ni
le mercure, ni surtout l'iodure n'influence cette
syphilide d'une façon aussi intense et aussi rapide
que le fait le traitement mixte.

De même ce traitement sera prescrit avec avantage contre toute la catégorie nombreuse d'accidents à classification indécise qui occupent la
lisière (si je puis ainsi parler) des périodes secondaire et tertiaire, à savoir : iritis, choroïdite,
sarcocèle, péri-onyxis, syphilides ulcéro-croûteuses,
périostites, etc.

A un autre point de vue, le recours au traitement mixte ne souffre pas discussion, voire s'impose véritablement, dans tous les cas graves intéressant la vitalité d'un organe, *a fortiori* menaçant l'individu. Quel est le médecin qui, en face d'une syphilis cérébrale, par exemple, ne s'empressera pas de faire feu de toutes pièces, c'est-à-dire de réunir toutes les forces thérapeutiques dont il peut disposer?

Le principe établi, reste l'application. Comment constituer ce qu'on appelle le traitement mixte?

Deux procédés se présentent. On peut ou bien réunir les deux remèdes (mercure et iodure) dans une préparation pharmaceutique; — ou bien les administrer isolément.

Le premier procédé est réalisé par diverses préparations connues sous les noms de sirop de Gibert, sirop de Boutigny, solution de bi-iodure ioduré de Ricord[1], pilules de Gibert[2], etc.

1. Solution de bi-iodure ioduré de Ricord :

℞ Eau distillée.	500 grammes.
Bi-iodure d'hydrargyre. . . .	15 centigr.
Iodure de potassium..	15 grammes.
M.	

Dose : 2 à 3 cuillerées à bouche par jour.

2. Pilules de bi-iodure ioduré de Gibert :

℞ Bi-iodure de mercure.	10 centigr.
Iodure de potassium	5 grammes.
Gomme arabique pulvérisée. .	50 centigr.
Miel	q. s.

Pour une masse bien homogène que l'on divisera en 20 pilules. Deux de ces pilules représentent les doses médicamenteuses contenues dans 25 grammes de sirop de Gibert. (Bouchardat.)

La plus usitée, de beaucoup, c'est le *sirop de Gibert* (dit encore sirop de bi-iodure ioduré), dont voici la formule :

℞ Sirop simple . . . . 5oo grammes.
 Bi-iodure d'hydrargyre . . . 20 centigr.
 Iodure de potassium. . . . . 10 grammes.
 M.

La cuillerée à bouche de ce sirop contient huit milligrammes de bi-iodure et quarante centigrammes d'iodure de potassium.

Ce sirop a fait une brillante fortune. En France, tout au moins, il est d'usage très commun.

Et cependant que de griefs à relever contre lui !

D'abord, *saveur abominable*, qui répugne à nombre de malades, aux femmes spécialement. Que de fois n'ai-je pas entendu des clients de la ville me dire : « Surtout, docteur, pas de sirop de Gibert, n'est-ce pas? Tout ce que vous voudrez, mais pas cela! Car il m'est impossible de supporter cette infernale drogue. »

En second lieu, c'est une préparation *mal tolérée* en nombre de cas. Elle offense l'estomac. Elle est même vomie quelquefois.

Reproche plus grave : c'est une préparation *médiocrement active* au total. Active, elle l'est certes ; et comment ne le serait-elle pas, alors qu'elle contient réunis les deux plus grands remèdes dont nous disposions? Mais elle ne l'est que faiblement et insuffisamment aux doses que l'estomac tolère (c'est-à-dire deux cuillerées, au plus trois cuillerées par jour). Assurément, elle ne contient que trop peu d'iodure (moins d'un demi-gramme par cuillerée). De sorte qu'en donnant 2 à 3 cuillerées de ce sirop par jour, on n'aboutit même pas à donner un gramme ou un gramme et demi d'iodure, doses manifestement très inférieures à la moyenne nécessaire, indispensable, dans un cas quelque peu sérieux.

Si bien que, très usuellement, on aboutit par nécessité évidente à corriger la formule de Gibert en y augmentant dans une notable proportion la dose d'iodure, en l'élevant par exemple à 20 ou 25 grammes.

Des griefs de même ordre, mais plus accentués encore, seraient à spécifier contre les pilules ou les dragées dites de Gibert, si déjà elles n'étaient presque tombées dans l'oubli.

Au total, les divers remèdes où se trouvent associés le mercure et l'iodure sont bien susceptibles à coup sûr de rendre quelques services, mais ne sauraient être recommandés pour la pratique courante du traitement mixte. Pris comme exemple, le trop fameux sirop de Gibert n'est qu'un antisyphilitique *faible*, non moins d'ailleurs qu'un remède éminemment désagréable et souvent intoléré. Il peut bien suffire à la curation de certains cas ou légers ou moyens; mais il est tout à fait disproportionné à des cas quelque peu graves, et surtout à des cas véritablement sérieux. Attaquer une syphilis cérébrale (comme je ne l'ai vu faire

que trop souvent) par des doses quotidiennes de
deux à trois cuillerées de sirop de Gibert, c'est
courir inévitablement au-devant d'un désastre, par
insuffisance de médication répressive.

Tout au contraire, bien autrement pratiques et
commodes de maniement, bien autrement actives
et sûres sont les méthodes qui consistent à administrer le mercure et l'iodure *séparément*.

Avec celles-ci on procède de la façon suivante :
d'une part, on donne l'iodure, en solution ou en
sirop; — et, d'autre part, on administre le traitement mercuriel sous la forme qui paraît le mieux
répondre aux indications du cas particulier, c'est-
à-dire soit par ingestion, soit par frictions, soit
par injections.

Les deux modes les plus usités (ceux que je
préfère, quant à moi) consistent en ceci :

1° *Association de l'iodure et du sublimé* (ce
dernier sous forme de pilules de Dupuytren).

On prescrit, par exemple, deux ou trois pilules
de Dupuytren, et trois à quatre grammes d'iodure,
comme doses quotidiennes.

Et alors, ou bien on fait prendre simultanément
les deux remèdes, à savoir : une pilule et une
cuillerée de la préparation iodurée avant chacun
des repas; — ou bien on les alterne, à savoir :
pilules avant le déjeuner du matin et le dîner du
soir; iodure à midi et au coucher. — Cela, suivant
les malades et la tolérance de l'estomac.

2° *Association de l'iodure et des frictions.* — Excellente pratique, qui réalise l'avantage de ménager l'estomac; — seule pratique utilisable en nombre de cas.

Rien de plus simple, d'ailleurs : iodure avant les repas; — et frictions le soir, au coucher.

Cette dernière méthode est en pleine faveur aujourd'hui, et à juste titre. Elle permet de soumettre les malades à un traitement des plus énergiques, voire à un traitement *intensif*, sans fatiguer les organes digestifs et sans éveiller de phénomènes d'intolérance. C'est à elle que, de l'assentiment presque unanime, il convient de confier le traitement des cas graves, des « grands cas », comme l'on dit, de la syphilis viscérale en particulier.

Résumons-nous en disant :

Des deux méthodes qui réalisent le traitement mixte, celle qui administre séparément le mercure et l'iodure est certainement préférable à celle où les deux remèdes sont réunis, combinés en une préparation pharmaceutique; — et cela pour deux raisons :

1° Parce qu'avec la première on a la *liberté de graduer les doses de chacun des remèdes*, par exemple d'élever celles de l'un et de diminuer celles de l'autre suivant les indications, suivant la tolérance, etc.; — parce qu'elle permet, en un mot, d'adapter l'un et l'autre remède à toutes les exigences du cas particulier.

2° Parce qu'avec cette méthode on a la faculté d'*élever les doses du traitement mixte* à un niveau d'intensité thérapeutique bien supérieur à celui que permet d'atteindre l'autre méthode. Avec le sirop de Gibert on est bien vite arrêté à des doses mercurielles et iodurées tout au plus moyennes; — tandis qu'avec l'autre méthode (et tout particulièrement avec le procédé des frictions combinées à l'iodure) on peut réaliser un traitement bien autrement énergique, permettant de bénéficier de la somme intégrale des effets thérapeutiques que l'un et l'autre remède sont susceptibles de fournir.

LIII

Je ne terminerai pas ce qui a trait aux diverses médications instituées contre la syphilis sans vous parler en quelques mots de certains essais récents tentés dans une autre voie.

A voir le spectacle étonnant des espèces animales si invariablement réfractaires à la syphilis, tout le monde est conduit naturellement à se demander s'il n'y aurait pas moyen d'utiliser pour l'homme cette étrange immunité. Mais comment, par quel artifice expérimental? En toute vraisemblance, cette mystérieuse immunité des animaux doit résider dans quelque qualité matérielle, chimique ou autre, de leurs humeurs. N'y aurait-il donc pas moyen de la conférer à l'homme en lui inoculant quelque chose de l'animal, quelque molécule vivante de l'être animal, telle que le sang, le sérum? Fol espoir, peut-être, illusion chimérique; mais illusion si séduisante, si rationnelle même, au moins théoriquement, qu'on a peine à s'en séparer et que même après échec on y revient invinciblement.

Eh bien, cette idée, pour laquelle certes je suis loin de réclamer la priorité, j'ai tenté récemment de lui donner une application pratique; et vous avez pu voir, vous pouvez voir encore dans nos salles plusieurs malades syphilitiques sur lesquels j'ai expérimenté l'injection de sérum animal (sérum de chien ou sérum de cheval) suivant la méthode et grâce à l'obligeance de mon éminent collègue et ami le Pr Richet[1].

Ces expériences, à coup sûr, sont encore trop peu nombreuses et de date trop récente pour qu'il soit possible d'en rien inférer. Toutefois, dès à présent, elles ont produit quelques résultats intéressants qu'il y a lieu de mentionner.

I. — Les injections de sérum animal ont-elles une action antisyphilitique? Je me garderais bien de l'affirmer, et je commencerai même par dire que je n'en sais rien encore. Mais qu'elles soient douées d'une action quelconque sur les malades

1. Voy. Simonet de Laborie, *Le sérum de chien, ses propriétés thérapeutiques*, Th. Paris, 1891.

syphilitiques et indirectement sur la syphilis, c'est là ce que dès ce moment je crois peu discutable.

Il est certain qu'à un titre quelconque et par un processus que j'ignore elles ont eu jusqu'ici une action favorable sur plusieurs de nos malades.

Rappelez-vous, comme exemple, cette femme de la salle Henri IV qui nous est arrivée ici le 13 avril dernier avec un affreux phagédénisme du visage, conséquence d'une syphilis maligne toujours en éveil depuis quatre ans. Sous l'influence d'injec-. tions de sérum et d'un simple pansement, cette lésion s'est cicatrisée en moins d'un mois, en même temps que se produisait une curieuse modification de l'état général (relèvement des forces, amélioration de la santé, augmentation du poids, etc.).

Un autre malade du service, en proie depuis trois ans à d'incessants assauts d'une syphilis maligne qui lui a criblé le corps d'énormes ulcérations, a été soumis de même, à propos d'une récidive de semblables lésions, aux injections de sérum animal. Tout d'abord l'effet a été excellent, et toutes les ulcérations ont marché d'un pas rapide vers la cicatrisation. Puis s'est produite une poussée nouvelle de lésions gommeuses, qui nous a effrayés et conduits à reprendre l'iodure de potassium. Toujours est-il que, sous l'influence de ces injections et d'une faible dose d'iodure (dose bien inférieure à celle qui même avec addition du mercure, avait été nécessaire pour venir à bout des poussées anté-.

rieures), ces accidents nouveaux sont entrés en résolution. Le malade est actuellement guéri[1].

Et de même pour quelques autres cas.

Donc, en toute évidence, les injections de sérum ne sont pas sans influence sur nos malades. Elles exercent certes un effet favorable sur leurs lésions. Il y a, comme on dit familièrement, « quelque chose à en tirer ». Mais quelle est la mesure de leur action, et de quel ordre est cette action, c'est là seulement ce que pourront établir des observations ultérieures.

II. — Un second point résulte de nos expériences et d'autres de même ordre instituées sur des sujets affectés de lupus. C'est que les injections de sérum animal paraissent douées d'une action *tonique* sur l'organisme. Elles relèvent les forces; elles amendent les constitutions affaiblies, débilitées, appauvries; elles favorisent la nutrition; elles engraissent. Sur tous nos malades (syphilitiques ou lupiques) nous avons presque invariablement noté une augmenta-

---

1. Voy. H. Feulard, *Sur la valeur thérapeutique des injections de sérum de chien*, Bulletin de la Société française de dermat. et de syph., 1891, p. 331.

Tommasoli (*Gaz. degli ospitali*, 1892), qui a expérimenté avec du sérum d'agneau et du sang de bœuf, dit avoir obtenu de bons résultats de ce mode de traitement. « En huit cas il a vu des syphilodermies graves disparaître avec une rapidité plus grande qu'avec n'importe quel traitement sous l'influence d'injections de quelques centimètres cubes de sang d'agneau. » — En revanche, Kollmann (*Deutsche medic. Woch.*, 1892), expérimentant dans les mêmes conditions, n'a tiré aucun profit de ce mode de traitement, qui a laissé la syphilis poursuivre son évolution normale comme si l'on n'eût rien fait.

tion notable du poids du corps, augmentation
s'élevant, en l'espace de quelques semaines, de
deux à trois mois, à 2, 3, 4 kilogr., voire 6 kilogr.
et demi sur le dernier malade auquel je viens de
faire allusion.

Est-ce donc par ces effets de réconfortation générale que les injections de sérum agiraient (indirectement, alors) sur la syphilis? Est-ce en modifiant « le terrain » qu'elles permettraient la guérison
plus facile des lésions syphilitiques? Cela est fort
possible, probable même, dirai-je. Mais cela encore
reste à établir.

Qu'importe, au surplus? Qu'elles soient favorables
d'une façon ou d'une autre, soit par une action
microbicide, soit par une simple influence de toni-
cité rendue à l'organisme, ce résultat n'en est pas
moins précieux pour les malades et utilisable pour
la thérapeutique. D'autant que, comme effets locaux,
ces injections nous ont toujours paru inoffensives.
Elles sont indolentes, dépourvues d'action inflammatoire, et, au total, bien tolérées[1].

Que conclure de ce qui précède? Rien autre,
quant à présent, que ceci, à savoir : que, dans un
certain nombre de cas, la plupart graves, ces injec-

1. Toutefois, d'après M. le Dr Morel-Lavallée, ces injections
pourraient ne pas être toujours inoffensives. En deux cas, il a
cru devoir leur rapporter quelques incidents morbides, notamment, dans l'un d'eux, la production d'une « urticaire massive,
géante, au niveau du point injecté, urticaire qui dura une dizaine
de jours et laissa des ecchymoses » (Bulletin de la Soc. franç. de
dermat. et de syph., 1891, p. 339). — V. de même Tommasoli
(mémoire précité).

tions ont paru exercer sur la santé générale des malades et sur leurs lésions spécifiques une influence favorable ; — et que, conséquemment, il y a lieu de les soumettre à une expérimentation nouvelle pour établir : 1° si elles sont réellement efficaces, et 2°, au cas où elles seraient reconnues telles, comment, par quel processus elles peuvent influencer la syphilis.

LIV

DIRECTION GÉNÉRALE DU TRAITEMENT DE LA SYPHILIS.

De par ce qui précède nous connaissons les divers agents thérapeutiques dont nous sommes armés contre la syphilis et leur appropriation plus particulière à telle ou telle étape de la maladie, à tel ou tel ordre d'accidents.

Mais ce n'est là encore que la partie la moins importante de notre sujet. Car des questions plus graves, plus difficiles et surtout plus controversées, vont s'imposer à nous actuellement.

Ces armes que nous avons en main, comment nous en servir? D'une façon plus explicite, ces remèdes dont nous disposons, comment les mettre en œuvre d'une façon utile et suffisante? Comment doit être compris d'ensemble le traitement de la syphilis? Quelle direction générale lui imprimer? Quand inaugurer ce traitement? Et au delà, de

quelle façon le poursuivre? Puis, finalement, quelle
durée lui assigner?

Ces divers problèmes vont nous occuper.

Premier point : *A quelle époque convient-il de
commencer le traitement de la syphilis?*

Cette question, d'après moi, ne comporte d'autre
réponse que celle-ci : *Il convient de commencer
le traitement d'une syphilis dès qu'on a dûment
constaté cette syphilis.*

A priori le bon sens autorise presque à préjuger
que plus tôt le traitement sera institué, plus il aura
de chances pour exercer sur la diathèse l'influence
atténuante, corrective et préventive que nous en
attendons.

Eh bien, cette induction rationnelle est confirmée par l'expérience. Bien des fois, en effet, j'ai eu
à constater et tout le monde a eu à constater les
deux faits que voici :

1° *Les syphilis originairement traitées se montrent en général* (et toutes réserves faites pour quelques cas exceptionnels) *facilement accessibles au
traitement, bénignes comme symptômes actuels,
et peu redoutables comme manifestations éloignées.*

2° Et, tout au contraire, *les syphilis tardivement
traitées sont en général bien plus rebelles aux
agents thérapeutiques, plus chargées d'accidents,
plus fécondes en rechutes, au total moins curables
et plus dangereuses.*

Oui, je le répète, avec un traitement inauguré dès les premiers temps de l'infection, on a toutes chances pour éviter au malade la plupart, voire la presque totalité des accidents importuns, sérieux ou graves de la diathèse. Tandis que, si l'on n'est appelé que plus tard à intervenir ou si, de parti pris, intentionnellement, on n'intervient que d'une façon tardive, on trouve la maladie moins docile aux agents thérapeutiques, plus réfractaire, plus rebelle. Les traitements qui essaient de faire trop tard ce qu'il eût fallu faire plus tôt, les traitements *de rattrapage*, comme nous les qualifions familièrement entre nous, n'aboutissent que difficilement à maîtriser l'impulsion acquise de la maladie. Il semble que cette maladie longtemps respectée ait jeté ses racines plus profondément dans l'économie, ou, pour parler le langage du jour, y ait multiplié ses colonies microbiques. Il semble qu'en arrivant trop tard on ait affaire à plus forte partie, comme si l'on se heurtait à un ennemi auquel on a laissé le temps de s'affermir dans ses positions.

Mes impressions et mes souvenirs de praticien ne me permettent aucun doute à cet égard. On vient à bout facilement, dix-neuf fois sur vingt pour le moins, d'une syphilis qu'on attaque *ab ovo*; — et, tout au contraire, il faut se débattre d'une façon bien autrement longue et pénible avec une syphilis à laquelle une longue expectation a permis de prendre pied, de s'ancrer, si je puis ainsi dire, dans

l'organisme. Au premier cas, il est de nombreuses
chances pour qu'on aboutisse (ce qui est l'essentiel,
en l'espèce) à sauvegarder l'avenir ; dans le second,
les risques de récidives ou prochaines ou éloignées
sont bien plus à craindre.

Aussi le vieil adage *Principiis obsta* trouve-t-il
ici son application. Et je crois vous donner un
utile conseil en vous disant ceci : Si vous en avez
le choix, *attaquez la vérole plus tôt que plus tard.*

Au surplus, notez-le bien, messieurs, la question
de savoir s'il convient ou non de traiter la vérole
illico, dès qu'on l'a constatée, n'a jamais été discu-
tée qu'à propos d'un seul de ses accidents, à savoir
son accident initial, le chancre. Jamais il n'est venu
à l'esprit d'un médecin, en face d'un symptôme
secondaire ou tertiaire, de se demander s'il était
opportun d'instituer séance tenante un traitement
antisyphilitique ou bien s'il n'était pas préférable
de différer ce traitement. En face d'une plaque
muqueuse ou d'une gomme, personne n'hésite à
formuler du coup une prescription contre la cause
originelle, contre le principe morbide de cette
plaque muqueuse ou de cette gomme. Mais, s'il
s'agit d'un chancre, c'est tout autre affaire. Avec le
chancre, les doutes surgissent et les divergences
commencent. Les uns font pour le chancre ce qu'ils
font pour tout autre accident spécifique, c'est-à-
dire prescrivent immédiatement une médication
générale ; mais d'autres, résolument, se refusent à

faire intervenir d'emblée un traitement de cet ordre; ils préfèrent *attendre*.

Et de longues, d'interminables discussions se sont engagées sur les avantages et les inconvénients de ces deux pratiques.

Eh bien, à notre tour, abordons ce problème — puisque problème il y a — en le posant comme il doit être posé, c'est-à-dire comme il se présente en pratique.

Voici un chancre. Or, de deux choses l'une : ou bien ce chancre est très sûrement, incontestablement, un chancre syphilitique; — ou bien un doute, si minime soit-il, peut subsister sur la nature syphilitique de cet accident.

Dans l'une et l'autre de ces alternatives, quelle conduite s'impose au médecin? C'est bien là, n'est-il pas vrai? — et en dehors de toute ambiguïté — la question à résoudre; c'est bien là le problème *pratique* sur lequel nous voulons être édifiés.

Discutons donc sur cette base.

I. — Première alternative : Le chancre est *certain* en tant que chancre syphilitique. Il est indéniable, je suppose, et cela de par ses caractères objectifs, de par son induration, de par son adénopathie bien formulée, voire encore, si vous l'exigez, de par les signes tirés de l'incubation, de l'auto-inoculation, de la source contagieuse, etc. Bref, à n'en pouvoir douter, nous sommes en face d'un chancre syphilitique; c'est entendu.

Eh bien, étant donné un chancre de cet ordre,

doit-on commencer immédiatement le traitement antisyphilitique; — ou bien doit-on différer ce traitement, et le différer, par exemple, jusqu'à l'invasion des accidents secondaires, comme le veulent quelques médecins?

Cette question a été très vivement agitée. Les uns se sont prononcés pour l'intervention immédiate. Pour d'autres, au contraire, l'intervention immédiate, dès l'époque du chancre, serait « *superflue* », car elle n'a pas pour résultat de prévenir les accidents secondaires, ni même de les atténuer. Certains même l'ont réputée « *dangereuse* », et cela en ce qu'elle troublerait une prétendue évolution « régulière » des accidents, voire en ce qu'elle serait susceptible « de déterminer l'invasion de phénomènes secondaires graves, tels que des périostites, ou même de symptômes tertiaires importants[1] ».

---

1. On a fait à ce qu'on appelle le traitement *précoce* ou *immédiat* de la syphilis toute une série d'objections qui se ramènent aux quatre chefs suivants :

1° « *Ce n'est pas un traitement abortif ; il laisse des accidents se produire à sa suite* ». — Rien de plus vrai. Mais le traitement précoce n'a nullement la prétention d'être un traitement abortif. Nous pensons seulement que c'est un traitement meilleur que d'autres en ce qu'il intervient plus tôt. Cette objection passe donc à côté de nous sans nous atteindre.

2° « *C'est un traitement perturbateur, qui apporte l'irrégularité dans l'évolution normale de la syphilis.* » — Cela serait, d'abord, qu'il resterait à établir que cette prétendue « irrégularité » est vraiment préjudiciable aux malades. Mais cela est-il? Qu'est-ce que l'évolution « normale » de la syphilis? Qui donc pourrait la spécifier, en tracer le programme? Assigner à la syphilis une évolution quelconque (à cela près des grandes lignes que chacun connaît),

Entre ces deux opinions le bon sens et l'expérience se sont prononcés.

D'abord, au nom du simple bon sens, n'est-il pas évident que, si le mercure constitue le remède par excellence de la syphilis, il y a tout intérêt à le mettre en œuvre le plus tôt possible et à profiter c'est parler au nom de lois et d'éventualités pathologiques dont nous n'avons pas le secret.

3° « *Ce traitement est dangereux en ce qu'il prépare pour l'avenir des accidents graves, notamment des destructions d'organes et des manifestations importantes vers le système nerveux.* » — Allégation imprudente, hypothétique, aussi peu motivée que possible, aussi contraire au simple bon sens qu'à l'observation clinique. A qui pourra-t-on faire croire, par exemple, qu'une gomme palatine ou une syphilis cérébrale soit la conséquence d'un traitement inauguré en avance de quelques semaines ! A qui pourra-t-on faire croire que cette gomme ou cette syphilis cérébrale ne se serait pas produite si, au lieu de commencer le traitement dans les premiers temps du chancre, on ne l'avait institué que trois, quatre ou cinq semaines plus tard ! Cela n'a rien de sérieux, et l'objection est de celles, vraiment, dont on a le droit d'être étonné.

4° « *C'est un traitement qui affaiblit par avance les effets thérapeutiques du mercure, de sorte que, au moment où apparaissent les accidents, on a usé la meilleure arme pour les combattre.* » — A cela notre réponse sera aussi simple que formelle. Ce qui affaiblit la puissance du mercure, ce n'est pas le fait de le donner ou trop tôt ou trop tard, c'est le fait d'en donner trop longtemps ou de le donner d'une façon *continue*, sans stades de désaccoutumance.

Au total, aucune de ces objections (à mes yeux, tout au moins) n'a la plus petite valeur.

Et, d'ailleurs, la question mérite-t-elle l'importance qu'on semble lui avoir accordée? Nullement, à mon sens. Sur quoi, au total, porte le débat? Sur *quelques semaines* d'avance ou de retard dans l'inauguration du traitement mercuriel. Est-ce que, vraiment, un intérêt de premier ordre peut se rattacher à une différence aussi minime, alors qu'il s'agit d'une maladie chronique telle que la syphilis? D'autant qu'en pratique cette différence s'atténue encore, voire s'efface presque, en raison de ce fait que la plupart des malades ne se présentent à nous qu'à une époque déjà plus ou moins distante de l'origine même de leur chancre.

de son action bienfaisante dès le premier instant où l'infection est avérée? Comment n'y aurait-il pas avantage, quand il s'agit d'entrer en lutte contre une maladie, à l'attaquer et à la surprendre dès une époque voisine de son éclosion ? N'est-il pas plus rationnel de travailler à prévenir des symptômes morbides que d'attendre leur invasion pour les combattre[1]?

Et, d'autre part, l'expérience clinique a démontré ceci :

1° Qu'en l'absence d'un traitement immédiat, inauguré dès l'époque du chancre, les premières poussées secondaires peuvent être, sinon graves, du moins intenses, confluentes, pénibles, douloureuses ;

2° Qu'avec le traitement immédiat, au contraire, ces premières poussées sont très généralement légères, bénignes, superficielles, tolérables. Très positivement et au-dessus de toute contestation possible, le traitement immédiat réalise ce résultat d'*atténuer la période secondaire*, et de l'atténuer

---

1. «.... Il est évident que, du moment où nous sommes convaincus d'être en présence d'un véritable chancre et que nous sommes, par conséquent, dans l'impossibilité d'empêcher l'infection générale de l'organisme, il ne peut exister aucune raison suffisante pour nous empêcher de réagir contre cette infection.... Rien n'explique la conduite des médecins qui ne veulent commencer le traitement spécifique qu'à la période où apparaissent déjà des symptômes nombreux dits secondaires (roséole, angine, plaques muqueuses, etc.)... Il est difficile de comprendre pourquoi, *en présence d'un incendie, on doit d'abord laisser le feu s'allumer*, pour ne s'occuper de son extinction que lorsqu'il aura déjà atteint une certaine intensité. » (Smirnoff.)

comme-nombre, comme intensité, comme qualité
de manifestations. Très positivement, une période
secondaire qui succède à une médication commencée avec le chancre se montre généralement
pauvre en accidents, et les quelques accidents dont
elle se compose alors offrent presque toujours un
cachet irrécusable de bénignité. C'est dans les cas
de ce genre qu'on observe des syphilides incroyablement discrètes et manifestement *avortées*, eu
égard au petit nombre de leurs éléments éruptifs;
à savoir, par exemple, des roséoles constituées par
une vingtaine de petites taches disséminées, ou des
syphilides papuleuses consistant en une douzaine,
une demi-douzaine de papules, etc. Est-ce là une
roséole, est-ce là une syphilide papuleuse d'observation courante, alors que la maladie a été abandonnée à son évolution propre?

On a même vu (le fait est très rare, mais authentique) le traitement spécifique, inauguré avec le
chancre et méthodiquement poursuivi au delà, supprimer la période secondaire, la supprimer à ce
point qu'elle ne se traduit par aucun accident.

Enfin, au point de vue pratique, n'est-ce pas
rendre service aux malades, n'est-ce pas aller audevant de leurs plus chers désirs, que de leur éviter
par un traitement précoce certains accidents ou
pénibles ou « affichants » de la période secondaire?
Si on peut le faire — et on le peut — pourquoi ne
pas le faire[1]?

1. Je ne fais que répéter ici ce que Ricord a dit et bien dit de

Donc la question est jugée. Elle l'est du moins pour moi; car, après avoir entendu un vénéré maître de l'École du Midi, Cullerier, faire l'éloge de la méthode qui consiste à proroger l'administration du mercure après l'invasion de la roséole, j'ai tâté de cette méthode autrefois, je l'ai mise en œuvre très scrupuleusement; eh bien, il m'a fallu y renoncer.

Je voudrais donc vous éviter et éviter à vos malades l'apprentissage que j'en ai fait. Et c'est dans cette intention que je terminerai ce paragraphe en vous disant : Si vous m'en croyez, vous commencerez le traitement de la syphilis *dès le chancre*, et vous le commencerez le plus tôt possible; car, suivant la formule de mon éminent collègue et ami J. Hutchinson, « *il est impossible de le commencer trop tôt* ».

Seulement, cela posé, je m'empresserai d'ajouter

vieille date : « .... J'avoue que je ne comprends pas, pour ma part, les avantages que peut présenter la pratique qui consiste à attendre, pour administrer le mercure, le développement de manifestations constitutionnelles. Si la diathèse existe dès le début du chancre, pourquoi ne pas la combattre tout d'abord? Si elle doit fatalement, et dans un terme prochain, révéler son existence par une série de symptômes plus ou moins pénibles et douloureux, pourquoi ne pas essayer de mettre un frein à ces manifestations? Vaut-il mieux attendre qu'une lésion se produise pour la guérir que la prévenir dans son développement? Je serais curieux de savoir, en vérité, si les malades se trouvent satisfaits de cette expectation et s'ils applaudissent bien sincèrement à cette sage lenteur, alors qu'ils commencent soit à sentir l'aiguillon nocturne de la syphilis, soit à voir leur peau se couvrir de macules, leur front ceindre la couronne de Vénus, ou leur crâne se dégarnir de cheveux. » (*Leçons sur le chancre*.)

aussitôt et pour cause : Ce traitement, ne le commencez jamais qu'à bon escient, à savoir sur la base d'un diagnostic certain, positif, irrécusable; car, au cas contraire, vous commettriez une faute réelle, une faute grave, comme nous allons l'établir en discutant la seconde des deux alternatives que nous avons à envisager.

II. — Seconde alternative : Le chancre reste *douteux* comme caractère.

Je vous suppose en face d'une lésion qu'après examen minutieux vous avez abouti à considérer comme un chancre et comme un chancre syphilitique; mais, en fin de compte, vous n'êtes pas absolument sûrs de votre diagnostic, et un certain doute, si léger, si minime soit-il, subsiste en votre esprit. En telle occurrence, que faut-il faire?

C'est bien simple : *Se garder de prescrire le mercure* et *attendre*.

Attendre quoi? La confirmation ou l'infirmation du caractère syphilitique du chancre, et cela de par l'apparition ou la non-apparition des accidents secondaires. Puis alors, la lumière faite, agir en conséquence; c'est-à-dire, au premier cas, instituer le traitement de la syphilis, puisque syphilis il y a; — et, au second, ne rien faire, puisqu'il n'y a pas syphilis.

Telle est la règle pratique, règle *qui ne souffre aucune exception*, et à laquelle le médecin est rigoureusement tenu d'obéir. Car y déroger, c'est-à-

dire instituer un traitement préventif sur la foi
d'un diagnostic resté douteux, n'aboutit à rien
moins qu'à compromettre les intérêts du malade,
qu'à risquer de nuire et de nuire gravement au
malade. Comment et pourquoi ? Laissez-moi vous
citer ici une page de Ricord, qui a merveilleusement exposé la situation.

« Ce n'est pas, en pareille occurrence, d'une
simple question de thérapeutique qu'il s'agit ; ce
sont des intérêts plus élevés qui se trouvent en
cause. Il n'est pas indifférent pour un homme de
savoir s'il a ou s'il n'a pas la vérole. Une maladie
qui s'attache pour toujours au corps de sa victime,
une diathèse qui poursuit sa victime pour toute la
vie et au delà (c'est-à-dire dans sa postérité), un vice
constitutionnel transmissible et héréditaire, ce ne
sont pas là, je pense, choses vaines et considérations frivoles. Les gens du monde ne se trompent
pas sur les conséquences possibles d'un chancre,
et veulent être dûment renseignés à ce sujet, par
rapport à eux-mêmes dans le présent et l'avenir,
par rapport à leurs proches, à leur future famille, etc. Ils exigent de nous, sur les conséquences
possibles d'un chancre, un diagnostic actuel contenant un pronostic d'avenir irrévocable.

« Eh bien, si, pour un accident primitif *douteux*,
vous administrez le mercure, voyez dans quelles
conditions vous allez vous placer. Vous risquez de
vous priver et de priver votre malade d'une notion
exacte de son état ; vous risquez de le laisser en

face d'un fantôme ou de lui donner une sécurité
qui peut devenir regrettable.

« Le mercure, en effet, a pour résultat de prévenir ou de retarder les manifestations constitutionnelles. Or, je vous le demande, avec la médication spécifique commencée dès le début à propos
d'un chancre de caractère douteux, quelle sera
pour vous la signification de l'absence de tout accident dans les premiers mois qui suivront ce chancre? Devrez-vous considérer l'immunité actuelle
comme le témoignage d'une immunité complète,
absolue, définitive, ou simplement comme un effet
temporaire du traitement? Faudra-t-il l'attribuer à
la nature même de l'accident primitif, qui n'était
pas un chancre syphilitique, ou bien à l'intervention prophylactique du remède? Vous n'en saurez
rien. Et plusieurs mois, plusieurs années peut-être
pourront s'écouler sans que votre diagnostic soit
plus avancé qu'au premier jour.

« Supposez, au contraire, qu'en raison de votre
incertitude sur la qualité d'un chancre vous lais-
siez simplement agir la nature, en abandonnant la
maladie à son développement spontané, que va-
t-il arriver?

« Si la diathèse existe, s'il y a syphilis, soyez sûrs
que quelques semaines ne se passeront pas sans que
cette syphilis se traduise par des manifestations
non douteuses; et dès lors la lumière sera faite, le
diagnostic ne sera que trop nettement établi.

« D'autre part, que rien ne se produise dans les

deux, trois, quatre premiers mois, voilà déjà quelques présomptions d'immunité; puis, que le cinquième s'écoule à son tour sans accidents, puis que le sixième s'achève aussi de même, dès lors le diagnostic sera fait, et, avec lui, votre pronostic se trouvera établi. La non-infection sera certaine, et vous pourrez sans crainte donner à votre client l'assurance d'une immunité absolue pour le présent et pour l'avenir... » [1].

Rien de plus vrai, rien de plus pratiquement observé.

Eh bien, après mon maître, j'insisterai à mon tour sur le véritable *dommage* fait au malade par l'institution d'un traitement « à tout hasard », prescrit à propos d'un chancre resté douteux comme caractère. J'insisterai, parce que rien n'est plus commun que cette détestable pratique, comme le démontre l'expérience de chaque jour. Ainsi, couramment, il m'arrive d'être consulté par des malades qui m'exposent leur situation comme il suit :

« Monsieur le docteur, je viens réclamer votre avis au sujet d'un chancre que j'ai eu il y a quelque temps. Ce chancre, on n'a jamais été bien certain de ce qu'il était au juste ; les uns le disaient mou, et les autres induré. Mais mon médecin, *par prudence*(!), m'a prescrit du mercure, et j'en ai pris pendant quelques mois (deux mois,

---

1. Ricord, *Leçons sur le chancre*, rédigées et publiées par A. Fournier.

quatre mois, six mois ou plus, cela varie suivant les cas). Rien ne s'est produit, grâce sans doute à ce traitement. Or, aujourd'hui, je voudrais bien savoir à quoi m'en tenir, c'est-à-dire si j'ai eu vraiment la syphilis et s'il me reste quelque chose encore à faire. Veuillez donc me renseigner à ce double point de vue. »

Que si, en examinant ce malade, je trouve sur lui quelque accident ou quelque témoignage de syphilis, j'aurai le droit d'avoir une opinion sur son état et de lui donner un conseil approprié. Mais, au cas contraire, qu'aurai-je à lui répondre? Et que lui conseiller, que faire? Suis-je autorisé à le laisser sans traitement? Parti singulièrement périlleux, car, si ce malade a eu la syphilis, ce n'est pas avec un traitement de quelques mois qu'il peut en être guéri, et ne pas le traiter à nouveau, c'est le laisser, non guéri, sous le coup d'accidents à venir? Mais, d'autre part, s'il n'a pas eu la syphilis, à quoi bon continuer à le traiter d'une maladie qu'il n'a jamais eue ?

Vous voyez l'embarras. Eh bien, c'est à cet embarras qu'aboutit presque nécessairement, à un moment donné, l'institution d'un traitement *d'aventure*, d'un traitement sans base, ne reposant pas sur un diagnostic primitif bien certain, absolu, irrévocable.

Et ce sera bien pis encore, si le malade qui vous consulte en pareille situation vient ensuite à ajouter la question suivante : « Puis-je me marier ? ».

Qu'aurez-vous à lui répondre ? Sur quelles bases établirez-vous un jugement pour ou contre son admissibilité au mariage ? S'il a eu la syphilis, ce n'est certes pas avec un traitement de quelques mois qu'il sera devenu un mari non dangereux pour sa femme et ses futurs enfants ; faudra-t-il donc lui défendre le mariage ? Mais, s'il n'a pas eu la syphilis, pourquoi le condamner, par arrêt médical, au célibat ? A quoi donc se résoudre ? Pas d'issue, c'est une impasse.

Eh bien, c'est à de tels embarras, à de telles situations inextricables pour le médecin et préjudiciables à tous égards pour les malades, qu'aboutit fréquemment la mauvaise, la néfaste et cependant très usuelle pratique qui consiste à prescrire le mercure à tout hasard contre un chancre de qualité douteuse. Jugez donc s'il importe de se tenir en garde contre une faute médicale de cet ordre, comportant de semblables conséquences. Or, il y a, pour s'en garer, un moyen aussi simple que facile, et il n'y en a qu'un ; c'est, dans le doute, de *s'abstenir*, de ne rien faire, et surtout, par-dessus tout, de ne pas prescrire le mercure. Seule, en pareil cas, l'*expectation révélatrice* peut faire la lumière sur un diagnostic primitivement douteux.

Je conclurai donc en vous disant :

En face d'un chancre de caractère douteux, ayez le courage de vous avouer et d'avouer à votre client que vous ne savez pas ce qu'est ce chancre ; — et,

pour le savoir à brève échéance, abstenez-vous de
toute médication qui serait de nature à vous priver
des enseignements révélateurs de l'évolution morbide.

LV

Nous savons, par ce qui précède, comment et à
quelle époque il convient de commencer le traitement de la syphilis ; voyons maintenant comment
il convient de le poursuivre.

Un premier traitement, je suppose, a été institué
contre la syphilis, soit à propos de l'accident initial, à propos du chancre, soit à l'occasion d'un
accident secondaire, d'une poussée secondaire,
peu importe. Ce premier traitement, je suppose
encore, a duré quelques semaines, deux mois,
trois mois, et, grâce à lui, tout ce qui existait en
tant que phénomènes morbides a disparu, tout
est rentré dans l'ordre. Le malade alors pourrait
se croire guéri, mais nous savons bien, nous, qu'il
n'est pas guéri et que notre tâche est loin d'être terminée. En conséquence, une question va s'imposer
à nous : Que faire à ce moment ou tout au moins
dans un avenir prochain ?

D'abord, faudra-t-il, après un certain temps de
repos accordé au malade, reprendre le traitement
spécifique ?

Pour cela, oui. Sur ce premier point, tout le

monde est d'accord. Très certainement, oui, il
y a nécessité à traiter encore ce malade, parce
que, pour tout médecin qui a quelque expérience de la syphilis, il est bien certain que les
choses n'en resteront pas là et que d'autres accidents sont en imminence prochaine. Malheureusement, on n'en a pas fini avec la syphilis au prix
de quelques semaines de traitement mercuriel, le
fait n'est que trop avéré.

Donc, aucun doute. En principe, il faudra
reprendre le traitement spécifique à un moment
donné.

Mais, quand et dans quelles conditions conviendra-t-il de le reprendre? C'est ici que vont éclater
les divergences ; c'est ici que va surgir une des plus
graves questions qui composent la thérapeutique de
la syphilis, une question capitale en l'espèce, dont
dépend le succès ou l'insuccès de la médication et
que, par conséquent, j'ai le devoir d'aborder, de
traiter et de discuter devant vous dans tous ses
détails.

De quoi s'agit-il donc? Du choix à faire entre
deux méthodes, comme direction générale du traitement de la syphilis.

Deux méthodes, en effet, se trouvent ici en présence.

L'une et l'autre, je l'ai dit, s'accordent sur un
point préalable, à savoir la nécessité d'un traitement ultérieur. Mais elles divergent absolument
sur le *modus agendi*, à savoir sur les conditions

de mise en œuvre, d'application de ce traitement.

L'une ne veut, n'entend traiter la maladie qu'à propos et à l'occasion de ses manifestations ultérieures. Dans l'intervalle de ces manifestations, dans les entr'actes qui séparent les explosions morbides, elle n'intervient pas, elle reste inactive, elle s'en tient purement et simplement à une « expectation vigilante ».

L'autre, au contraire, traite la maladie non pas seulement à l'occasion et au cours de ses poussées, mais encore indépendamment et en dehors de ses poussées, c'est-à-dire dans ses stades d'accalmie, et cela en vue de conjurer les manifestations à venir en combattant le principe même dont elles dérivent.

Mais précisons mieux encore, car, je le répète, nous voici aux prises avec une question majeure, avec une question de pratique par excellence. Et, pour préciser, je ne saurais mieux faire que de procéder par un exemple.

Voici, je suppose, un malade qui a été affecté de divers accidents secondaires (roséole, plaques muqueuses, etc.) qui ont succédé à un chancre. Il a subi pour ces accidents un premier traitement, et, aujourd'hui, tout est effacé ; plus rien d'apparent. Que va-t-il falloir faire à ce malade dans le présent et dans l'avenir ? Telle est la question qui s'impose naturellement.

Tout le monde est d'avis qu'il faudra encore le traiter, car très sûrement il n'est pas guéri ; de nouvelles manifestations ne sauraient manquer de

se produire, et besoin sera en toute évidence de
traitements nouveaux pour imposer silence à ces
manifestations.

Mais quand et dans quelles conditions conviendra-t-il de reprendre le traitement? C'est sur ce
point que l'accord va se rompre d'une méthode
à l'autre.

Les adeptes de la première vous diront ceci :
« Le malade n'a plus rien pour l'instant; eh bien,
ne le traitons plus. Attendons qu'un accident nouveau vienne à se produire, et alors seulement, à ce
propos seulement, nous reprendrons le traitement.»

Surgit l'accident attendu; tout aussitôt, fidèles à
leur programme, les médecins en question reprennent le traitement.

Puis, se fait une accalmie; pendant toute sa
durée (quelle que soit d'ailleurs cette durée), ils
s'en tiennent à l'expectation.

Puis, nouvel accident; — traitement nouveau.
Et ainsi de suite.

Bref, l'esprit de la méthode, l'intention poursuivie se résume à *ne traiter la syphilis qu'à
propos de ses manifestations.*

Donc, en dehors des manifestations, pas de traitement, et cela de parti pris. Écoutez, par exemple,
un des plus éminents adeptes de la doctrine formuler son programme : « Au moment des poussées,
dit M. le Dr Diday, attaquez la syphilis à coups de
massue; poursuivez énergiquement chaque nouvelle
fermentation. Mais, dans les intervalles des pous-

sées, dans les accalmies normales de la maladie,
sachez vous abstenir, et épargnez à vos malades
un traitement aussi inutile qu'intempestif. » Voilà
qui est clair.

En conséquence, la doctrine repose sur ce double
principe : 1° abandonner la syphilis à elle-même
dans ses stades d'accalmie; — et 2° attendre, pour
la traiter, ce que l'on considère comme une « *opportunité thérapeutique* », à savoir, l'entrée en
scène de symptômes morbides.

De là le nom de doctrine OPPORTUNISTE qui lui a
été conféré tout naturellement. Qui, le premier,
lui a appliqué ce qualificatif? Est-ce moi, est-ce
quelque autre? Je ne saurais le dire, et une telle
priorité n'a pas d'intérêt. En tout cas, le mot est
commode, bref, expressif; il me semble bon à
conserver.

Tout autre est la seconde méthode qu'il me reste
à mettre en parallèle ou plutôt en opposition avec
la précédente.

Cette seconde méthode, sans doute, a un point
commun avec la première : c'est de traiter la
syphilis au moment de ses manifestations. A cet
égard, en effet, il ne saurait exister d'opinions contradictoires.

Mais, à cela près, elle diffère radicalement de la
précédente en ce qu'au lieu de traiter la syphilis
exclusivement à propos de ses manifestations, elle
la traite aussi en dehors et indépendamment de ses

stades morbides. Elle la traite *patente* et *latente ;*
elle la traite ou s'efforce tout au moins de la traiter
en tant que maladie diathésique, et cela en vue
d'en attaquer, d'en atténuer le principe même, en
vue de neutraliser (si possible) l'origine, le germe
de ses manifestations.

Elle n'attend pas que des accidents se soient produits pour intervenir ; elle va au-devant ou essaie
d'aller au-devant de ces accidents.

Ainsi, pour reprendre l'exemple qui nous servait
tout à l'heure, en face d'un malade venant d'être
délivré d'une première poussée par un premier
traitement, elle procédera comme il suit.

Après avoir accordé à ce malade un certain
temps de répit (dans la double intention de ménager ses forces digestives et d'éviter les effets
d'accoutumance thérapeutique), elle instituera un
second traitement, et cela sans attendre — comme
le veut la doctrine opportuniste — une nouvelle
explosion d'accidents. Alors même que le malade
resterait indemne du moindre symptôme morbide, elle reprendra la médication, sachant bien
que le silence actuel de la maladie ne comporte
aucune sécurité d'avenir et que la disposition
syphilitique, pour ne se traduire par rien d'apparent, n'en est pas moins vivace et persistante
dans l'économie.

Et de même au delà. Alors même que de nouvelles explosions ne se seraient pas reproduites,
elle continuera à instituer, à échéances variées, une

série de traitements nouveaux, toujours en vue de neutraliser l'infection latente, de diminuer les risques de récidives, de sauvegarder l'avenir, et, dans la mesure du possible en l'espèce, de *guérir*. Elle vise, en un mot, à ce qu'on pourrait appeler un traitement de fond.

Cela dit, concevez-vous bien maintenant, messieurs, les différences des deux méthodes?

L'une ne traite que la syphilis patente. Elle n'intervient — et cela d'une façon exclusivement opportune, croit-elle — qu'à propos des manifestations, des poussées.

L'autre traite la syphilis patente et latente. Et ce qui la distingue essentiellement de la précédente, c'est qu'elle l'attaque indépendamment et en dehors de toute manifestation actuelle, en s'efforçant d'être *préventive*.

La première ne combat, ne veut combattre que des symptômes.

La seconde vise la maladie.

Aussi bien cette dernière, en raison du but qu'elle poursuit et — disons-le par avance — qu'elle atteint le plus souvent, mérite-t-elle le nom de méthode PRÉVENTIVE. Ainsi la qualifierons-nous dans ce qui va suivre.

Telles sont les deux méthodes qui se présentent au choix des praticiens.

Que valent-elles l'une et l'autre? C'est là ce que je vais essayer maintenant de déterminer.

LVI

MÉTHODE OPPORTUNISTE.

La méthode opportuniste s'affirme par les deux
arguments que voici :

D'abord, elle pose un principe, à savoir : que le
traitement spécifique n'a d'action que sur les
périodes actives de la syphilis, c'est-à-dire sur les
accidents de la maladie, et non sur la maladie
même.

En second lieu, elle invoque une raison de fait,
à savoir : les heureux résultats des traitements in-
stitués dans cet esprit, sur cette base, c'est-à-dire
des traitements exclusivement réservés aux stades
d'explosions morbides.

Examinons ces deux arguments que ladite méthode invoque en sa faveur.

I. — On a dit quelquefois que plus une proposition est contestable, voire erronée, plus elle a
tendance à se présenter avec les allures tranchantes
d'un principe transcendant et le ton d'un axiome.
Eh bien, tel est le cas en l'espèce. Voyez l'axiome :
« Le mercure n'agit que sur les symptômes de la
vérole, sans agir sur la vérole ».

Ainsi, voilà qui est bien net : le mercure que
l'on prescrit à un syphilitique ne fait qu'influencer *les symptômes* de la syphilis sans exercer la

moindre action sur *la maladie*. Tel est le principe.

A la vérité, on pourrait avoir l'indiscrétion de demander aux auteurs du dit axiome comment ils ont pu pénétrer les mystères les plus intimes de la modalité thérapeutique du mercure, comment ils sont parvenus à se convaincre que son influence s'exerce sur des symptômes et non sur la maladie, sur la maladie en action et non sur la maladie en puissance, etc. Cette question ne laisserait pas de les embarrasser peut-être. Mais passons, et allons au fond des choses.

Le mercure, nous dit-on, n'influence que la syphilis *en état d'activité morbide*. Vraiment, que cela est peu croyable, même au seul point de vue rationnel ! Quoi ! Voici un remède doué d'une action antisyphilitique si puissante, si merveilleuse qu'il est considéré comme le spécifique par excellence de la maladie ; et cette action, il ne serait capable de l'exercer qu'autant que la maladie serait en état d'explosion morbide ! Tout-puissant aujourd'hui, je suppose, en raison d'une manifestation actuelle, il deviendrait inerte dans une quinzaine, alors et parce que cette manifestation n'existerait plus ! A quelques jours d'intervalle, il serait tour à tour actif, puis inactif, suivant les éventualités d'évolution d'un accident de la maladie !

Si cela était, je dis que cela serait plus que bizarre, que cela serait extraordinaire ; je dis que cela bouleverserait autant les notions générales de

la thérapeutique que les lois du sens commun.
Mais je poursuis.

On prétend aussi (ce qui est la même chose sous
une autre forme) que le mercure agit seulement
sur des *symptômes* et n'influence en rien la maladie. Cette assertion ne me choque pas moins.
Et, en effet, si je consulte mes souvenirs de praticien, je vois le mercure modifier, maîtriser,
réprimer à peu près tous les accidents de la
maladie, quels qu'ils soient d'ailleurs, qu'ils consistent en des lésions superficielles ou profondes,
ou bien en des symptômes sans lésions (tels que
névralgies, névroses, etc.), ou bien encore en
des troubles généraux (anémie, asthénie, etc.).
Or, comment cet admirable remède, agissant de
la sorte sur la presque universalité des manifestations syphilitiques, pourrait-il rester sans influence
sur le principe même d'où dérivent toutes ces
manifestations et ne jamais entrer en conflit avec
la cause organique qui leur est commune? Je ne
puis comprendre, je renonce à comprendre une
telle subdivision, une dichotomie aussi singulière
de l'action thérapeutique du mercure.

Et, d'autre part, si je soumets la doctrine en
question au critérium de la clinique, je constate
que la clinique lui inflige nombre de démentis
formels. Faut-il en citer quelques-uns? Je n'aurai
en vérité que l'embarras du choix. Deux me suffiront.

Voyez, d'abord, ce que devient la syphilis secondaire chez les sujets qui ont été soumis de bonne heure à l'action du mercure, par exemple dès l'invasion du chancre. Elle n'est en ces conditions, si je puis ainsi parler, que l'ombre d'elle-même. Elle se réduit en ces conditions à un petit nombre d'accidents superficiels, légers, essentiellement bénins; il n'est même pas très rare qu'elle se réduise alors presque à néant, qu'elle reste pour ainsi dire muette. Or, expliquez donc ce résultat autrement que par une action directe du mercure sur le principe même de la maladie, quel que soit d'ailleurs ce principe (virus, microbe, toxine ou autre, peu importe). En l'espèce, bien évidemment, ce n'est pas par action du mercure sur les symptômes que s'est produite cette modification, cette quasi-transformation de la maladie, puisqu'en fait de symptômes il n'y en a eu que peu ou pas. Il faut donc, de toute nécessité, qu'elle soit le résultat d'une influence mercurielle sur le germe morbide.

Puis, jugez encore, messieurs, de la doctrine par cette autre considération que je vous prie de bien apprécier à sa valeur, car elle est topique, décisive, de nature à forcer la conviction.

Il n'est pas rare de voir, dans un jeune ménage, une femme saine devenir enceinte une série de fois et aboutir coup sur coup soit à des fausses couches, soit à des accouchements prématurés avec enfant mort, soit à la naissance d'enfants étiques, étiolés, qui ne tardent pas à mourir. On s'inquiète, on cherche partout la cause de telles catastrophes qui affligent tant les familles, et, après avoir bien cherché, on ne trouve rien autre que ceci : une syphilis incomplètement traitée chez le mari, pendant sa vie de garçon. Et cependant le dit mari est sain d'apparence ; il n'a rien eu depuis le mariage, et il n'a rien non plus quant à présent. N'importe ; on le soumet au mercure ; on le traite, *quoi qu'il n'ait rien* (quoi qu'il n'ait rien, remarquez bien cela). Et voici qu'un ou deux ans plus tard survient dans ce ménage une nouvelle grossesse, laquelle amène un bel enfant, qui survit ; et voici que plusieurs enfants non moins vivants et bien venants succèdent à celui-ci[1] !

Eh bien, quel est l'auteur de ce miracle ? Le mercure ; le mercure, n'en doutez pas, car il est coutumier du fait et telle est son habitude en pareilles circonstances. Or, en l'espèce, sur qui et en quelles conditions a-t-il produit cela ? Sur un homme sain d'apparence, sur un homme qui ne présentait depuis longtemps aucune manifestation de syphilis, sur un homme en état de syphilis *latente*. Ici, donc, en toute évidence, le mercure n'a pas agi *sur des symptômes*, puisqu'il n'en existait pas l'ombre ; il n'a pas agi sur une syphilis en explosion morbide, puisque cette syphilis était silencieuse de vieille date. Il faut donc, pour qu'il ait réalisé ce bienfaisant résultat,

1. On trouvera nombre de cas de cet ordre dans mon livre sur *L'hérédité syphilitique*, Paris, 1891.

qu'il ait exercé son influence, à défaut de symptômes morbides, sur *le principe même de la
maladie.*

Que devient, devant de tels témoignages de la
clinique, le premier argument, l'argument fonda-
mental de la doctrine opportuniste? Vous en avez
jugé.

Venons au second.

II. — Celui-ci est brutal, comme un argument
de fait. On nous dit ceci : « La méthode qui restreint l'application du traitement spécifique aux
seules périodes où la syphilis est en action constitue, somme toute, une bonne méthode, puisqu'elle a guéri nombre de malades. Entre nos
mains, elle a réussi, et il n'est pas à discuter avec
elle, puisqu'elle a réussi. »

Eh bien, soit! répondrons-nous. Bien loin de
nous l'intention de discuter des succès qui nous
sont affirmés par des confrères dont la loyauté,
pas plus que le talent d'observation, ne saurait
être mise en cause. Ces succès, nous les admettons,
nous les enregistrons comme authentiques, et cela
ne nous coûte en rien.

D'autant que nous avons, bien qu'adversaires
de la méthode, deux raisons pour ne pas les
récuser. La première, c'est que la syphilis a,
comme toute maladie, ses cas bénins où tout
réussit. La seconde et de beaucoup la plus importante, c'est qu'il est nombre de cas où, par

la force des choses, la méthode opportuniste s'identifie presque en fait, comme direction de traitement, avec la méthode adverse. Tels sont, par exemple, ceux où une nombreuse série de récidives, échelonnées dans les premières années de la syphilis, devient l'indication « opportune » d'une série équivalente de stades thérapeutiques.

Mais, ajouterons-nous, si la méthode opportuniste peut revendiquer des succès, elle est responsable aussi d'insuccès, et ceux-ci très nombreux. Je l'ai vue maintes fois responsable de véritables désastres. Je dirai même presque *habituels* les résultats mauvais qui lui sont imputables.

Et ce n'est pas certes l'expérience qui nous manque et nous manquera jamais pour juger la dite méthode sur une large échelle. Car ce n'est pas là seulement une pratique intentionnelle et voulue de certains médecins; c'est là aussi et surtout la pratique irraisonnée, inconsciente, de quantité de malades qui font de l'opportunisme thérapeutique en syphilis exactement comme ce bon monsieur Jourdain faisait de la prose, c'est-à-dire *sans le savoir.* Oui, quantité de malades se traitent *proprio motu* suivant les dogmes de la méthode opportuniste. Ont-ils un accident, bien vite ils accourent réclamer de nous un traitement qu'ils suivent avec ponctualité jusqu'à disparition dudit accident; puis, une fois guéris, ils s'empressent de revenir à l'expectation. Derechef surgit une manifestation; derechef, nouveau traitement; puis, expectation au delà; et ainsi de suite, toujours de la même façon. Mais, quant à se traiter préventivement dans les stades d'accalmie, aucun n'en a même l'idée. Tout est fini, croient-ils, « puisqu'ils n'ont plus rien »; donc, à quoi bon un traitement? Si bien que ces malades, grâce à leur système d'indifférence, réalisent de tous points le programme opportuniste qui consiste, en effet, à traiter la syphilis dans ses périodes d'activité apparente, mais à ne plus s'en occuper dès qu'elle est rentrée dans le silence.

Or, je l'affirme, c'est sur les malades de cette catégorie, c'est sur les indifférents, les négligents de cet ordre, qui se traitent « quand ils ont quelque chose », mais qui s'empressent de ne plus se traiter dès qu'ils n'ont plus rien, que sévit par excellence le tertiarisme. Ce sont, je l'affirme, ces opportunistes sans le savoir qui fournissent le plus gros contingent à la syphilis tertiaire. Cela, mes relevés en témoignent.

D'ailleurs, j'en appelle sur ce point à vos souvenirs. Quelle est l'histoire la plus commune, quelle est l'histoire courante des malades qui entrent dans nos salles pour des accidents de syphilis tertiaire? Cette histoire se résume dans le schéma suivant, qui va frapper vos esprits tout aussitôt, tant il réveillera en vous le souvenir de choses que vous avez entendues ici des centaines de fois.

« Syphilis contractée il y a, je suppose, 6, 10,

12, 15 ans. — Au début, traitement de quelques
semaines ou de quelques mois. — Réapparition
d'un accident quelconque; à ce propos, traitement nouveau. — Rien ne se manifeste plus, et le
malade délaisse alors toute médication. — Puis, à
échéance variable, invasion d'un symptôme autre,
qui inquiète davantage et contre lequel un traitement plus prolongé intervient. — Alors, accalmie, véritable trêve, qui dure plus longtemps,
quelques années en moyenne. — Finalement,
coup de foudre tertiaire, se manifestant sous une
forme toujours plus ou moins sérieuse, quelquefois grave, parfois mortelle.

N'est-ce pas là, je vous le demande, une histoire
que nous entendons journellement ici? Eh bien,
telle est également l'histoire de quantité de malades
de ville. Des observations calquées sur le schéma
que je viens d'esquisser, j'en possède par centaines. Laissez-moi, et seulement à titre de spécimens, vous en relater — très sommairement —
quelques-unes.

1. — Un jeune homme contracte la syphilis et
s'en traite quelques mois seulement au cours de
la période secondaire. — Quatre ans plus tard,
syphilide tuberculeuse régionale, limitée à la
verge ; alors, seulement, second traitement de
quelques semaines. — L'année suivante, récidive
du même accident, toujours à la verge. — A ce
propos, troisième traitement de quelques semaines. — Deux ans après, syphilide tuberculeuse

disséminée, intense, confluente en divers points.

II. — J'ai pour client depuis 17 ans un jeune homme du grand monde qui, je dois le dire à sa louange, s'est toujours très bien traité chaque fois qu'il a été affecté de quelque accident de sa syphilis, mais qui, en revanche, a toujours fait de l'opportunisme malgré moi depuis 17 ans, c'est-à-dire qui a toujours dédaigné de se traiter du moment où, libéré de tout symptôme apparent, il se jugeait guéri. A toutes mes invitations de se traiter encore après disparition des accidents, il opposait toujours la même réponse : « Mais je n'ai plus rien, cher docteur ; à quoi bon me droguer indéfiniment? S'il m'arrive quelque chose, n'ayez pas peur, je reviendrai bien vite vous voir ». Bref, c'est un opportuniste tel que la méthode opportuniste n'en saurait rêver de plus convaincu ni de plus militant. Eh bien, sans parler de divers accidents d'ordre secondaire, ce malade a dû à sa méthode d'être affecté trois fois de symptômes tertiaires importants, à savoir : au cours de la troisième année de l'infection, sarcocèle; — au cours de la quatrième, exostose tibiale; — au cours de la treizième, nouvelle exostose de même siège.

III. — Voici qui est plus grave. — Syphilis en 1868; traitement toujours suivi d'après le mode opportuniste. — Dans la sixième année de l'infection, syphilide gommeuse du pharynx, étendue, intense, destructive; — dans la septième, para-

lysie oculaire ; — dans la douzième, syphilis
cérébrale ; deux hémiplégies successives, puis incidents multiples d'encéphalopathie spécifique,
terminée par la mort.

iv. — Dernier exemple. — Syphilis en 1868,
toujours traitée, quoi que j'aie pu faire, suivant
la méthode opportuniste. — Série de rechutes,
échelonnées comme il suit, de la quatrième à la
dix-neuvième année :

Au cours de la 4ᵉ année, deux poussées de gommes sous-
cutanées ;

— 6ᵉ — nouvelles gommes ;
— 8ᵉ — nouvelles gommes ;
— 9ᵉ — syphilide tuberculeuse ;
— 17ᵉ — syphilide tuberculo-ulcéreuse ;
— 18ᵉ — syphilide tuberculeuse ;
— 19ᵉ — syphilide tuberculo-crustacée.

Et de même pour tant et tant d'autres cas identiques que j'aurais à produire ; car, je le répète et
ne saurais assez le répéter, les cas de cet ordre
sont, littéralement, monnaie courante.

Aussi bien ma conviction est-elle faite relativement à la méthode opportuniste.

En principe, je condamne une méthode qui, de
parti pris, se résigne à attendre les événements, à
« voir venir » (comme si l'on ne savait pas ce qui
doit venir !), et qui, intentionnellement, volontai-
rement, *se refuse à tenter un effort préventif*
contre la maladie.

De par expérience je condamne cette méthode,

parce que je connais à son actif assez d'insuccès, assez de désastres, pour que j'aie été amené à la considérer comme l'une des origines les plus habituelles du tertiarisme. D'après ce que j'en ai vu, je crois exposé à de grands risques l'avenir de tout malade traité suivant le rite étroit et exclusif de la méthode opportuniste.

Et comme, en de telles matières qui intéressent si puissamment la santé de nos malades, il faut parler net, pour moi le traitement *opportuniste* de la syphilis est un traitement périlleux, un mauvais traitement.

LVII

MÉTHODE PRÉVENTIVE.

Après ce que je viens de dire de la méthode opportuniste, je pourrai être relativement bref sur la seconde méthode dont il me reste à vous parler, c'est-à-dire la méthode rationnelle ou préventive. Car la critique que j'ai dû faire de celle-là m'a conduit à vous exposer et à légitimer par avance les deux principes qui servent de base à celle-ci.

Il est acquis par ce qui précède : 1° que le mercure exerce une action thérapeutique sur la syphilis latente ; — 2° qu'il n'est pas seulement propre à guérir des symptômes actuels, mais que

de plus il exerce une action préventive sur la diathèse.

Or, ce sont là les deux principes fondamentaux
sur lesquels repose la méthode que nous allons
étudier, méthode rationnelle théoriquement, méthode préventive comme visée, comme aspiration,
généralement aussi comme résultats.

Sans doute, comme la précédente, cette méthode
s'attaque à la syphilis en action. Mais, en outre et
à l'inverse de celle-ci, elle s'efforce de combattre
la syphilis en puissance, en vue d'atténuer, de
neutraliser les germes mêmes de la maladie, de
prévenir l'évolution soit prochaine, soit éloignée
des accidents diathésiques, et, somme toute, de sauvegarder l'avenir dans la mesure de ce que peut
réaliser en ce sens une thérapeutique rationnelle.

Bien évidemment et pour toute la série de considérations que je développais tout à l'heure, c'est à
cette méthode que nous nous adresserons, c'est elle
dont nous ferons choix pour le traitement de nos
malades.

Mais, avant d'aller plus loin, avant d'entrer dans
les détails d'application de cette méthode, force
nous est encore au préalable d'examiner quelques
objections qui lui ont été opposées et de juger si
ces objections ne seraient pas de nature à nous
détourner de notre choix.

I. — On a dit ceci, tout d'abord : « Traiter la
syphilis latente (comme se le propose la méthode
en question), c'est traiter quelque chose d'invisible,

d'insaisissable; c'est partir en guerre contre un
ennemi qu'on ne voit pas et dont on ne peut
calculer les forces, etc. ». On a même dit, et je cite
textuellement : « Traiter la syphilis en dehors de
ses manifestations, c'est se battre contre des moulins à vent ».

Mais, répondrai-je en poursuivant la figure, un
ennemi qu'on ne voit pas n'en est pas moins un
ennemi, et, pour peu qu'on soit sûr de sa présence,
la prudence la plus élémentaire prescrit de se tenir
en garde contre lui. Or, pour revenir à la clinique,
je demande si, étant donnée une syphilis récente et
seulement soumise jusqu'alors, je suppose, à un
premier traitement, on n'est pas absolument sûr de
la permanence de cette syphilis dans l'économie;
— si l'on n'est pas absolument sûr que, pour
latente qu'elle soit aujourd'hui, cette syphilis ne
manquera pas de se traduire à échéance prochaine
ou éloignée par quelque manifestation; — si l'on
n'est pas absolument sûr que cette syphilis, abandonnée à son évolution propre, n'a pas les plus
grandes chances pour aboutir à quelque production tertiaire plus ou moins importante, sérieuse
probablement, peut-être même grave et très grave.
Les réponses que comportent de telles questions ne
sont pas douteuses. Donc, pour reprendre le langage de tout à l'heure, l'ennemi est là, à nos portes.
Nous ne le voyons pas, mais il n'en est pas moins
là. Ses assauts futurs ne sont pas des éventualités
imaginaires. A n'en pas douter, ils se produiront

un jour ou l'autre. Et quand, avec les moyens dont nous disposons, nous essayons de nous fortifier contre lui, quand nous nous efforçons, par une thérapeutique que nous avons le droit de considérer comme préventive, d'atténuer le principe virulent qui a pris possession de l'organisme, vous appelez cela « combattre un ennemi imaginaire » ! Des éventualités secondaires ou tertiaires dont l'explosion est attendue de tous et de vous-mêmes, vous traitez cela de « moulins à vent » !

Vous nous reprochez, alors que nous traitons une syphilis en période latente, de « partir en guerre contre un ennemi invisible, insaisissable ». Mais est-ce qu'une pratique de cet ordre constitue, en médecine, un fait unique, isolé, exceptionnel? Bien au contraire, et c'est même là un procédé usuel, commun, banal, un procédé chaque jour usité contre nombre de maladies autres que la syphilis. Est-ce qu'on ne traite la goutte, par exemple, qu'au cours de ses accès? Est-ce que, l'été venu, quantité de goutteux ne s'acheminent pas, sur le conseil de leurs médecins, vers Vichy, Contrexéville ou Carlsbad, alors même qu'ils ne souffrent plus de la goutte, alors même qu'en apparence ils n'ont plus rien de goutteux, alors, en un mot, que leur goutte est en pleine période *latente?* De même est-ce qu'on traite exclusivement la scrofule dans les périodes où elle se traduit par des adénopathies, des ulcères, des abcès, des tumeurs blanches ou du lupus? Allez donc faire une excursion l'été sur nos belles plages de Normandie ou de Bretagne, et voyez si vous ne rencontrerez pas là nombre de scrofuleux *en puissance*, n'ayant plus de lésions scrofuleuses pour l'instant, mais entachés d'une tare que leurs médecins essaient bien légitimement de combattre par une cure préventive. Et de même pour le rhumatisme, qu'on ne combat pas seulement au moment de ses accès; — et de même pour le paludisme, qu'on n'attaque pas seulement dans ses stades fébriles; — et de même pour la lithiase biliaire ou rénale, qu'on ne traite pas au seul moment de leurs migrations calculeuses. — Et ainsi de suite.

Donc, vous le voyez, messieurs, il n'est rien d'anormal, d'irrégulier, d'extraordinaire, à faire pour la syphilis ce qu'on fait — et avec succès — pour tant d'autres maladies, c'est-à-dire à s'efforcer de la traiter dans ses stades de repos, d'accalmie. Traiter une maladie qui existe sûrement dans l'organisme, bien que ne se traduisant par aucun symptôme actuel, cela constitue une méthode générale, acceptée de tous, d'un usage journalier. Cela s'appelle « faire de la médecine *préventive* ». Et cette médecine préventive est de la bonne médecine; c'est même la meilleure de toutes quand elle est d'application possible. Pourquoi donc, en l'espèce, nous serait-il refusé de faire bénéficier nos malades d'un procédé thérapeutique de ce genre?

Cette première objection à la méthode dont nous parlons est donc sans la moindre valeur. — Passons.

II. — On ajoute ceci : « Lorsqu'on traite une
syphilis en action, c'est-à-dire une syphilis qui se
traduit par des symptômes actuels, on sait ce qu'on
fait, on s'en rend compte, et cela parce qu'on dispose d'un critérium, à savoir l'influence curative
exercée sur les symptômes par le remède, l'influence curative exercée sur les symptômes par
telle ou telle dose du remède. Mais traiter une syphilis latente, c'est agir en aveugle, c'est la traiter
sans savoir ce qu'on fait, car on manque de tout
contrôle pour juger ce qu'on fait. La traiter de la
sorte, c'est donner des remèdes pour donner des
remèdes, à l'aventure, à tout hasard, sans contrôle. »

Eh bien, non, répondrai-je ; ce n'est pas donner
des remèdes à l'aventure que de prescrire contre la
syphilis même latente tel ou tel des deux agents
dont l'action antisyphilitique est acceptée de tous.

Non, ce n'est pas traiter la syphilis en aveugle
que de la combattre par ces deux remèdes soit à
doses reconnues habituellement efficaces, soit —
encore moins — à doses qui, préalablement, ont
exercé sur le malade une influence curative.

Non, enfin, ce n'est pas agir sans critérium, sans
contrôle, à l'aventure, que de traiter ainsi la syphilis latente. Car le critérium, le contrôle, nous
l'avons dans l'évolution ultérieure de la maladie,
dans la façon dont se distancent les récidives, dans
l'absence de récidives, dans les résultats généraux
d'une telle pratique, etc.

Donc, passons encore sur ce second argument, véritablement sans portée.

III. — Dois-je maintenant vous parler d'un troi-sième, qui ne mériterait guère plus d'attention?

« Traiter la syphilis latente, a-t-on dit, c'est s'as-treindre à la traiter *toute la vie*. Car, si vous la trai-tez aujourd'hui à l'état latent, il n'y aura pas de raison pour ne pas la traiter de même, et toujours latente, dans un an, dans deux ans, dans dix ans, dans vingt ans, et ainsi de suite. »

L'objection aurait quelque valeur si nous traitions la syphilis latente parce qu'elle est latente, et si nous trouvions dans ce fait même un motif à inter-vention. Mais, en toute évidence, nous ne la trai-tons pas parce qu'elle est latente; nous la traitons *quoique latente*, ce qui est bien différent, et cela à à une époque, et cela dans des conditions où nous avons lieu de croire qu'elle est encore vivace, où nous avons lieu d'en redouter encore quelque ma-nifestation soit prochaine, soit éloignée. Que si, dans cette intention, nous la traitons (quoique latente) aujourd'hui, et de même dans un an, et de même dans deux ans, cela n'implique en rien que nous ayons l'obligation de la traiter de la sorte indéfiniment et « pour toute la vie ». Ce trai-tement préventif, certes, nous lui imposerons un terme. Ce terme, non moins sûrement, pourra bien être difficile, délicat à fixer; mais, enfin, nous essaierons de le fixer. Ce sera pour le définir, affaire d'observations, de tâtonnements, d'empirisme. En tout cas, nous obéirons inflexiblement à ce principe de n'abandonner la maladie à elle-même, de ne lui lâcher la bride, qu'après un long stade de thérapeutique active et dans des conditions où nous croirons avoir de sérieuses garanties contre la possibilité de récidives, d'explosions ultérieures.

L'argument en question est donc presque enfantin, et nous n'avons pas à en tenir compte.

Somme toute, les diverses objections que je viens d'examiner ne sont guère de nature à nous détourner de la voie que d'autres considérations bien autrement valables nous avaient autorisés jusqu'ici à juger la plus rationnelle, la plus sûre, la meilleure. Théoriquement, *a priori*, la méthode préventive est certes de nature à rallier tous les suffrages. Vous allez voir que, pratiquement, elle justifie la préférence qui lui est accordée sur sa rivale (méthode opportuniste) par la grande généralité des praticiens.

Et, en effet, c'est la méthode préventive qui confère aux malades ce double et inestimable bienfait : 1° de leur rendre presque constamment la période secondaire légère et tolérable; — 2° de leur rendre, pour la très grande majorité des cas, la période tertiaire muette, exempte d'accidents, inoffensive.

Ces deux points réclament toute notre attention.

1. — Relativement au premier, la démonstration est je puis dire patente et de tous les jours. Voyez,

comme je vous le disais précédemment, ce que devient la période secondaire chez les malades traités par la méthode préventive. Elle ne se compose alors généralement (réserves toujours faites pour quelques cas exceptionnels) que d'un petit nombre de manifestations absolument bénignes. Dix-neuf fois sur vingt les malades en sont quittes pour quelques taches à la peau, quelques érosions à la bouche (parce qu'ils fument, quoi qu'on puisse faire), quelques croûtes insignifiantes du cuir chevelu, quelques adénopathies cervicales qui passeraient inaperçues si l'on ne prenait soin de les rechercher; et c'est tout. Comparez cela, comparez ces syphilis secondaires *avortées* à ce que sont ou peuvent être les syphilis secondaires où l'on attend « ce qui va venir », où l'on se borne à réprimer une première poussée en laissant à une seconde toute liberté pour se produire! Rappelez-vous, par ce que vous voyez journellement ici, en quel état nous reviennent quantité de nos malades qui, après s'être traités pour leur chancre ou pour une première poussée secondaire, ont de leur propre inspiration renoncé à tout traitement une fois qu'ils se sont crus guéris.

Inutile d'insister sur ce premier point, car, en vérité, l'évidence est par trop notoire.

II. — Quant au second, la démonstration en est beaucoup plus difficile, parce qu'elle exige des faits qui, pour comporter une signification, doivent avoir été suivis pendant des laps de temps considé-

rables. Pour parler de résultats relatifs à l'étape
tertiaire, il faut des observations de longue haleine,
portant sur des espaces chronologiques monstres,
sur des durées de 10, 15, 20, 25 ans. Or, vous.con--
cevez si de tels faits sont faciles à collectionner.
J'en possède cependant bon nombre aujourd'hui,
pour avoir compris dès le début de ma carrière (et
cela grâce à l'un de mes vieux maîtres) que, dans
une maladie telle que la syphilis, « il n'est de
bonnes observations que celles qui embrassent des
laps de temps énormes, de véritables segments de
la vie, et cela parce que seules elles permettent de
juger et de l'évolution de la maladie, et de son
pronostic réel, et de la valeur des méthodes thérapeutiques qui lui sont opposées ». Eh bien, aujour-
d'hui, profitant d'un certain stock de *vieilles* observations de ce genre, dont quelques-unes remon-
tent aux premières années de mon doctorat, je me
crois autorisé à vous présenter les deux propositions suivantes comme résultat de mon expérience
personnelle, à savoir :

1° Que les syphilis qui paient le plus lourd tribut au tertiarisme sont celles qui ont été ou bien
absolument abandonnées à leur évolution propre,
ou bien insuffisamment traitées, ou bien exclusivement traitées à propos de leurs accidents, de leurs
explosions successives (ce qui constitue, vous le
savez, le programme de la méthode opportuniste);

2° Que, tout au contraire, les syphilis dont on
s'est longtemps occupé, contre lesquelles (passez-

moi le mot) on s'est *acharné* thérapeutiquement, et cela non pas seulement alors qu'elles étaient en période explosive, mais en dehors et au delà de leurs étapes d'activité morbide, les syphilis, en un mot, que l'on a soumises aux exigences multiples de la méthode préventive sont celles qui fournissent le plus faible contingent au tertiarisme.

Je ne dirai certes pas (car de trop nombreux mécomptes me rappelleraient à la réalité des choses) que cette méthode, même ponctuellement et rigoureusement appliquée, préserve toujours et à coup sûr nos malades des éventualités tertiaires. Mais je dirai, d'après ce que j'ai vu, de mes yeux vu, qu'elle les en préserve le plus souvent, dans l'énorme majorité des cas.

Cette méthode, donc, à mes yeux tout au moins, constitue le plus sûr recours que nous puissions offrir à nos malades contre les véritables dangers de la vérole, lesquels résident tous — ou bien peu s'en faut — dans les éventualités du stade tertiaire.

LVIII

Avantages des cures intermittentes.

Les considérations que je viens de développer nous ont amenés à cette résolution majeure, capitale en l'espèce, d'appliquer au traitement de nos

malades la méthode que nous avons étudiée et
définie sous le nom de méthode préventive.

Cette méthode, reste à la mettre en pratique.
Comment, d'abord, l'instituer, la poursuivre, l'a-
gencer? Puis, ensuite, quelle durée lui assigner?
Graves et plus que difficiles questions qu'il nous
faut aborder actuellement.

Avant d'entrer en matière, je dois vous présenter une observation préalable que j'aurais crue et
croirais encore bien inutile, n'étaient les critiques
auxquelles m'a exposé la faute de l'avoir oubliée
dans un premier essai sur le sujet. C'est que les
principes dont il va être question, les règles de
pratique que je m'efforcerai de vous indiquer dans
ce qui va suivre, ne sauraient comporter *rien
de systématique, d'invariable, d'absolu.* Je n'ai
nullement la prétention de vous tracer ici un plan
de campagne thérapeutique qui puisse, dans tous
les cas possibles, être suivi à la lettre et exécuté
ponctuellement, à la façon d'une manœuvre militaire (ce dont, pourtant, on m'a accusé). Je suis
assez médecin pour savoir qu'il n'est pas de traitement susceptible de s'appliquer indifféremment à
tous les cas, de « *s'uniformiser* » (comme on me l'a
fait dire), et que la maladie n'est pas un être abstrait
qu'on manipule, qu'on régit à la façon d'une
équation mathématique. Je suis assez médecin pour
comprendre qu'il convient, tout au contraire, d'*in-
dividualiser* le traitement de la syphilis comme
celui de toute maladie, et qu'il n'est pas de règles

invariables à formuler contre la syphilis non plus que contre telle ou telle individualité pathologique.

Il va de soi qu'en vous disant, comme je vous le dirai dans quelques instants : « Voici, d'après moi, ce qu'il convient de faire à telle époque de la maladie ; voici ce qui paraît indiqué contre telle modalité morbide ; voici quelle durée semble devoir être assignée au traitement, etc., etc. », je n'entends, je ne prétends en rien vous présenter tout cela comme des règles absolues, comme un programme *ne varietur*, que je serais d'ailleurs le premier à enfreindre le cas échéant. En pareilles matières, l'absolutisme serait aussi déplacé que possible, de toute évidence. Vous voudrez donc bien ne prendre les indications thérapeutiques qui vont suivre que pour des formules générales, tout au plus susceptibles de s'appliquer aux cas d'ordre commun, mais passibles à l'infini d'amendements, d'atténuations, de modifications de tout ordre, et cela suivant des éventualités multiples, particulières à chaque sujet, à chaque cas individuel, etc.

Il paraît que j'avais commis une faute en négligeant de dire ce qui précède et ce que je croyais vraiment inutile à dire ; voilà ma faute réparée.

Deux enseignements majeurs, qui dérivent de l'expérience clinique, président à la direction générale du traitement de la syphilis.

Le premier, c'est que, pour fournir la somme intégrale de ses effets utiles, le traitement spécifique doit être administré *par cures intermittentes*, c'est-à-dire d'une façon discontinue.

Le second, c'est que, pour réaliser l'influence préventive que nous en espérons, le traitement spécifique doit être *prolongé fort longtemps.*

Insistons sur ces deux points capitaux.

I. — On avait dit d'une façon toute théorique : « La syphilis est une infection continue, permanente ; donc elle doit être traitée d'une façon continue. » L'induction pouvait être rationnelle, mais elle n'est pas susceptible d'application pratique, et cela pour deux raisons que voici :

1° L'estomac n'est pas un organe infatigable, qui puisse indéfiniment ingérer des remèdes, surtout des remèdes comme le mercure et l'iodure. A ce régime, il ne tarderait pas à se lasser, à se révolter. Une médication continue de ce genre n'aboutirait qu'à déterminer des accidents de dyspepsie, de gastralgie, d'entéralgie, de diarrhée, bref d'intolérance gastro-intestinale, dont il n'est pas besoin de dire les conséquences sur la santé.

A la vérité, on aurait la ressource, pour soulager le tube digestif, de substituer par intervalles à la méthode par ingestion tel ou tel autre procédé d'administration du mercure, comme les frictions ou les injections. Mais encore l'expérience reprendrait ses droits en témoignant de ce fait, que le traitement mercuriel, sous quelque forme qu'on le prescrive, ne saurait être supporté au delà d'un certain temps sans fatigue pour l'organisme, sans réaction sur l'état général, notamment sur la nutrition.

Tous les médecins qui ont l'habitude de « manier » le mercure seront unanimes à vous dire ceci : Le mercure est un admirable remède qui (sauf exceptions très rares) est merveilleusement supporté par l'organisme, mais à la condition que l'usage n'en soit pas continué trop longtemps. Au delà d'un certain temps il n'est plus que mal toléré, et force est alors d'en suspendre l'administration, en raison soit de révoltes gastro-intestinales, soit de symptômes généraux d'atonie, d'alanguissement, de pâleur, de faiblesse, etc.

Il n'est donc pas possible, somme toute, de donner le mercure d'une façon continue tout le temps que besoin est pour un traitement complet de la syphilis.

2° Seconde raison : C'est une loi générale de thérapeutique que la continuité d'usage d'un remède aboutit à déterminer une sorte d'*accoutumance* qui affaiblit, amoindrit les effets physiologiques ou curatifs de ce remède.

Il est évident, il est incontestable qu'on s'accoutume à certains médicaments, lesquels, très actifs dans les premiers temps, arrivent à ne plus exercer ensuite aucune influence sur un organisme blasé. Prenez ce soir une pilule d'opium, vous en ressentirez un certain effet. Prenez une de ces mêmes pilules huit ou quinze jours de suite, vous

n'en éprouverez plus qu'un effet atténué. Conti-
nuez-en l'usage sans interruption pendant quelques
mois, vous pouvez être sûr qu'au bout de ce temps
cette pilule n'exercera plus sur vous la moindre
action narcotique ou sédative. Eh bien, le mercure
est de même un remède auquel l'économie s'accoutume et qui, après un certain temps, finit par perdre
toute influence sur elle, ainsi du reste que je vais
l'établir.

De cela voici la preuve. Il n'est pas rare que,
dans le cours d'un traitement mercuriel institué de
longue date et poursuivi sans interruption, de
nouveaux accidents syphilitiques viennent à surgir.
Qu'arrive-t-il alors si, en vue même de ces accidents, on insiste sur la médication, si l'on continue le traitement ? C'est que l'on n'obtient plus du
mercure, dans de telles conditions, que des effets
peu sensibles, lents, incomplets, insuffisants. Il
n'est même, en pareille occurrence, qu'un procédé
pour restituer au remède son action première, c'est
de le suspendre pour un certain temps, pour quelques semaines par exemple, puis, au delà, de le
prescrire à nouveau. Et alors, chose étonnante dont
j'ai été témoin bien des fois, on voit le remède
reprendre ses vertus habituelles, dont l'amoindris-
sement provisoire ne pouvait évidemment dériver
que d'un fait d'accoutumance.

N'est-il pas évident, d'après cela, que des traitements mercuriels longtemps prolongés doivent
perdre une bonne part de leur influence ? J'en ai

acquis la conviction pour mon compte. Je crois
que, lorsqu'on a soumis un malade à de certaines
doses mercurielles pendant deux ou trois mois
consécutifs, les doses nouvelles qu'on lui administre ensuite sont données à peu près *en pure
perte*, et que le remède est devenu désormais, sinon
tout à fait inerte (ce que je n'oserais dire), du
moins bien moins actif, bien moins puissant qu'au
début. Je crois, pour spécifier, que six mois d'une
médication mercurielle *continue* produisent infiniment moins d'effets curatifs que six mois de la
même médication répartis par traitements de six
semaines dans une durée de douze à quinze mois.
J'ai vu même des malades qui, pendant une année
entière, n'avaient cessé de prendre du mercure
retirer moins de bénéfice de ce traitement énorme
qu'ils n'en eussent vraisemblablement obtenu d'un
traitement moitié moindre, mais plus intelligem-
ment distribué.

Et ce qui est vrai pour le mercure ne l'est pas
moins pour l'iodure de potassium. « L'iodure de
potassium, a très justement écrit M. Rollet, peut
devenir impuissant à force d'avoir été administré. »

Concluons donc sur ce premier point en disant :
De par analogie et de par expérience directe, *il
y a tout avantage à administrer le mercure et
l'iodure* PAR CURES INTERMITTENTES, ESPACÉES.

LIX

Nécessité d'un traitement longtemps prolongé.

II. — Notre seconde proposition, je vous le rappelle, se formule ainsi : Il est indispensable que, pour réaliser l'action préventive à laquelle nous aspirons, le traitement spécifique soit administré *fort longtemps.*

Avec cette considération nous voici en regard du point capital de notre sujet. Car, traiter assez longtemps la vérole pour la traiter le temps nécessaire à sa guérison, tout est là. Or, cette condition, dont dépend le succès ou l'insuccès de la cure, est précisément celle qui se trouve le moins souvent réalisée en pratique. A peu d'exceptions près, tous nos malades entendent se traiter de la vérole ; mais combien peu s'astreignent à s'en traiter suffisamment ! Et de même pour les médecins : tous — ou bien peu s'en faut — s'appliquent, s'ingénient par des procédés divers à traiter la vérole; mais combien se satisfont de traitements trop courts pour être réellement préservateurs !

Oh ! sans doute, si l'on ne demande à la médication spécifique qu'un effet actuel et temporaire sur la maladie, il peut suffire de quelques mois, voire parfois de quelques semaines, pour « blanchir » un malade, suivant l'expression consacrée. Mais si l'on

veut en obtenir une action durable, une véritable
sauvegarde d'avenir, ce n'est qu'au prix d'un traitement prolongé, très prolongé, qu'on aboutit à ce
résultat.

Combien de temps faut-il donc traiter la syphilis
je ne dirai pas pour la guérir (car ce mot soulè-
verait immédiatement une autre question, celle de
savoir si l'on guérit jamais la syphilis), mais pour
la rendre inoffensive et désormais silencieuse, pour
espérer n'avoir plus rien à en redouter dans un
avenir même éloigné? Tel est le point qu'il nous
faut mettre en discussion actuellement.

Ai-je besoin de vous avertir au préalable qu'un
problème de ce genre n'est pas susceptible de
recevoir une solution fixe, absolue, qui s'applique
à tous les cas? En toute évidence, il ne saurait
exister une mesure chronologique pour la durée
du traitement de la syphilis. Jamais on ne pourra
dire : Il faut un traitement de tant de mois ou d'années pour venir à bout de la syphilis. Car, suffisante
pour tels cas, cette formule serait insuffisante pour
d'autres, aussi bien peut-être qu'excessive pour tels
autres.

Un homme du monde pourra bien demander à
un médecin « combien il lui faudra de temps pour
guérir de la syphilis »; mais jamais un médecin ne
répondra à cette question par une évaluation mathématique. Car, de par ses connaissances générales
ou spéciales, tout médecin a la conviction formelle

que la durée d'un traitement applicable à une
maladie telle que la syphilis ne saurait être déterminée à l'avance, même approximativement. De
toute nécessité, cette durée sera éminemment variable, et cela parce qu'elle est forcément soumise
à des conditions multiples relevant de l'intensité
de la maladie, de ses formes, de sa résistance au
traitement, de la fréquence et du caractère de ses
poussées, de son évolution générale, etc., etc. En
l'espèce, donc, rien d'absolu.

C'est ainsi que certaines syphilis se laissent maîtriser presque d'emblée par un traitement tout au
plus moyen, soit comme intensité thérapeutique,
soit comme durée, et que d'autres inversement se
montrent longtemps réfractaires à des médications
même énergiques. Parmi ces dernières il convient
même de distinguer une espèce toute particulière,
sous le nom de *syphilis récidivante*, dont il faut
que je vous dise un mot au passage.

Les syphilis de ce genre sont remarquables à deux
points de vue presque contradictoires : d'abord, en
ce qu'elles fournissent des récidives pour ainsi dire
à robinet ouvert, récidives qui se succèdent coup
sur coup, jusqu'à devenir parfois subintrantes ; —
et, secondement, en ce que les accidents qui les
composent sont bien loin de se montrer aussi in-
dociles au traitement qu'on aurait lieu de le préjuger d'après le caractère de la maladie ; tout au
contraire ils guérissent en général facilement. Si
bien que ces singulières syphilis sont toujours en

état alternant de guérison et d'explosion. On en vient toujours à bout, et c'est toujours à recommencer ; une poussée n'est pas plus tôt éteinte qu'une autre entre en scène, et le plus souvent, chose curieuse, sous la même forme, avec la même modalité morbide. Exemples : Un de mes malades a présenté, dans l'espace de trois ans, cinq récidives de roséole. — Une jeune femme de mes clientes a été affectée pendant quatre années d'incessantes récidives d'une syphilide papulo-psoriasiforme qui se localisait toujours au même siège, à savoir le pourtour de l'orifice buccal. — J'ai guéri quatorze fois, sur le même malade, une exostose frontale qui, passez-moi le mot, semblait jouer à cache-cache avec le traitement, disparaissant dès que le traitement entrait en scène, mais reparaissant dès qu'on le discontinuait pour quelques semaines, au plus pour quelques mois. — Un de mes collègues et amis, qui a contracté la syphilis dans l'exercice de sa profession, me disait récemment que « depuis dix ans, il ne peut suspendre l'iodure plus de quinze jours à un mois sans voir surgir une récidive d'accidents spécifiques quelconques ; pour lui, l'iodure est devenu un véritable *pain quotidien*, sans lequel il ne pourrait vivre ». — Enfin, laissez-moi vous citer encore le fait d'une de nos malades actuelles de la salle Henri IV. Cette femme n'a pas cessé depuis douze ans d'être en proie à d'incessantes récidives de manifestations tertiaires que nous avons toujours facilement guéries, mais qui se reproduisent avec une opiniâtreté désolante dès que, de guerre lasse, on suspend le traitement.

Que devient en de tels cas et par la force même des choses la durée du traitement, je vous le laisse à penser. Mais de tels cas, à coup sûr, ne sont que des raretés, des exceptions. Laissons-les donc de côté pour l'instant, et parlons seulement des cas usuels, courants, moyens. Quelle est pour ceux-ci, approximativement, la durée *moyenne* de ce qu'on peut appeler un traitement suffisant?

Cette durée moyenne, vous le préjugez bien, a été très différemment appréciée, et il ne sera pas sans intérêt de rappeler à ce sujet quelques opinions qui ont eu cours dans la science.

Dupuytren, par exemple, voulait qu'après la cicatrisation du chancre on continuât à administrer le mercure autant de temps qu'il en avait fallu pour obtenir la guérison de ce chancre. — D'autres praticiens ont formulé des doses fixes qu'il suffirait d'atteindre pour en avoir fini avec la vérole. Pour Vidal (de Cassis) 100 à 110 pilules de Dupuytren, pour tel autre 80 à 100 cuillerées de liqueur de Van Swieten devaient suffire à éteindre tout principe virulent, tout germe spécifique dans l'organisme. — Esprit plus médical, Chomel tenait moins à la dose ingérée qu'à la durée totale et à la continuité du traitement. Cinq à six mois de médication mercurielle non interrompue, voilà ce qu'il imposait à

ses malades comme condition indispensable de guérison et comme sauvegarde probable pour l'avenir.
— M. Ricord, enfin, dans un livre que j'ai eu l'honneur de rédiger pour lui, a résumé sur ce point le
résultat de sa longue pratique dans les termes suivants : « *Six mois de traitement mercuriel,* à une
dose journalière qui influence les accidents à combattre et qui indique, après qu'ils ont été détruits,
que le médicament agit encore par ses effets physiologiques connus ; puis *trois mois d'un traitement
ioduré,* destiné à prévenir les accidents éloignés de
la diathèse ; telle est la médication qui donne les
cures les plus soutenues, qui réussit dans l'énorme
majorité des cas à neutraliser véritablement le
virus toxique, je dirais volontiers à guérir la vérole,
au moins dans la généralité de ses manifestations »[1].

Nous sommes loin aujourd'hui de telles évaluations. Et, en effet, plus on a étudié la syphilis, plus
on a reculé les limites chronologiques du traitement jugé nécessaire à sa guérison. C'est là, comme
exemple, ce qui m'est arrivé personnellement. Au
début de ma pratique, je procédais par des traitements qui me semblaient bien longs à cette époque
et que je juge bien courts, bien insuffisants aujour-
d'hui. Puis, instruit par l'expérience, je suis arrivé,
à mesure que j'avançais dans la carrière, à traiter
mes malades bien plus longuement qu'on ne m'avait
appris à le faire et que je ne croyais utile de le

---

1. *Leçons sur le chancre.*

faire à mes débuts. Et, en définitive, l'observation m'a convaincu de ceci, d'une façon générale : c'est que, pour obtenir du mercure tout ce qu'il peut donner, pour en obtenir surtout ce qu'on a plus spécialement intérêt à lui demander, c'est-à-dire une influence non pas seulement curative pour le présent, mais *préventive*, il faut l'administrer *longtemps*, *très longtemps*, bien plus longtemps en tout cas qu'on ne le fait généralement.

Cela, je confesse ne l'avoir appris qu'aux dépens de mes malades et par des insuccès personnels que je déplore. C'est donc bien le moins que je ne laisse pas se perdre un résultat aussi chèrement acquis; c'est donc bien le moins qu'en l'énonçant d'une façon formelle je m'efforce de vous éviter et d'éviter à vos malades les conséquences d'un semblable apprentissage. Eh bien, ce que je puise dans mon propre fonds, ce qui a résulté pour moi de mon observation propre, est ceci :

1º D'abord, si l'on donne le mercure comme le voulait Dupuytren (à savoir un temps égal après la guérison des accidents à celui qu'ont exigé ces accidents pour guérir), on ne produit rien de sérieux, on laisse subsister la maladie avec toutes ses conséquences ultérieures. — Nul doute sur ce premier point.

2º En second lieu, si l'on administre le mercure à la façon de Vidal et autres, on n'obtient encore qu'un résultat actuel et tout provisoire, ce qui en l'espèce n'est que la minime partie du résultat cherché. On n'arrive avec ce traitement écourté (100 cuillerées de liqueur de Van Swieten, 100 à 110 pilules de sublimé) qu'à éteindre les accidents d'un jour, d'une période, et à reculer les manifestations futures ; mais on n'agit pas sur la diathèse d'une façon suffisante, on ne parvient pas à l'influencer assez énergiquement pour tarir la source d'accidents ultérieurs.

Consultez, en effet, les recueils d'observations, et vous y trouverez qu'un très grand nombre de malades traités de la sorte au début de l'infection, c'est-à-dire traités seulement pendant deux ou trois mois, ont été affectés plus tard d'accidents sérieux, graves ou mortels. Ce sont même, j'en trouve la preuve dans mes statistiques personnelles, les malades de cette catégorie qui fournissent le plus gros contingent à la vérole tertiaire, car assez rares en somme sont les sujets qui s'abandonnent exclusivement à l'expectation.

Oui, je l'affirme, l'histoire la plus commune de la vérole tertiaire, comme antécédents thérapeutiques, est modelée sur le schéma que voici : Un jeune homme prend la vérole ; au début, il se traite pendant quelques semaines, deux mois, trois mois, quatre mois. Tout disparaît. Alors il se croit guéri ; il ne fait plus rien ; il vit sur la garantie illusoire de l'immunité actuelle qui lui semble définitive. Puis, surviennent tout à coup, au milieu d'une sécurité parfaite, dans un ciel en apparence sans nuages, des manifestations nouvelles, et celles-ci parfois graves, parfois très graves, susceptibles même d'aboutir aux plus funestes terminaisons.

3° Ce que j'ai vu encore (moins souvent, il est vrai), c'est qu'à la suite de traitements plus prolongés, à la suite, par exemple, du traitement formulé par mon illustre maître — je demande humblement pardon à sa mémoire de cette critique nécessaire — la diathèse peut encore s'accuser par des décharges ultérieures et témoigner ainsi de sa présence persistante dans l'organisme. J'ai dans mes notes nombre de cas où des malades, après s'être régulièrement traités par le mercure pendant cinq ou six mois, ont été affectés plus tard d'accidents plus ou moins sérieux. Il est donc certain qu'une mercurialisation de cinq à six mois n'est pas toujours suffisante, tant s'en faut, à éteindre la diathèse et à conjurer tout péril d'avenir. Cela, je le déclare, je l'affirme, malgré tout le respect dû à mon maître, parce que l'expérience clinique me l'a bien des fois démontré.

Si bien qu'il y a déjà presque une vingtaine d'années, dans une série de leçons que je fis à Lourcine sur ce sujet, je dénonçais l'insuffisance manifeste des modes de traitement jusqu'alors en faveur et insistais vivement sur la nécessité de recourir à des cures bien autrement prolongées.

« En moyenne, disais-je alors, c'est pendant *deux ans* qu'il faut laisser les malades soumis à l'action du mercure.... Deux ans, oui, et je ne crois pas exagérer. Encore n'est-ce pas tout. Car je suis de ceux qui sont d'avis qu'au traitement mercuriel doit être ajouté plus tard le traitement ioduré, etc.... »

Ce qu'une telle proposition me valut alors d'objections, de critiques et de critiques parfois amères, je n'ai pas à le dire ici. On m'accusa d'exagération ; on me représenta comme un « fanatique » du mercure, et mes malades devinrent des « victimes d'un empoisonnement thérapeutique » ; on imprima que je pratiquai « l'outrancisme du mercure », et qu'entre mon traitement et la vérole « il valait mieux, quand on avait le choix, choisir la vérole, parce que de deux maux il faut toujours choisir le moindre », etc., etc.

Mais je suis amplement consolé de ces aménités aujourd'hui, car, à ma grande satisfaction, la « dangereuse hérésie » dont on me proclamait coupable est devenue le dogme en faveur.

Et en effet, si, d'une part, je regarde ce qui se passe autour de moi, ici par exemple, dans cet hôpital, ou bien si je consulte la pratique de mes confrères de ville, je vois que les choses ont bien changé de face ces derniers temps ; je vois qu'on ne traite plus la syphilis actuellement comme on la traitait il y a une trentaine, une vingtaine d'années, et qu'on ne croit plus guère aux traitements écourtés d'autrefois ; bref, je vois prévaloir la doctrine des traitements prolongés.

Et, d'autre part, si je m'en rapporte aux documents écrits, je trouve ceci, par exemple :

Berkeley Hill déclarant que « *deux années* ne sont pas de trop pour le traitement de la syphilis » ;

Alfred Cooper acceptant ce même terme de *deux ans ;*

Weber (de New-York) se prononçant, avec la majorité des médecins américains, pour la nécessité d'un traitement longtemps continué, et proposant d'administrer le proto-iodure « pendant *un an et demi et plus*, avec des interruptions convenables » ;

Keyes conseillant l'usage du même remède pour une période moyenne de *deux ans et demi à trois ans et demi ;*

Neisser disant que le traitement doit durer de *deux* à *quatre ans*, et cela sans qu'on ait à tenir compte de la présence ou de l'absence de symptômes morbides ;

Lewentaner traitant ses malades pendant *quatre ans ;*

Martineau élevant à *cinq années* la durée du traitement antisyphilitique ;

Lesser disant avec nous « qu'une maladie chronique réclame un *traitement chronique* » ;

Maximilien Zeissl « se ralliant sans réserve à l'opinion représentée surtout par les Français (Fournier et Martineau), à savoir que le traitement de la syphilis doit être prolongé *le plus longtemps possible* » ;

Besnier déclarant que le traitement de la syphilis

embrasse une *série d'années* et souvent de *longues portions de l'existence*.

Et ainsi de suite. Sans parler même de certains médecins qui, comme le regretté Denis-Dumont (de Caen), voudraient que l'on s'occupât de la syphilis toute la vie et qu'on saluât l'aurore de chaque saison par une cure iodurée, cela jusqu'au trépas !

On pourra discuter — et certes l'on discutera longtemps encore — sur la durée moyenne qu'il convient d'attribuer au traitement de la syphilis. Mais cela n'est plus qu'affaire de chiffres. Quant au principe, la question est jugée. Les traitements courts ont fait leur temps ; on y renonce, on n'en veut plus, parce qu'on les a vus à l'œuvre et qu'on sait ce qu'ils valent. Et, presque généralement, on est d'accord sur ce point que la syphilis doit être attaquée par des traitements de longue haleine.

Et, en effet, comment pourrait-il en être autrement ? Que la syphilis résulte de tel ou tel agent pathogène, elle ne s'en présente pas moins comme le prototype d'une maladie infectieuse *chronique*, d'une *diathèse* éminemment vivace et persistante dans l'organisme. Eh bien, que nous apprend la pathologie générale relativement à des maladies de cet ordre, si ce n'est qu'elles exigent, pour disparaître de l'organisme, des médications démesurément longues ? *A maladie chronique, il faut traitement chronique*, telle est la loi.

Croyez-vous donc, par exemple, qu'on guérisse la goutte par une station de quelques semaines à Vichy ou par une médication de quelques mois? Non, sans doute, et tous les praticiens sont d'accord pour ne promettre au goutteux, je ne dirai pas la guérison, mais l'apaisement de ses souffrances, qu'au prix de plusieurs saisons de Vichy, qu'au prix d'un traitement fort long et d'une hygiène indéfinie.

Croyez-vous de même qu'on vienne à bout de la scrofule par une saison de quelques semaines au bord de la mer, ou par une médication de quelques mois à l'huile de foie de morue ou aux iodiques? Non encore, et, de l'aveu général, plusieurs années sont nécessaires pour modifier le tempérament scrofuleux.

Et de même pour le rhumatisme ; — et de même pour le paludisme, etc.

Eh bien, la syphilis ne fait pas exception à cette loi. Le tempérament syphilitique, comme le tempérament scrofuleux, goutteux, rhumatismal, etc., ne se modifie, ne s'amende, ne se corrige qu'au prix d'une médication longue, d'une dépuration longtemps entretenue, d'un véritable traitement *chronique* (je reviens toujours à ce mot parce qu'il est seul en situation).

Oui, le traitement de la syphilis ne saurait être autre que ceci : *un traitement chronique.*

Et comme, des deux remèdes dont nous disposons contre la syphilis, c'est le mercure qui très certainement (nous l'avons établi par ce qui précède) constitue notre plus sûr recours au point de vue préventif, il suit de là que c'est à une médication prolongée par le mercure que nous devons demander la guérison de la maladie, si tant est que nous puissions la guérir.

. « Médication prolongée par le mercure, c'est encore là, me direz-vous, une évaluation vague et arbitraire. En pratique, force est bien d'aboutir à un chiffre; précisez-nous donc ce chiffre. »
D'une façon approximative et éminemment sujette à variétés, j'avais autrefois fixé ce chiffre à *deux ans* en moyenne, en ajoutant que, par la force des choses, on était souvent amené à le dépasser et de beaucoup.

Aujourd'hui, avec pas mal d'années et d'expérience en plus, je ne répudie pas cette évaluation. Très certainement elle ne pèche pas par excès; je lui ferais plutôt le reproche contraire. Et, si j'avais à l'amender, ce ne serait pas, à coup sûr, pour l'amoindrir. Car il m'est arrivé maintes et maintes fois, comme à tout le monde, d'être amené par la force des choses à prolonger la médication mercurielle au delà de ce terme, voire bien au delà. Je crois même actuellement que, comme règle habituelle, il y a prudence à insister sur la médication mercurielle, par cures largement espacées, au cours de la troisième année de la maladie. J'ai été conduit par expérience à modifier en ce sens ma pratique première.

Et d'ailleurs que de fois n'est-on pas obligé — absolument obligé — par les événements mêmes à dépasser le terme *approximativement moyen* que je viens — presque malgré moi — de vous fixer! Il est quantité de malades (mes notes seraient là pour me l'attester, si je pouvais l'oublier) sur lesquels j'ai dû continuer le traitement mercuriel au cours de la quatrième, de la cinquième, de la sixième année, et cela pour des raisons diverses, soit à cause d'accidents rebelles, réfractaires, soit à propos de récidives inattendues, soit en égard au caractère menaçant de la maladie, etc.

Encore n'est-ce pas tout. Car, pour nombre de médecins, le traitement mercuriel de la syphilis comporte une suite, un complément nécessaire, indispensable, dit-on, à savoir l'administration de l'iodure. Oui, d'après une opinion généralement accréditée, les cures mercurielles devraient être obligatoirement suivies d'une série de cures iodurées. — Le moment est venu de nous expliquer à ce sujet.

LX

Je commencerai par le dire, c'est une question bien difficile à déterminer que celle de savoir si l'iodure de potassium doit être administré consécutivement au traitement mercuriel et administré à la façon dont on prescrit le mercure, c'est-à-dire avec insistance, pour un temps plus ou moins long.

Et cependant, en pratique on se conduit comme si c'était là chose jugée. Il n'est guère de médecins qui ne soumettent leurs malades au traitement ioduré, et cela à diverses reprises, après les avoir traités par le mercure. Tous les malades, d'ailleurs, s'empressent de réclamer de nous ce remède, et souvent même ils se l'administrent de leur propre inspiration; car c'est là, croient-ils, un éliminateur du mercure, un dépuratif qui va « chasser » de leur corps un poison détesté.

Ce n'est certes pas une idée de cet ordre qui nous conduit, nous médecins, à faire succéder l'iodure au mercure dans le traitement de la syphilis; mais, en agissant de la sorte, à quelle intention obéissons-nous, car je ne veux pas croire que nous obéissions seulement à la routine. Or, je crains bien que cette pratique n'ait eu pour point de départ et n'ait encore pour raison une conception toute théorique. On s'est dit : « L'iodure est incontestablement le curatif par excellence de la syphilis tertiaire; donc il doit en être également le préventif ». Pour être rationnelle, l'induction n'en eût pas moins gagné à être vérifiée expérimentalement. Il eût fallu la soumettre à l'épreuve d'une démonstration péremptoire, consistant en ceci : comparer à longue échéance, sur un certain nombre de malades, les effets d'un traitement exclusivement mercuriel à ceux d'un traitement mercuriel, puis ioduré. Or, il ne semble pas qu'une telle expérience ait jamais été instituée. En sorte qu'aujourd'hui même la pratique qui consiste à associer l'iodure au mercure ne se justifie que par les bons résultats d'une médication mixte. Mais, dans cette médication mixte, quelle part du succès total revient à l'iodure, c'est là ce que nous ne sommes pas en mesure d'apprécier.

Tout ce que je suis autorisé à dire sur la question, c'est que l'iodure n'est pas *indispensable* — au moins dans tous les cas — en tant que médication complémentaire du mercure. Cela, j'en ai eu la preuve pour avoir rencontré dans ma pratique un certain nombre de sujets auxquels il m'a été impossible, littéralement impossible, de faire tolérer l'iodure, et qui, traités par le mercure seul, n'en ont pas moins bien guéri.

Bien loin de moi, toutefois, l'intention de contester l'utilité du traitement complémentaire par l'iodure. D'autant que je n'aurais même pas les éléments d'une telle critique, presque tous mes malades ayant été soumis à la médication combinée. Mais, en proclamant les résultats heureux de cette dernière, j'ai l'obligation de dire que je puis seulement les apprécier d'ensemble, sans savoir au juste quelle quote-part en revient à l'iodure.

Si l'accord est presque unanime entre les médecins sur les avantages du traitement ioduré dans les étapes avancées de la syphilis, il ne l'est guère moins sur la direction à donner à ce traitement. La pratique la plus habituelle est de prescrire l'io-

dure de potassium *par cures intermittentes et espacées*, « *par saisons* », comme on dit, et non pas
d'une façon continue. Cela est rationnel, légitime,
car, pour l'iodure comme pour le mercure, il est
une accoutumance à éviter.

Chacune de ces cures aura une durée moyenne
d'un mois à six semaines. — Prolonger au delà la
durée d'administration du remède serait courir
risque de fatiguer l'estomac.

Le seul point sur lequel on discute est relatif à
la durée totale de ce traitement complémentaire par
l'iodure. Combien de temps faut-il le continuer ?

Les uns croient suffisant de donner l'iodure de
temps à autre au cours de deux ou trois ans. Je
suis du nombre. Et, pour ma part, voici comment
je procède (sauf, bien entendu, indications particulières) :

La première année de ce traitement, trois ou
quatre cures iodurées, d'un mois chacune ;

La seconde, trois cures semblables ;

La troisième, deux cures semblables.

Mais d'autres médecins poussent bien plus loin
la médication iodurée. Il en est qui la continuent
(toujours par cures espacées) quatre, cinq, six ans.
J'en connais qui la prescrivent d'une façon pour
ainsi dire indéfinie, en disant à leurs malades,
comme conseil d'adieu : « Si vous m'en croyez,
faites tous les ans, au printemps et à l'automne,
une cure iodurée de quelques semaines ». Je connais même certains confrères qui, affectés autrefois

dè syphilis, prêchent d'exemple et s'administrent régulièrement l'iodure deux fois par an, bien qu'indemnes de vieille date et très probablement guéris. L'un d'eux, médecin éminent (dont je regrette, en raison de sa haute autorité scientifique, d'être forcé de taire le nom), me disait textuellement ceci il y a quelques jours : « Voilà dix-sept ans que j'ai eu le malheur de contracter la syphilis. Les premières années, je me suis traité au mercure, puis à l'iodure, comme vous me l'aviez conseillé, et rien ne s'est plus reproduit. Mais, depuis lors, je n'ai jamais cessé de me soumettre deux fois chaque année à l'iodure, et je continuerai de la sorte. Car, plus je vieillis dans la pratique, plus la conviction s'affermit dans mon esprit, d'après ce que je vois, que la syphilis ne fait jamais que sommeiller dans l'organisme, toute prête à se réveiller à propos d'une provocation suffisante; et, de par expérience, j'estime qu'il est prudent de la tenir toujours en bride *par une série de cures annuelles*. D'ailleurs, l'iodure n'a jamais fait de mal à personne, et la précaution ne peut avoir qu'un tort, c'est d'être superflue. Mais, loin d'être superflue, je la considère, moi, comme nécessaire, indispensable, et je la recommande à tous mes malades, comme je m'y astreins moi-même. »

Ledit collègue est-il dans le vrai? En tout cas, sans parler de cures iodurées *à perpétuité*, ne conviendrait-il pas de prolonger plus longtemps qu'on ne le fait généralement et que je ne le fais moi-même l'usage de l'iodure? Ou bien encore n'y aurait-il pas indication à renouveler dans les étapes avancées, très avancées, de la maladie, l'administration de ce remède, toujours au titre de préventif? Ce sont là toutes questions sur lesquelles nous n'avons pas encore d'expérience suffisante et qui exigeraient, pour être résolues, de longs stades d'observation. Ce sont là toutes questions d'avenir, à réserver pour nos successeurs.

LXI

MÉTHODE DES TRAITEMENTS SUCCESSIFS

ou

Traitement chronique intermittent.

Au total, il résulte de ce qui précède que deux principes majeurs dominent la thérapeutique de la syphilis. Et ces deux principes sont les suivants :

1° Il faut que le traitement de la syphilis soit prolongé, presque chronique, pour être suffisant, c'est-à-dire pour être préventif;

2° Il faut que ce traitement soit intermittent.

Eh bien, sur ces deux bases j'ai institué un mode de traitement dont la visée est de satisfaire à l'une et l'autre de ces indications et que j'ai appelé MÉTHODE DES TRAITEMENTS SUCCESSIFS ou TRAITEMENT CHRONIQUE INTERMITTENT.

Cette méthode, application pratique des principes que je viens d'exposer, n'a rien que de très simple. Elle consiste en ceci :

Une série de cures, mercurielles d'abord, iodurées plus tard, échelonnées au cours des premières années de la maladie et séparées les unes des autres par des stades de repos d'autant plus prolongés qu'on s'éloigne davantage du début de l'infection.

Un exemple pris sur le vif vous fera comprendre mieux qu'un long exposé l'application de la méthode.

Voici, je suppose, un malade qui vient réclamer mes soins au sujet de quelques accidents issus d'une contamination récente, tels que roséole, plaques muqueuses, etc. Je lui prescris un traitement mercuriel (dix centigrammes de protoiodure quotidiennement, par exemple). Si les choses marchent comme d'usage, dans trois ou quatre semaines, tout aura disparu. Néanmoins je ferai continuer le traitement encore quelques semaines, au total deux mois environ. Car (laissez-moi placer incidemment une remarque qui a son intérêt et sur laquelle d'ailleurs je me réserve de revenir plus explicitement), il est d'expérience qu'un premier traitement doit être assez long. Un bon commencement est toujours salutaire; un premier coup frappé solidement surprend en quelque sorte l'ennemi ; à parler sans figure, une énergique répression d'emblée maîtrise certainement l'évolution morbide.

Jusqu'ici, pas d'embarras, pas de discussion. Tout le monde fait de même.

Mais au delà? — Au delà, je suspendrai le traitement, et cela pour deux raisons : 1° parce que déjà, sans doute, mon malade aura commencé à subir l'accoutumance du mercure et que de nouvelles doses n'exerceraient peut-être plus sur lui qu'une influence relativement atténuée; — 2° et surtout parce que prolonger encore la médication courrait risque d'offenser les fonctions digestives que j'ai tant intérêt à respecter.

Je ferai donc une trêve de plusieurs semaines, d'un mois à six semaines environ.

Puis, au delà? — Au delà, *quoi qu'il soit advenu* (quoi qu'il soit advenu, remarquez bien ceci), c'est-à-dire que le malade ait éprouvé de nouveaux accidents ou qu'il soit resté indemne, je reprendrai *systématiquement* la médication. (Et c'est en cela, inutile sans doute de vous le signaler à nouveau, que la méthode rationnelle ou préventive se sépare de la méthode opportuniste qui, elle, ne consent à traiter le malade qu'à propos et à l'occasion de symptômes nouveaux.) Je reprendrai donc, disais-je, le traitement, quoi qu'il soit advenu, ne serait-il même rien advenu du tout. Car, ne serait-il rien advenu, je tiens pour certain que mon malade n'en resterait pas moins exposé à des manifestations prochaines que j'ai à cœur de conjurer. D'autre part et surtout, je m'attache moins, vous le savez, aux symptômes qu'à la maladie, et c'est la maladie,

même latente, que je vise, que j'entends poursuivre, persécuter. — Donc, nouveau traitement ;
— et nouveau traitement avec le même remède,
le protoiodure, par exemple ; car, puisqu'il vient,
je suppose, de me réussir une première fois, pourquoi l'abandonnerais-je ?

Ce deuxième traitement, je lui donnerai une
durée d'environ six semaines, puisque ce terme
de six semaines est empiriquement celui que supportent les malades sans trop grande fatigue pour
l'estomac et avec lequel il n'est pas à craindre de
phénomènes d'accoutumance.

Au delà, deux à trois mois de répit (en moyenne)
pourront être accordés au malade, d'une part sans
grande crainte de manifestations sérieuses pouvant se jeter à la traverse (car déjà nous avons pris
l'avance sur la maladie), et, d'autre part, avec le bénéfice d'une désaccoutumance favorable à l'action
ultérieure du remède.

A cette échéance, je reprendrai la médication, et
toujours pour le même temps ; — puis je la suspendrai pour quelques mois ; — puis j'y reviendrai encore ; — et ainsi de suite, toujours avec
la précaution de faire succéder à chaque stade
de traitement un stade intercalaire de repos ou
de désaccoutumance. Car c'est là — ai-je besoin
de vous le faire remarquer encore une fois ?— l'esprit, l'intention de la méthode ; et, en procédant
de la sorte, j'espère réaliser, j'ai la conscience, la
certitude expérimentale de réaliser, l'effet thérapeu-

tique que je poursuis, à savoir : de *conserver au
mercure, pendant toute la durée du traitement,
l'intensité d'action qui lui est propre.*

De la sorte, donc, je ferai subir au malade (ceci
approximativement) quatre traitements mercuriels
au cours de la première année; — trois au cours de
la seconde; — deux, au besoin et suivant les cas,
dans la troisième.

Admettons maintenant — ce qui d'ailleurs est le
cas presque usuel — que tout ait marché sans encombre, au gré de nos désirs. Nous voici au cours
de la troisième année, environ. A ce moment, je
juge opportune (d'accord en cela du reste avec tout
le monde) l'intervention de l'iodure. Eh bien, je
procède pour ce remède comme j'ai procédé pour
le mercure. Je l'administre, lui aussi, *par cures
intermittentes*, cures d'un mois à six semaines
suivant la tolérance gastrique, et à dose moyenne
de trois grammes par jour.

De même encore j'espace ces cures de plus en
plus, à mesure que je m'éloigne davantage du début de la maladie. J'en prescris, par exemple : trois
ou quatre au cours de la première année de ce traitement (en les alternant ou non avec des cures
mercurielles, si celles-ci me paraissent encore op-
portunes); — trois au cours de l'année suivante;
— deux au cours de la suivante.

Tel est le schéma de ma pratique.

Ainsi donc, d'une part, *traitement chronique*, ou tout au moins *traitement très prolongé*; — et, d'autre part, *traitement intermittent*, voilà toute la méthode.

Après cet exposé de l'application de ma méthode à un cas idéal, ai-je besoin d'ajouter — quitte à me répéter encore, puisqu'on m'a fait une querelle à ce propos — que le programme qui précède n'a et ne saurait avoir rien de fixe, rien d'absolu? Cela va sans dire, en vérité. Et, en effet, à quelque maladie qu'il s'applique, un traitement ne se prête pas à des statuts inflexibles et ne peut être réglé, déterminé à l'avance comme la marche d'un chronomètre ou les scènes d'une comédie. Il est de toute évidence qu'à l'instar de toute méthode thérapeutique la méthode du traitement chronique intermittent appliquée à la syphilis reste subordonnée dans la pratique aux exigences spéciales, imprévues, impossibles à prévoir, de chaque cas particulier. Il est de toute évidence que le programme qui précède, pour devoir rester fixe dans ses lignes principales, sera forcément soumis en pratique à des dérogations multiples non moins que motivées.

C'est ainsi que, suivant les sujets ou suivant les incidences morbides, la durée des stades de thérapeutique active ou bien devra être prolongée dans un cas ou bien pourra être abrégée dans un autre.

C'est ainsi, de même, qu'il pourra se trouver indication tantôt à augmenter et tantôt à diminuer la durée des stades de repos ou de désaccoutumance.

C'est encore ainsi que l'ordonnance réciproque de ces divers stades sera nécessairement modifiée par des circonstances particulières, telles que l'invasion inattendue de symptômes d'ordre secondaire dans une étape chronologiquement tertiaire, l'intensité insolite de la maladie, la fréquence des récidives, le caractère de ces récidives, les caprices de tolérance pour tel ou tel remède, et toutes autres indications des plus variées.

Un exemple, comme spécimen, entre cent autres que j'aurais à produire.

Il n'est pas très rare qu'en dépit du traitement le plus correct et dans une étape plus ou moins avancée de la maladie vienne à surgir tout à coup une manifestation d'ordre secondaire. C'est, par exemple, une syphilide palmaire qui fera invasion au cours de la 5e, de la 6e, de la 8e année, syphilide qui, de par ses allures, de par son caractère, n'eût pas été déplacée au sixième mois de la maladie. Que faire contre cet accident? L'expérience apprend qu'il résisterait opiniâtrément à l'iodure, tandis qu'il guérira facilement sous l'influence mercurielle. C'est donc au mercure qu'il nous faudra revenir, et cela à une époque où, d'après la lettre (mais non d'après l'esprit) du programme qui précède, le mercure semblerait contre-indiqué. Voilà donc le mercure rentrant utilement en scène

à la 5ᵉ, à la 6ᵉ, à la 8ᵉ année de la maladie ; voilà donc
toute l'économie du traitement bouleversée par un
seul incident.

A fortiori, l'invasion d'un accident grave au
cours de n'importe quelle période suspendra-t-elle
tout assujettissement au programme en question.
Il ne sera plus question alors que d'aller au plus
pressé et de satisfaire à l'indication urgente. Dans
ce cas, suivant la nature de l'accident on prescrira
mercure ou iodure, sans prendre souci de l'étape
morbide ; souvent même on associera ces deux
remèdes pour faire, comme on dit, feu de toutes
pièces.

Et ainsi de suite.

De sorte, vous le voyez, messieurs, qu'en vous proposant pour le traitement de la syphilis le schéma
thérapeutique qui précède, je suis bien loin de
me faire illusion à son endroit et de vous le présenter (ainsi qu'on m'en a accusé) comme un plan
de campagne « rigoureusement déterminé à l'avance,
fixe, invariable, immuable, etc. ». Je suis bien loin
de le considérer comme « systématiquement applicable à tous les cas », comme indépendant des circonstances multiples et variées de la clinique. Je ne
saurais donc me reconnaître coupable ni de cette
« supputation mathématique » ni de cette « rigidité
arbitraire » qu'on m'a reprochées et qui sont si éminemment contraires à l'esprit médical. J'ai tenté
seulement de vous tracer à grandes lignes la direction générale du traitement de la maladie, et, pour

mieux la graver en vos esprits, de la schématiser par un exemple.

Sous le bénéfice de ces réserves, je compléterai par une dernière indication le tableau qui précède.

Dans la direction du traitement antisyphilitique, il est un point essentiel qui mérite une mention particulière. Le voici.

Il y a avantage, dans les premières étapes du traitement, à rapprocher le plus possible les stades de thérapeutique active ; — il y a intérêt, tout au contraire, à les espacer de plus en plus à mesure qu'on s'éloigne de la période initiale de la maladie. Ainsi, au début, entre les deux ou trois premiers stades de traitement, tout au plus pourrez-vous intercaler des stades de repos d'une durée de quelques semaines ; — plus tard, déjà, il vous sera loisible de prolonger ces stades, sans inconvénient et sans crainte d'accidents, jusqu'à trois et quatre mois ; — *a fortiori* trouverez-vous avantage, dans une phase plus avancée de la maladie, à interposer aux stades de thérapeutique active des stades de repos d'une durée de quatre, cinq ou six mois. — C'est là du moins ce qui, empiriquement, m'a paru le plus profitable aux malades.

Enfin, ai-je besoin d'ajouter que le temps et l'expérience apporteront sans nul doute au programme de la méthode en question des amendements, des corrections, des perfectionnements, des modifications diverses que nous ne saurions encore soupçonner?

Déjà, par exemple, voici Neisser qui, après avoir adopté en principe ce mode de traitement, propose de le modifier « par l'alternance de cures énergiques avec des cures plus douces ». Il aurait trouvé avantage, paraît-il, à cette façon particulière de procéder.

De même, d'autres médecins, tels que Martineau, Lewentaner, Hallopeau, ont émis l'idée de faire alterner le mercure et l'iodure dans le traitement intermittent, et cela soit immédiatement, dès la première année, pour les uns, soit seulement, pour les autres, au cours de la deuxième. « S'il a été démontré, dit Hallopeau, que le mercure ne doit pas être administré d'une façon continue, faut-il pour cela s'abstenir de toute intervention pendant les interruptions nécessaires de la cure hydrargyrique et laisser ainsi évoluer la maladie sans la combattre? Nous ne le pensons pas, car nous avons en main un autre médicament spécifique d'une incontestable puissance.... Donc, prescrivons l'iodure pendant les temps de repos de la cure mercurielle. »

D'autre part, on s'est demandé s'il n'y aurait pas avantage à revenir de temps à autre au mercure dans les étapes avancées, voire dans les stades très éloignés de la maladie.

Quelle est la valeur de ces modifications qu'on a proposé d'introduire dans la méthode, comme d'autres encore que je passerai sous silence? Je ne saurais le dire. Tout cela reste encore à l'étude.

LXII

Ainsi doit être compris, à mon sens, le traitement de la syphilis; ainsi doit être appliquée la méthode dite des traitements successifs.

Cette méthode, veuillez le croire, je ne l'ai pas imaginée d'emblée et sur de simples conceptions de cabinet. Je n'y ai été conduit que par empirisme, et je ne l'ai édifiée que pierre à pierre, à coup d'observations, par tâtonnements, par revisions, retouches et corrections multiples.

Sans doute elle n'est pas parfaite, cette méthode, je l'avoue tout le premier, et je suis bien loin de vous la présenter comme telle. Mais il me paraît impossible de lui refuser de sérieux avantages, notamment les quatre suivants :

1º Elle est mieux agréée des malades que les traitements continus; — et cela, *a priori*, parce qu'elle leur paraît plus rationnelle, qu'elle leur fait moins peur ; — après expérience, parce qu'elle les fatigue moins.

2º Elle est plus facilement tolérée par l'organisme que les traitements continus.

3º Elle conserve au mercure et à l'iodure l'intégralité de leur influence curative pendant toute la durée de leur administration.

4° Elle permet de prolonger sans inconvénients l'usage de ces deux remèdes pendant un temps presque indéfini, au moins pendant le temps nécessaire à la guérison.

Sans doute, elle est loin, bien loin d'être parfaite, cette méthode, répéterai-je encore. Car elle a ses insuccès, ses revers absolus, que — bien loin de les dissimuler — j'accuserai et dénoncerai dans un instant. Mais, au total, elle constitue à l'heure actuelle ce que nous avons de mieux ou de moins imparfait, à mon sens tout au moins.

Je puis dire en avoir retiré des effets satisfaisants, satisfaisants en général, et plus satisfaisants encore par comparaison, c'est-à-dire quand on les met en parallèle avec les résultats fournis par d'autres méthodes.

Depuis vingt-cinq ans j'ai traité de la sorte des milliers de malades qui, soit à Lourcine, soit ici, soit en ville, se sont confiés à mes soins ; et, à cela près d'un certain nombre d'exceptions, dont je vous parlerai dans un instant, je déclare que j'ai toujours vu cette méthode réaliser ce que je lui demandais soit comme effets curatifs actuels, soit même (ce qui est bien autrement essentiel) comme sauvegarde d'avenir. De mes clients de la ville — les seuls dont j'aie droit de parler à ce dernier point de vue — il est bon nombre dont j'ai pu suivre l'état de santé ultérieur à terme de 10, 15, 20, voire 25 ans au delà de l'origine de l'infection, et qui n'ont plus éprouvé aucun accident spécifique jusqu'à ce jour. Il en est bon nombre aussi dont je suis encore le médecin ou avec lesquels je suis resté en relations d'amitié, de camaraderie, de société, et j'ai plaisir souvent à les voir indemnes, pères de famille, bien portants, et entourés d'enfants bien portants aussi. Sont-ils guéris, absolument guéris? Je ne le sais et ne voudrais le dire; toujours est-il que le traitement leur a rendu la syphilis légère dans le passé, muette dans le présent comme vrai-semblablement aussi pour l'avenir, et j'ajouterai inoffensive pour leur famille.

C'est là ce que réalise la méthode en question, je l'affirme une dernière fois. Telle est même, dirai-je, comme résultats, *la règle* en l'espèce. Malheureusement cette règle comporte des exceptions, exceptions rares à coup sûr, mais non moins authentiques que déplorables. Un mot à ce sujet.

Il est des cas vis-à-vis desquels la méthode précédente — comme, du reste, toute autre méthode — reste en défaut. Ces cas sont de deux ordres. Les uns relèvent des syphilis que, faute d'un meilleur mot (car celui que je vais employer ne me satisfait qu'incomplètement), j'appellerai les syphilis réfractaires ; et les autres sont constitués par les syphilis à manifestations parasyphilitiques. — Je m'explique.

I. — Les syphilis dites réfractaires sont de mauvaises syphilis, à malignité particulière, qui se traduisent par des manifestations graves et incessamment récidivantes, *quoi qu'on puisse faire*. Chacune de leurs poussées est grave, et il ne faut rien moins qu'un traitement énergique pour en débarrasser les malades. Mais voici ce qu'il y a de pis avec elles : une de leurs poussées n'est pas plus tôt guérie que, même en dépit d'un traitement correct, voire intervenant dans les stades d'accalmie, une autre entre en scène. Puis, celle-ci guérie à grand'peine, il en survient une troisième, et ainsi de suite, pendant des années, de longues années. Tel est, comme exemple, un cas dont je vous ai déjà parlé et que vous avez encore sous les yeux, celui de la malheureuse malade couchée au lit n° 5 de la salle Henri IV. Cette femme, qui a contracté la syphilis il y a treize ans, s'en est toujours bien traitée; plusieurs fois même nous lui avons administré une médication énergique, jusqu'à déterminer une vive irritation mercurielle de la bouche. Eh bien, malgré cela, malgré tous nos efforts, elle n'a pas cessé depuis treize ans d'être en proie à des assauts multiples, quelquefois subintrants, d'accidents tertiaires graves; et tout récemment encore elle vient de rentrer dans nos salles pour la neuvième fois (!) avec une affreuse syphilide qui lui laboure une partie du visage. — Des cas analogues ne seraient que trop faciles à citer.

II. — Il est un autre ordre de syphilis qui se jouent bien autrement de la médication dite spécifique. Celles-ci sont les syphilis à manifestations *parasyphilitiques*. A l'origine, elles n'ont rien de spécial, voire le plus souvent rien que de bénin,

Puis, à longue échéance, elles déterminent des accidents morbides dont la relation avec la syphilis a été longtemps méconnue, mais n'est plus récusable aujourd'hui; accidents qui n'ont plus la physionomie syphilitique, qui peut-être même ne sont pas de *nature* syphilitique à proprement parler, mais qui n'en sont pas moins d'*origine*, de provenance syphilitique. Ces accidents, pour lesquels j'ai proposé l'épithète de parasyphilitiques, ce sont, à ne citer que les principaux : le tabes, comme tête de ligne; — la paralysie générale; — le tabes et la paralysie générale associés; — la neurasthénie; — la céphalée neurasthénique; — une épilepsie de modalité spéciale que je me réserve de décrire quelque jour, etc., etc., sans parler de certaines autres manifestations d'ordre héréditaire. Contre les accidents de ce genre le traitement spécifique reste à peu près impuissant et même, en général, radicalement inerte. Que si, par exception, il réussit à les influencer, ce n'est qu'à leur début même et au prix de doses très énergiques; encore son action n'est-elle à aucun titre comparable à celle qu'il a coutume d'exercer sur toutes les autres déterminations de la diathèse.

Ces défaillances du traitement spécifique, messieurs, il nous faut les connaître, il faut nous les avouer à nous-mêmes, et c'est un devoir pour moi de vous les signaler. Car, d'une part, on croit trop généralement à la *toute-puissance* du mercure et

de l'iodure en fait de syphilis. A entendre parler
nombre de nos confrères, il semblerait que tout ce
qui est d'ordre syphilitique est par cela même justiciable du traitement antisyphilitique, comme aussi,
réciproquement, que tout ce qui résiste à ce traitement n'est pas syphilitique. Erreur, illusion, que ne
sauraient partager les gens du métier, qui, vivant
quotidiennement avec la syphilis, la connaissent à
ses œuvres et, par expérience, la savent moins docile, moins soumise, et surtout moins infailliblement curable.

Et, d'autre part, la conscience de ces échecs, de
ces désastres thérapeutiques, n'est-elle pas pour
nous une incitation à des efforts nouveaux, à la
recherche d'autres voies, d'autres procédés, d'autres méthodes capables de *mieux faire*?

LXIII

Je viens, messieurs, de vous tracer le plan
général de la méthode des traitements successifs.

Dans cet exposé d'ensemble j'ai dû forcément
laisser de côté quelques points particuliers auxquels
il me faut revenir actuellement.

De ces points il en est trois qui méritent plus
spécialement notre attention, à savoir :

I. — Avantage manifeste à inaugurer le traitement par une première cure énergiquement répressive;

II. — Nécessité de maintenir le traitement, dans chacune des cures qui le composent, à un taux d'intensité véritablement thérapeutique;

III. — Appropriation aux étapes morbides des composés mercuriels à mettre en œuvre.

Quelques mots sur chacune de ces questions qui, toutes trois, comportent une réelle importance pratique.

I. — Je vous le disais il y a quelques instants, un bon commencement est toujours salutaire; un premier coup solidement frappé semble surprendre l'ennemi et le maîtriser d'emblée. A parler sans figure, il n'est pas douteux pour moi qu'un traitement mercuriel particulièrement énergique, institué dès les premières étapes de la syphilis, n'exerce sur l'ensemble et l'avenir de la maladie une action modificatrice des plus puissantes.

De cela je trouve la preuve dans une catégorie spéciale de cas que je dois vous mettre sous les yeux.

Maintes fois en pratique il m'est arrivé de rencontrer (et non sans étonnement à l'origine) des malades qui, n'ayant fait qu'*un seul* traitement mercuriel au début même de l'infection, n'en avaient pas moins cependant traversé sans encombre de longues étapes de la diathèse, c'est-à-dire étaient restés indemnes de toute manifestation spécifique pour huit, dix, douze, quinze, vingt ans et plus. Voyez, comme exemples, ce qui s'est produit dans les douze observations réunies dans ce tableau :

PREMIERS ACCIDENTS.	LAPS D'IMMU- NITÉ MORBIDE.	ACCIDENTS ULTÉRIEURS.
I. — Chancre induré. — Ro- séole. Traitement mercuriel de six semaines à deux mois, au début de l'infection.	11 ans.	Syphilide tuberculeuse.
II. — Chancre induré. — Ro- séole et plaques muqueuses. Traitement mercuriel de trois mois, dès le début de la ma- ladie.	11 ans.	Syphilide gommeuse hypertrophique de la lèvre inférieure.
III. — Chancre induré. Traitement de quatre mois dans les premiers temps de l'infection (un mois et demi par le mercure, deux mois et demi par l'iodure).	9 ans.	Perforation gommeuse du voile palatin.
IV.—Chancre induré.—Nulle manifestation secondaire. Traitement : 60 pilules de Ri- cord, dans les premiers temps de la maladie. Au cours de la neuvième année, un flacon de sirop de Gibert.	9 ans.	Gomme sous-cutanée.
	23 ans.	Exostose tibiale volu- mineuse. Sarcocèle spécifique.
V. — Chancre induré. — Ro- séole.—Syphilides buccales. Trois mois de traitement mer- curiel, dans les premiers temps de la maladie.	13 ans.	Syphilis du cerveau.

PREMIERS ACCIDENTS.	LAPS D'IMMU-NITÉ MORBIDE.	ACCIDENTS ULTÉRIEURS.
VI. — Chancre induré. — Quelques accidents secondaires très bénins. Traitement de cinq à six mois, au début, par mercure et iodure.	10 ans.	Syphilide tuberculeuse.
	36 ans.	Syphilide tuberculo-ulcéreuse, à phagédénisme térébrant.
VII. — Chancre induré. — Roséole. Traitement mercuriel de deux mois, dès le chancre.	15 ans.	Syphilide tuberculo-ulcéreuse, de forme phagédénique.
	26 ans.	Syphilide de même forme.
VIII. — Chancre induré. — Pas d'accidents secondaires Traitement de quelques semaines, au début, par mercure et iodure.	24 ans.	Syphilide tuberculo-ulcéreuse.
IX. — Chancre induré. Traitement de quelques semaines, au début, par mercure et iodure.	22 ans.	Exostose tibiale, à récidives multiples.
X. — Chancre induré. — Nul accident secondaire. Quatre mois de traitement, dès le début, par pilules de protoiodure.	34 ans.	Syphilide ulcéreuse du crâne.
	35 ans.	Syphilide tuberculo-ulcéreuse, de forme phagédénique.

PREMIERS ACCIDENTS.	LAPS D'IMMU-NITÉ MORBIDE.	ACCIDENTS ULTÉRIEURS.
XI. — Chancre induré. — Nul accident secondaire. Quatre mois de traitement mercuriel et ioduré, au début de la maladie.	9 ans. 12 ans. 14 ans. 18 ans. *	Syphilide gommeuse du palais. Syphilide tuberculo-ul-céreuse. Infiltration gommeuse de la lèvre inférieure. Récidive de la lésion la-biale. — Glossite sclé-reuse. — Syphilide tu-berculo-ulcéreuse du voile palatin.
XII. — Chancre induré. — Quelques accidents secon-daires au cours de la pre-mière année. Six mois de traitement mercu-riel, au début de la maladie.	31 ans.	Syphilides gommeuses. — Gomme sous-cu-tanée. — Exostose du cinquième méta-carpien.

Voilà donc douze malades qui, pour avoir suivi un seul traitement mercuriel de quelques semaines ou de quelques mois dans les premiers temps de l'infection, ont acquis une immunité complète de *neuf* à *trente-quatre ans* (*trente-quatre ans !*) et n'ont payé tribut au tertiarisme qu'au delà de ces étapes incroyablement longues! N'y a-t-il pas là, pour nous, matière à méditations? N'y a-t-il pas là, pour nous, un enseignement à recueillir relati-vement au sujet spécial qui nous occupe ?

Et qu'on ne dise pas que l'expectation puisse

faire même chose, à savoir proroger de même l'invasion du tertiarisme à des échéances aussi reculées. Car cela n'est pas dans ses habitudes. L'expectation a ses échéances tertiaires bien autrement précoces. A preuve une statistique que j'ai instituée d'après un certain nombre de syphilis absolument abandonnées à elles-mêmes sans le moindre traitement, et d'où ressort ceci :

1° Que, dans 63 cas de ce genre, l'invasion du tertiarisme s'est faite 53 fois au cours des *dix premières années* ; — et 10 fois seulement au delà ;

2° Que, dans ces conditions, l'invasion du tertiarisme a un maximum bien marqué *de la deuxième à la quatrième année* (24 cas sur 63)[1].

1. Voici le détail de cette statistique. — Sur 63 cas de syphilis absolument abandonnées à leur évolution propre et sans le moindre traitement, l'invasion du tertiarisme s'est faite :

Au cours de la première	année.	2 fois.
— seconde	—	9 —
— troisième	—	8 —
— quatrième	—	7 —
— cinquième	—	3 —
— sixième	—	6 —
— septième	—	6 —
— huitième	—	4 —
— neuvième	—	3 —
— dixième	—	5 —
— onzième	—	2 —
— treizième	—	1 —
— quatorzième	—	2 —
— quinzième	—	1 —
— dix-septième	—	1 —
— dix-neuvième	—	1 —
— vingtième	—	1 —
— vingt et unième	—	1 —
TOTAL.		63 fois

D'après cela, il ne saurait rester douteux qu'un traitement mercuriel institué au seuil de la diathèse ne puisse avoir pour effet de modifier assez puissamment l'évolution morbide pour retarder l'explosion d'accidents graves et la rejeter à des échéances plus ou moins lointaines. Autant de pris sur l'ennemi, comme on dit vulgairement. Donc, pourquoi ne pas profiter de cet effet suspensif d'une intervention précoce du mercure, alors que l'occasion se présente d'en faire bénéficier les malades?

Eh bien, en l'espèce, ce que l'induction rationnelle permet d'espérer, l'observation le confirme. J'ai vu bien souvent, je le répète, la syphilis traitée énergiquement dès son origine se montrer singulièrement bénigne dans ses jeunes périodes et rester longtemps inoffensive au delà. On dirait que, surprise à ses débuts, elle se laisse plus facilement maîtriser et que, dans ces conditions, nos agents thérapeutiques soient plus aptes à la modifier comme évolution.

William Taylor, dans son excellent essai sur le traitement de la syphilis, exprime sur ce point particulier la même opinion que moi. Il la traduit même d'une façon pittoresque en disant que les premiers temps de la syphilis constituent une époque « solennelle » pour l'intervention du mercure et qu'un premier traitement mercuriel énergiquement institué à cette époque *casse les reins* à la maladie.

Conséquemment, je suis d'avis que la première

intervention du mercure, au seuil même de la diathèse, soit une intervention *énergique*, et énergique à un double point de vue, à savoir : d'une part, comme intensité thérapeutique, et, d'autre part, comme durée.

Donc : 1° Dans un premier traitement, je prescris le mercure à bonnes doses : soit, pour un sujet adulte (homme), dix centigrammes de protoiodure quotidiennement, voire davantage, si je vois le remède absolument bien toléré.

2° Je prolonge ce traitement six semaines au minimum. — J'accorde alors au malade un répit de quelques semaines. — Puis je reprends le traitement sur le même pied pour six semaines.

En sorte que je place au seuil de la diathèse un traitement d'au moins trois mois, coupé par un entr'acte assez court.

Et j'espère de la sorte réaliser ce premier effort thérapeutique qui, surprenant la maladie à son origine, semble susceptible d'exercer sur elle une répression particulièrement active et durable.

II. — Second point : Il y a grande importance, je crois, à ce qu'au cours des diverses cures qui composent la méthode des traitements intermittents, le mercure soit donné à doses véritablement thérapeutiques, c'est-à-dire susceptibles d'exercer sur la maladie une action sérieusement efficace.

Or, c'est là un précepte auquel il se commet en pratique le plus d'infractions. Alors que la syphilis ne se traduit plus par rien de grave, alors surtout

qu'elle est silencieuse, on se laisse naturellement
aller à ne plus combattre un ennemi « vaincu » que.
par de faibles doses. De même encore pour les cas
où l'on a eu affaire à une syphilis originairement
bénigne, dont les premiers assauts ont cédé facilement à une petite dose de mercure pour la bonne
raison qu'ils ne demandaient qu'à disparaître *sponte
suâ*; on s'applaudit du succès obtenu à si peu de
frais; on croit avoir mis la main d'emblée sur la
dose mercurielle efficace, et l'on ne songe pas à la
dépasser. « A quoi bon la dépasser, puisqu'elle a
bien fait? » Et alors, dans les cures suivantes, on
s'en tient toujours à cette petite dose, c'est-à-dire
que l'on continue, comme on a commencé, à donner le mercure *au-dessous* de la dose nécessaire,
indispensable et véritablement curative.

Exemple : A un homme jeune, vigoureux, résistant, on prescrit le protoiodure à la dose quotidienne de cinq centigrammes (si ce n'est moins,
bien souvent), et cela pour chacune des cures successives.

Eh bien, à ce taux, le mercure est inefficace,
comme je vous l'ait dit précédemment; et il reste.
d'autant plus inefficace en l'espèce, par effet d'accoutumance, qu'on l'administre plus souvent et
pour une plus longue durée. A de telles doses le
traitement mercuriel n'est plus un traitement mercuriel; il devient une sorte d'expectation déguisée
sous le masque d'une intervention presque inerte.

De cette mauvaise pratique, de ce traitement.

timoré résultent deux conséquences, dont l'une surtout mérite toute notre attention.

La première, c'est l'explosion d'un accident ou d'une poussée syphilitique à un moment donné. Éventualité presque heureuse, presque favorable pour le malade, en ce qu'elle peut servir du moins à éclairer le médecin sur le vice de sa médication.

La seconde, plus regrettable, c'est qu'une série de cures mercurielles à basses doses finit par conférer à l'organisme une sorte d'*insensibilité relative* au mercure, en vertu de laquelle le malade, à un moment donné, ne ressent plus que faiblement l'action de ce remède, même administré à doses supérieures. De cela voici la preuve, qui se présente à tout moment en pratique. Un malade a été traité longtemps par le mercure à doses débiles; survient sur lui, je suppose, un accident nouveau, en dépit et au cours même d'un traitement actuel; eh bien, cet accident, je déclare au nom de l'expérience qu'il sera éminemment réfractaire. On n'en viendra à bout, même avec de fortes doses mercurielles, que lentement, longuement, péniblement, alors qu'en toute autre circonstance le mercure en aurait eu rapidement raison. Et pourquoi cela? Parce qu'on a affaire en pareil cas à un malade qui est « fait au mercure », qui est comme blasé vis-à-vis de lui par une longue accoutumance, et sur qui ce remède, pour ainsi dire, n'a plus prise.

C'est qu'en effet de toutes les méthodes celle qui est en question pour l'instant, à savoir la méthode

des cures mercurielles répétées, est la mieux faite
naturellement pour conférer aux malades, par voie
d'accoutumance, cet état réfractaire au mercure.
Et, d'autre part, vous concevez à quel résultat déplorable on aboutit lorsque chacune des cures qui la
composent est tenue *au-dessous* de la dose véritablement active du remède. D'un côté, on administre le mercure à dose insuffisante pour influencer sérieusement la maladie; et, de l'autre, on
énerve, on émousse, on paralyse par avance l'action
du remède pour le moment où l'on aura besoin
de le prescrire à doses supérieures.

Aussi bien, suis-je absolument de l'avis de mon
distingué collègue W. Taylor, qui s'élève avec énergie contre ces cures multiples à petites doses, contre
ce qu'il appelle un traitement *émasculé* de la maladie[1]. Je serais presque disposé à croire avec lui qu'un
malade soumis à une nombreuse série de cures
mercurielles à faibles doses est plus loin de la guérison qu'un malade qui n'aurait subi qu'un seul
traitement mercuriel à doses énergiques ou tout
au moins suffisantes.

Je conclurai en disant : Si l'on accepte en principe la méthode des traitements successifs, il est
essentiel que chacun des stades thérapeutiques qui
la composent soit un stade de mercurialisation
véritablement active et capable d'influencer la maladie, capable d'apporter son appoint, son contin-

---

1. *Syphilis*, from Hare's *System of practical therapeutics*.

gent à l'œuvre totale. Et, le moyen de réaliser ce
résultat, c'est de toujours tenir le mercure à sa
dose efficace, en dépit des apparences bénignes ou
même de l'état latent de la diathèse. Atténuer,
abaisser et presque annihiler cette dose, comme on
ne le fait que trop souvent, n'aboutit plus qu'à
donner du mercure en pure perte et à laisser le
malade *non traité* avec le simulacre d'un traitement. Pis encore, c'est nuire à ce malade, en le
rendant, par avance, insensible ou peu sensible
aux effets d'un remède dont il peut avoir grand
besoin dans l'avenir.

III. — Y a-t-il avantage, ou non, à varier la composition des cures mercurielles successives? C'est-
à-dire, pour préciser, y a-t-il avantage, ou non,
après avoir traité un malade, je suppose, par une
série de cures au protoiodure, à le traiter ensuite
par une série de cures au sublimé ou à tel autre sel
mercuriel, ou bien par les frictions, ou bien par
les injections?

Question d'appréciation très délicate, très difficile, et qui attendra longtemps encore une solution
péremptoire. D'une façon générale, cependant, et
toutes réserves faites pour les détails, je crois être
autorisé à lui donner une réponse affirmative, en
disant : Oui, il convient, il est utile, je crois même
indispensable, de varier les préparations mercurielles au cours d'une série de cures mercurielles;
et cela, pour la raison suivante, décisive en l'espèce,
à savoir : que certains composés mercuriels n'exer-

cent pas une influence égale et identique à toute période de la maladie, non plus que contre les divers accidents de la maladie. Il en est qui sont particulièrement actifs pour la répression de tels accidents et moins actifs vis-à-vis de tels autres; il en est qui « font bien » dans les étapes jeunes de la diathèse et qui réussissent moins dans les étapes avancées, ou inversement.

Je m'empresse de justifier cette assertion par deux exemples, quitte à répéter ici une remarque que déjà je vous ai présentée précédemment.

Soit un malade au début de la période secondaire, affecté des accidents d'observation usuelle à ce moment, tels que roséole ou syphilide érythémato-papuleuse, plaques muqueuses, croûtes acnéiformes du cuir chevelu, adénopathies, douleurs névralgiformes, malaise général, etc. Je mets en fait que je soulagerai ce malade bien plus efficacement, que j'effacerai ces accidents d'une façon bien autrement rapide par le protoiodure que par le sublimé, que par le sirop de Gibert, que par les injections, voire par les frictions.

Soit, au contraire, un malade syphilitique de vieille date, se présentant avec une syphilide régionale de forme tuberculeuse, tuberculo-ulcéreuse, tuberculo-croûteuse. Je tiens pour certain que je le guérirai bien plus difficilement, bien plus lentement, par le protoiodure que par le sublimé ou les frictions (sans parler de l'iodure de potassium, allié nécessaire du mercure contre ce genre d'accidents).

Pourquoi cela, dans l'un et l'autre cas? Je l'ignore, bien entendu. Les deux résultats qui précèdent sont des faits d'observation clinique, des faits que je constate, que j'enregistre, mais dont la raison m'échappe absolument.

Ce qui est vrai pour le protoiodure et le sublimé l'est-il également pour d'autres composés mercuriels qui se donnent par ingestion, comme aussi pour les autres modes d'administration du mercure? Cela est plus que vraisemblable par analogie. En tout cas, il est irrécusable, de par l'expérience clinique, que certains composés mercuriels sont mieux adaptés que d'autres au traitement de certains accidents et de certaines périodes de la maladie. Or, de là résulte, au point de vue de la direction générale du traitement mercuriel de la syphilis, un enseignement pratique de haute valeur, qui se résume en ceci :

S'efforcer, au cours d'une série de cures mercurielles, d'adapter le choix du composé mercuriel ou du mode d'administration du mercure à la qualité des accidents à combattre et à la période morbide.

C'est pourquoi, à mon sens, il y a tout avantage à commencer le traitement mercuriel de la syphilis par des *cures au protoiodure*, et à le terminer par des *cures au sublimé* ou par des *cures aux frictions*.

Ce résultat d'observation clinique, je le dois au maniement usuel, assidu, quotidien, de ces trois remèdes (protoiodure, sublimé, frictions). Très probablement, je le répète, des différences analogues seraient à relever dans l'action d'autres agents antisyphilitiques ou d'autres modes d'administration du mercure. Mais celles-ci, par expérience encore insuffisante, nous échappent quant à présent. C'est là un sujet d'étude nouveau, important, essentiellement pratique, sur lequel j'appelle l'observation de mes confrères.

LXIV

J'en ai fini, messieurs, avec ce qui constitue le traitement *spécifique* proprement dit, mais je n'en ai pas fini pour cela avec le traitement *général* de la vérole.

Il ne suffit pas, en effet, pour traiter un syphilitique, de lui administrer du mercure ou de l'iodure, même avec la meilleure méthode. Il est autre chose à faire pour lui, autre chose d'également médical, d'également digne de notre sollicitude. Il faut encore observer ce malade quant à ce qu'on appelle la *santé*, l'état général; il faut surveiller le tempérament de ce malade, sa constitution, ses tendances morbides, surveiller également les incidences de tout ordre qui peuvent se produire, et satisfaire à ces indications qui peuvent être des plus variées. De là, pour nombre de cas, des *médications auxiliaires* (je ne dis pas accessoires, notez-le) à combiner avec le traitement spécifique.

Chez certains malades, chez les sujets nerveux, chez la femme surtout, ces médications auxiliaires prennent parfois une grande importance, au point de devenir presque principales, au point de reléguer par instants au second plan le traitement mercuriel ou ioduré.

En conséquence, je ne saurais assez insister près de vous, messieurs, sur le conseil que voici : Alors que vous serez appelés à traiter un malade syphilitique, ne vous bornez pas à le traiter en tant que syphilitique; *ne croyez pas avoir tout fait quand vous lui aurez prescrit du mercure et de l'iodure.* Car cela n'est que partie d'un tout, car il y a ou il peut y avoir, je le répète, autre chose à faire. Étudiez ce malade d'un genre spécial (puisqu'il est ou semble bien portant) comme on observe un vrai malade; interrogez toutes ses fonctions, ayez l'œil sur son état général, en un mot *veillez à la santé* non moins qu'à la syphilis. Cela, croyez-moi, est tout aussi important et bien plus médical que de limiter son horizon aux symptômes purement afférents à la diathèse.

C'est dans cet esprit que vous donnerez d'abord votre attention à l'*hygiène* de vos clients. Vous vous informerez des détails de leur vie habituelle, de leur régime, de leurs occupations, du temps qu'ils consacrent à la marche, au sommeil, etc.; vous leur ferez comprendre — ce qui est plus difficile que vous ne pensez dans un certain monde — la nécessité d'une vie calme, régulière, sans excès d'aucun genre ; vous leur prescrirez une alimentation tonique où la viande et le vin entreront pour une légitime part, un exercice quotidien suffisant, un temps de sommeil suffisant, etc., etc.

C'est dans le même esprit que vous aurez souvent à leur prescrire les divers agents de la *médication tonique et reconstituante*, à savoir : en premier lieu le fer (bien plus efficace, il est vrai, contre l'anémie à laquelle s'associe la syphilis que contre l'anémie d'origine syphilitique, qui, elle, a son spécifique réel dans le mercure) ; — le quinquina ; — les amers ; — l'huile de foie de morue ; — les bains stimulants, révulsifs de la circulation capillaire ; — les eaux minérales sulfureuses (Uriage, Cauterets, Barèges, Luchon, Aix (en Savoie), etc.) ; — l'hydrothérapie, ce tonique par excellence, ce régulateur des fonctions nerveuses ; — les bains de mer ; — et, mieux encore, les cures d'air soit dans la vraie campagne, soit au bord de la mer ou sur les plateaux élevés.

Je vous le répète, Messieurs, ces agents reconstituants sont, en bien des cas, les auxiliaires *indispensables* de la médication spécifique et contribuent souvent autant qu'elle au succès définitif que poursuivent nos efforts.

De ces divers points, que je viens seulement d'effleurer d'une façon générale et plus que succincte, il en est quelques-uns qui méritent une attention plus particulière. Je dois leur consacrer encore, avant de terminer ce sujet, quelques développements.

LXV

Régime. — Hygiène générale. — Hygiène morale.

I.— On a beaucoup varié sur la question du *régime*
au cours de la syphilis et du traitement antisyphilitique.

Au xve et au xvie siècle, c'est-à-dire à une époque
où les superstitions humorales jouissaient d'une
pleine faveur, où les substances de tout ordre, soit
médicamenteuses, soit même alimentaires, étaient
dotées des propriétés les plus diverses et les plus
merveilleuses, on accordait tout naturellement au
régime une part majeure dans la curation de la
maladie. Tout ce qui était ingéré par les voies digestives devait modifier en un sens quelconque la
composition des humeurs. Sur ce chapitre, rien
n'était indifférent, et le moindre ingrédient culi-
naire était recommandé ou proscrit à l'égal du
remède le plus actif. La syphilis avait donc son
menu spécial, adapté à la « crase » de ses humeurs
viciées, menu auquel des pages entières étaient con-
sacrées dans les écrits du temps[1]. Le malade devait
bannir de sa table tous les aliments de nature à
engendrer « la cacochymie »; il lui fallait, avec un
soin rigoureux, s'abstenir de « tous aliments de

1. V. Jean Almenar, Jean de Vigo, Jacques de Béthencourt,
Nicolas Massa, Fracastor, etc., etc.

qualité chaude ou froide », de tous aliments « salés, acides, âcres, amers, humides, incrassants, fluidifiants, etc., propres à exciter le sang, la pituite, la bile et l'atrabile », etc., etc.; il lui fallait, pour préciser, se priver des viandes de bœuf, de vache, de mouton, de porc, de lièvre, de chevreuil, qui produisent « des obstructions dans le foie » ; — du gibier à plumes qui « engendre un sang impur et effervescent » ; — des poissons de tout genre, à l'exception toutefois des petits poissons rouges cuits sur le gril; encore devait-il en être très réservé » ; — des légumes, des aliments herbacés, des fruits, qui « déterminent la putrescence intestinale » ; — des œufs, du fromage, du lait, « qui offense les reins et le foie » ; — du vin, qui « épaissit le sang et stimule nocivement la glande hépatique et les nerfs », etc. — Le vin blanc, seul, était permis, car « il soutient l'estomac sans congestionner le cerveau ». — L'eau même, recommandée par quelques-uns, ne trouvait pas grâce devant certains autres. — Quel ne devait pas être l'embarras du malheureux patient pour aboutir à s'alimenter en satisfaisant à de si multiples exigences!

A une autre époque prévalut la doctrine qui consistait à *affamer* le malade sous prétexte d'exténuer par la diète les germes de corruption. Sans descendre aux absurdités extrêmes des cures d'inanition, on n'en condamnait pas moins les malheureux syphilitiques à la portion congrue, en les sevrant de viandes, d'aliments substantiels de toute espèce,

de graisses, de poissons, d'œufs, d'alcool, de vin,
voire de bouillon, voire de lait, etc. On ne leur
permettait que le pain (et encore en petite quantité), « le lait écrémé », les graines farineuses cuites
dans l'eau, les légumes, les pruneaux, les raisins de
Corinthe, les poires, les pommes « non austères »,
les oranges et les figues[1]. « Il faut rendre le corps
maigre, extrêmement maigre, professait le grand
Boerhaave ; c'est le moyen de chasser le virus des
humeurs ; et même, si le malade, devenu maigre
comme un squelette, venait à reprendre son embonpoint, cela serait signe que le virus s'insinue de
nouveau dans le sang ». Et il ajoutait, comme démonstration : « J'ai vu un homme affecté de ce mal,
auquel on persuada de ne manger que des raves et de
ne boire que de l'eau ; il fut parfaitement guéri »[2].

Il est vrai, comme compensation, qu'à d'autres
époques (mais bien plus rarement) on a préconisé
pour les syphilitiques un régime riche, substantiel,
fortement animalisé, « propre à prévenir ou à
combattre l'anémie, la déglobulisation, la dénutrition, qui sont des effets usuels de la maladie ».

Et ainsi de suite.

Toutes ces croyances, toutes ces exagérations
sont passées de mode aujourd'hui et n'ont plus
qu'un intérêt historique. Le bon sens et l'expérience en ont fait justice, et tout le monde actuellement s'accorde sur ces deux points, à savoir :

1. Voy. H. Boerhaave, *Traité du mal vénérien*, trad. française, 1753.
2. Ouvrage cité, p. 273.

d'une part, qu'il n'est pas d'aliments qui soient ou
particulièrement favorables ou spécialement défavo-
rables à la syphilis ; — et, d'autre part, qu'à cela
près de quelques exceptions le syphilitique est un
homme bien portant, qu'il convient de nourrir
comme tout le monde, qu'il convient seulement de
nourrir mieux à certains moments et dans certaines éventualités possibles de sa maladie.

Aussi bien, de nos jours, la réglementation du
régime est-elle devenue des plus simples, relativement à la syphilis. Au total, elle se résume en ceci :

1° Si le régime habituel du malade est bon, n'y
rien changer ;

2° S'il est insuffisant ou défectueux, le complé-
ter ou le modifier en sens convenable ;

3° S'il est excessif, le tempérer, en le ramenant
à un taux hygiénique.

Ce qu'on appelle le « régime bourgeois », le régime « de famille », qui est tonique sans être exci-
tant ni excessif, voilà, purement et simplement,
Messieurs, ce que vous recommanderez à vos malades, sans autres prescriptions plus spéciales.

Bien entendu, vous interdirez tout ce qui, pouvant nuire à la santé générale, nuirait par contre-
coup à la syphilis, c'est-à-dire les écarts et les irré-
gularités de régime, les grands repas, les excès de
table, et, par-dessus tout, les excès alcooliques. Car
l'alcool, comme je l'ai dit et répété tant de fois, est
l'ennemi-né de la syphilis, qu'il stimule, qu'il
exaspère. Il constitue très certainement pour elle ce

qu'on appelle un « facteur de gravité », et cela tant
d'une façon générale que relativement à certains de
ses accidents spéciaux, tels que les dermatoses et
les manifestations du système nerveux[1].

Le café, à doses moyennes, sera toléré. Il sera
même prescrit, en quelques cas, au titre de remède. Son action stimulante m'a paru maintes fois
favorable dans les cas de syphilis asthénique, sur
certains malades alanguis, adynamiés par la diathèse.

Pas un seul de vos clients ne manquera de s'in-
former près de vous (et c'est pour cela que j'accor-
derai une mention à ce simple détail) s'il peut, à
l'occasion, et pour « ne pas s'afficher », accepter le
petit verre d'eau-de-vie, de chartreuse ou de
liqueur qui fait le complément usuel des réceptions, voire des réceptions de famille. Sauf abus,
cette inoffensive licence sera concédée.

En revanche, ce que vous proscrirez, au cours
du traitement mercuriel, c'est tout l'ensemble des
aliments ou des boissons susceptibles de déterminer
la diarrhée, à savoir : crudités, fruits en excès,
glaces, boissons glacées, etc. — Et de même pour
tout aliment ou boisson que le malade saura, par
idiosyncrasie, lui être préjudiciable au point de vue
de la régularité des fonctions gastro-intestinales.

II. — L'*hygiène* et le *genre de vie* du syphilitique ne comportent rien de plus compliqué.

---

1. *Des facteurs de gravité de la syphilis*, Leçons cliniques, 1886.

Tout ce qu'on en peut dire se résume en ces deux mots : *pas d'excès*, pas d'excès en aucun genre.

Car, en fait de syphilis, on ne manque guère, suivant le proverbe, de tomber du côté où l'on penche. A parler sans figure, un organe stimulé ou surmené, chez un syphilitique, est un organe menacé par la syphilis, car cette stimulation ou ce surmenage a toutes chances pour diriger sur lui une décharge de la diathèse. Tenez pour certain que nombre de manifestations spécifiques ne se produiraient pas si elles n'étaient pas incitées à se produire par des sollicitations étrangères. Que d'exemples, en l'espèce, n'aurais-je pas à citer! Voyez combien les excès vénériens, unis à la malpropreté, rendent communes et intenses les syphilides vulvaires chez les prostituées de bas étage. Voyez la stimulation du tabac multiplier, entretenir, éterniser les syphilides buccales. Très communes chez l'homme, par le fait du tabac, les glossites scléreuses sont absolument rares chez la femme. De même, les grands excès de fatigue physique ont plus d'une fois dirigé la syphilis sur la moelle. De même et surtout, la syphilis cérébrale est particulièrement commune à la suite du surmenage nerveux, du surmenage par le travail intellectuel, par la contention d'esprit, et plus encore du surmenage par les plaisirs, les surexcitations de la vie mondaine, les veilles, les dissipations morales, les émotions du jeu, les excès vénériens, etc. Que de viveurs, que d'habitués de clubs ou de cercles, que de bruyantes personnalités du *high life* parisien n'ai-je pas vues finir tristement par la syphilis du cerveau! J'imagine — sans pouvoir le démontrer, bien entendu, — que, sur dix syphilis cérébrales, il en est cinq au moins qui ne se seraient pas produites si l'action de la diathèse n'avait pas été dirigée vers le cerveau par une stimulation habituelle ou excessive de cet organe.

Donc, l'hygiène du syphilitique consistera surtout, sinon exclusivement, en ceci : *Éviter les stimulations organiques susceptibles d'appeler les décharges de la diathèse vers un système quelconque.*

A cela près, elle ne sera rien autre que l'hygiène commune et banale.

III. — Deux mots, enfin, sur ce qu'on pourrait appeler l'*hygiène morale* des syphilitiques.

Un vieux cliché prescrit aux syphilitiques « d'éviter les passions tristes ». Rien de plus sage, car chacun sait que les « passions tristes » retentissent sur l'état général et altèrent la santé; or, une mauvaise santé fait souvent une mauvaise syphilis. Mais, comme les syphilitiques ne régissent pas à leur gré les événements de ce monde et n'ont pas toujours la faculté d'écarter de leur chemin ceux qui pourraient les attrister, la recommandation reste le plus souvent à l'état platonique.

Voici, en revanche, qui est plus médical : « De toutes les angoisses, a fort bien dit M. Diday, c'est

souvent l'*angoisse syphilitique* qui pèse du plus
lourd poids sur le syphilitique. » Il est, en effet,
certains de nos malades que la syphilis affecte *au
moral* d'une façon véritablement sérieuse, et cela
par le souci, les alarmes, le chagrin qu'elle leur
inflige. Il en est même qu'elle désole, qu'elle déses-
père, qu'elle bouleverse, qu'elle accable littéralement. Ces malades croient leur santé à jamais rui-
née; ils se voient en butte, pour l'avenir, à une foule
d'accidents plus graves les uns que les autres, notamment aux accidents cérébraux et médullaires;
ils se jugent exclus du mariage, ou, s'ils se marient,
« ce sera pour engendrer des enfants cacochymes,
scrofuleux, rachitiques, pourris, etc.[1] ». Inutile de

---

1. Chose singulière, cet *effet moral* de la syphilis ne s'observe
dans le sexe féminin que d'une façon très rare, presque exceptionnelle. Les femmes n'ont pas, comme l'homme, l'effroi de la syphilis. Elles sont bien, tout d'abord, émues et affligées de leur maladie; mais bientôt — trop tôt pour elles-mêmes, non moins que
pour autrui — elles en prennent leur parti, ne s'en inquiètent plus,
n'y pensent plus, et surtout ne s'en préoccupent en rien pour
l'avenir. Elles n'ont en rien la terreur du tertiarisme. Jamais je n'ai
vu une femme être affectée gravement au moral par la syphilis,
comme le sont tant et tant de nos clients, c'est-à-dire aboutir de
par la syphilis à un véritable état d'hypochondrie, de mélancolie
dépressive. Pourquoi cela?· Est-ce affaire de tempérament, de
nature, de caractère? Ou bien n'est-ce pas plutôt que la femme
est plus ignorante que l'homme de tout ce qui a trait à la syphilis,
de ses dangers possibles, de ses éventualités d'avenir? En tout
cas et quelle qu'en soit l'explication, le fait est curieux à enregistrer.
M. le Dr Diday a été également frappé de cette particularité singulière. « Les femmes, dit-il, sont éminemment *insouciantes* de
tout ce qui a trait à la syphilis. Elles s'en soignent fort mal; mais,
par contre, elles s'en inquiètent fort peu. »

dire si un tel état moral est susceptible de réagir sur l'état physique et, indirectement, sur la syphilis, en supprimant l'appétit, en troublant les fonctions digestives, en déprimant le système nerveux, en amoindrissant les forces vitales, etc.

Ces affligés, ces désolés de la vérole, se divisent en deux classes : les *expansifs* et les *silencieux*. Les premiers (nous ne les connaissons que trop) sont ceux qui courent les cabinets médicaux et nous assiègent de leurs doléances. Les seconds se taisent, concentrent leur chagrin, et n'en sont que plus malheureux; ceux-ci, il faut, à la façon des pauvres honteux, les dépister, les deviner, pour leur venir en aide.

Vis-à-vis des uns et des autres vous aurez, Messieurs, un rôle utile, bienfaisant, à remplir. Ce sera de les réconforter et de les éclairer; ce sera de leur offrir non pas des consolations banales, mais des consolations *médicales*, en leur représentant la situation telle qu'elle est, et non pas telle qu'ils se l'imaginent; ce sera de leur dire que la syphilis est une maladie qui, comme tant d'autres, peut guérir, à la condition qu'on s'en occupe et qu'on la traite; — que, traitée, elle laisse ses victimes bien tranquilles; — qu'elle permet le mariage après un certain temps de dépuration nécessaire;— qu'elle permet de même (et que d'exemples à l'appui n'aurez-vous pas à leur citer!) l'espérance d'une postérité saine et valide, etc. Ces quelques bonnes paroles — qui ne sont d'ailleurs que l'expression de la stricte vérité

— seront, pour ces malades d'ordre spécial, un tonique plus efficace et plus vivifiant que tous les remèdes du monde. Ne les oubliez pas !

LXVI

Enfin, à tout ce qui précède il me reste encore à ajouter un complément, celui-ci d'importance majeure, mais seulement relatif à un groupe spécial de malades, au groupe des malades plus particulièrement *prédestinés* que d'autres aux éventualités nerveuses du tertiarisme. — Je m'explique.

Surveillez attentivement, messieurs, les *prédispositions nerveuses* (héréditaires ou acquises, n'importe) de vos malades, et tâchez de les réprimer, de les modérer tout au moins dans la mesure du possible. Ce sera faire là, croyez-moi, de la bonne et utile médecine.

Pourquoi ? Pour deux raisons : 1° parce que les dangers tout à la fois les plus communs et les plus graves de la syphilis résident dans ses manifestations nerveuses ; — 2° parce que lesdites manifestations nerveuses frappent de préférence les sujets qui y sont prédisposés par l'éréthisme héréditaire ou acquis de leur système nerveux.

Et, en effet, le principe de la syphilis (quel qu'il soit d'ailleurs, ou virus, ou microbe, ou toxine microbique), le principe, dis-je, de la syphilis, s'il constitue un poison de tout l'être, constitue prin-

cipalement un véritable *poison du système nerveux.*

C'est là ce qui résulte en pleine évidence d'une
statistique où j'ai réuni, pour en comparer la fréquence relative, tous les accidents tertiaires qui se
sont présentés à moi depuis mon doctorat[1]. Sur
3429 cas d'accidents de cet ordre, je n'en ai pas
relevé moins de 1085 intéressant le système nerveux sous diverses formes (syphilis cérébrale, syphilis médullaire, monoplégies, paralysies partielles, tabes, paralysie générale, etc.). Et notez que
ce chiffre dépasse, dépasse de beaucoup, dépasse
dans une proportion extraordinaire celui des manifestations cutanées (787), lesquelles cependant
étaient considérées jusqu'à ce jour comme l'expression la plus habituelle, comme l'expression favorite
du tertiarisme. En sorte qu'on peut dire ceci : *De
tous les systèmes organiques, c'est le système nerveux qui, sans contradiction possible, est le plus
souvent éprouvé par la syphilis tertiaire*; c'est lui
qui paie au tertiarisme le plus lourd tribut.

Or, d'autre part, quels sont les sujets que la
syphilis affecte de préférence quant au système
nerveux ?

Réponse catégorique et déduite de l'observation :
Ceux que l'état préalable de leur système nerveux
prédispose aux accidents de ce genre.

---

1. **V.** *Congrès international de dermatologie et de syphiligraphie*, 1889,
p. 302.

Or, ceux-là sont de deux ordres, à savoir : les prédestinés héréditaires, c'est-à-dire les sujets de souche névropathique, les « nerveux de naissance », suivant l'expression à la mode du jour, — et les prédisposés par surmenage nerveux.

C'est là ce que j'ai de vieille date établi pour ce qui concerne la syphilis cérébrale[1] et le tabes[2], et ce que je me bornerai simplement à rappeler pour l'instant; c'est là ce qu'on est également en voie d'établir pour la paralysie générale d'origine syphilitique. Et, vraisemblablement aussi, cette étiologie est commune à la plupart des manifestations spécifiques du système nerveux.

Très certainement, le nervosisme héréditaire ou acquis est au nombre de ce qu'on appelle les *causes localisatrices* de la syphilis; c'est là une cause qui, passez-moi le mot, dirige la syphilis sur le cerveau. Très certainement, il est des sujets dont on peut dire, le jour où ils contractent la syphilis : « Voilà des gens spécialement menacés pour l'avenir quant à leur système nerveux. Si la syphilis, sur eux, aboutit au tertiarisme, c'est au système nerveux que, suivant toute vraisemblance, ledit tertiarisme donnera l'assaut. » Chacun de nous a fait des prévisions de ce genre, prévisions que l'avenir a confirmées. Je n'en citerai qu'un exemple, qui, il y a de longues années déjà, m'a bien vivement frappé.

1. Voy. A. Fournier, *La syphilis du cerveau*, 1879.
2. Voy. A. Fournier, *De l'ataxie locomotrice d'origine syphilitique*, 1882.

Un médecin contracte la syphilis professionnellement. C'était non seulement un grand travailleur, un chercheur, un studieux par excellence, mais c'était aussi un de ces hommes à cerveau toujours occupé, tendu, assidûment en état d'effort, d'enfantement. « Vous verrez, m'a-t-il dit bien des fois, que ma syphilis se portera quelque jour sur mon cerveau et que c'est par mon cerveau que, grâce à elle, je finirai. » Et de point en point sa prophétie se réalisa.

Eh bien, s'il en est ainsi, je demande — à ne parler pour l'instant que du système nerveux — si la thérapeutique usuelle de la syphilis, telle que nous la voyons couramment instituée, tient un compte suffisant des dangers auxquels se trouve spécialement exposé ce système de par l'infection syphilitique.

Pour préciser, je demande si, dans l'état actuel des choses, l'ordonnance qui, je suppose, sera délivrée par l'un de nous à un sujet syphilitique que ses aptitudes morbides constituent à l'état de *prédestiné* aux éventualités nerveuses du tertiarisme, diffère notablement, diffère même en quoi que ce soit le plus souvent de l'ordonnance que nous remettrons à un autre syphilitique heureusement indemne des mêmes prédispositions.

Poser cette question, c'est presque y faire du même coup la seule réponse qu'elle puisse recevoir.

N'est-il donc pas d'indications spéciales à rem-.

plir vis-à-vis du *prédestiné* dont je parlais à l'instant, c'est-à-dire en faveur de cet homme que, de par ses tendances acquises ou innées, nous avons lieu de croire vraisemblablement exposé à des dangers spéciaux d'avenir? N'est-il rien de plus à faire pour lui que de lui délivrer, comme à tout autre, la banale formule de protoiodure, de sirop de Gibert ou d'iodure de potassium? Je ne puis le croire, je ne veux pas me résigner à le croire. Évidemment, il est un *effort thérapeutique* à tenter en faveur du malade en question. Mais cet effort, comment le comprendre, et en quel sens le diriger?

A commencer par un point qui ne souffre pas discussion, n'est-il pas manifeste qu'il faut avant tout recommander à cet homme une hygiène spéciale, à savoir celle qu'on lui prescrira plus tard — mais trop tard et quand il ne sera plus temps — c'est-à-dire alors que son système nerveux aura été offensé, lésé par la syphilis? Donc, d'emblée et dès les premiers temps de l'infection, il y aura lieu de le soustraire dans la mesure du possible à toutes causes capables de créer pour lui des stimulations morbides du système nerveux, telles que : excès de tout genre et notamment excès vénériens ; — travaux intellectuels exigeant une tension d'esprit assidue ; — excès alcooliques ; — excès de table ; — fatigues, veilles, turbulence de la vie mondaine ; — émotions de jeu ou de bourse ; — et même exercices de corps trop violents, en raison des raptus con-

gestifs qu'une fatigue immodérée peut déterminer
vers le cerveau ou la moelle. A ce dernier propos,
je rappellerai au passage le fait démonstratif d'un
de mes malades qui fut pris d'une myélite spécifique mortelle à la suite d'une course folle en vélo-
cipède de Paris à Amiens et d'Amiens à Paris.

Secondement, certains remèdes peuvent-ils être
utiles en l'espèce? Je ne saurais encore le dire.
Empiriquement, le champ reste ouvert à toutes les
tentatives; rationnellement, c'est à l'ordre des
agents modificateurs du système nerveux qu'il conviendrait de s'adresser. Les bromures ou tous autres
agents de même ordre ne pourraient-ils trouver ici
d'avantageuses applications, surtout chez certains
sujets où prédomine d'une façon habituelle l'éréthisme nerveux? Déterminer de temps à autre une
sédation du système nerveux, ne serait-ce pas rendre ce système moins apte à subir les sollicitations
morbides qu'il peut recevoir de la syphilis? Cela
encore reste à étudier.

En tout cas, l'hydrothérapie a sa place naturellement marquée dans un traitement de cet ordre,
au titre d'agent tonique, d'agent régulateur des
fonctions nerveuses. On sait de reste quelle est son
importance, quel est son rôle dans le traitement
des affections du système nerveux; or, je ne crois
pas son influence *préventive* inférieure à son action
curative, tout au contraire. Dans cette pensée, j'ai
pris l'habitude de prescrire systématiquement l'hydrothérapie à tous les sujets syphilitiques que leurs

prédispositions héréditaires ou leurs tendances personnelles me permettent de considérer comme des prédestinés aux manifestations nerveuses, directes ou indirectes, de la syphilis. Et non seulement je la prescris d'emblée, c'est-à-dire au cours du traitement spécifique; mais encore et surtout je la prescris au delà, après le traitement, et cela pour de longues années. Je la recommande même auxdits malades à titre de pratique habituelle, indéfinie.

Quels résultats pourront dériver d'un traitement *préventif* institué sur de telles bases? Cela, bien entendu, je ne saurais le présumer. L'avenir seul nous éclairera à ce sujet.

Ce qui reste incontestable en tout cas, c'est qu'il nous incombe le devoir de tenter un effort dans le sens de l'*intervention préventive* dont je viens d'esquisser les bases.

D'autant — laissez-moi vous le dire — que les résultats du traitement curatif sont bien loin d'être satisfaisants en l'espèce, comme nous le savons tous et de reste. Voyez plutôt (et j'appelle énergiquement votre attention sur ce point), voyez quels sont ces résultats, même avec des médications énergiques, intensives, hardies, même entre des mains habituées à manier sans crainte le mercure et l'iodure :

1° Dans la *syphilis cérébrale*, à côté de résultats fort beaux, presque merveilleux quelquefois (le

mot n'a rien d'exagéré), demi-revers ou revers
complets en nombre quelque peu supérieur à celui
des guérisons ;

2° Dans la *syphilis médullaire*, proportion des
échecs, des désastres, bien supérieure à celle des
succès ;

3° Et, pour le *tabes*, c'est bien autre chose, à
savoir : quelques guérisons très clairsemées, voire
taxées d'extraordinaires et auxquelles même (bien à
tort) certains n'ajoutent guère foi en raison de leur
caractère exceptionnel ; guérisons, en tout cas,
exclusivement relatives à des cas où le tabes a été
surpris à sa période embryonnaire ; — dans une
étape plus avancée, possibilité éventuelle, mais
très inconstante, d'enrayer, d'immobiliser la maladie, mais non de la guérir ; — et, contre l'ataxie
confirmée, impuissance absolue ;

4° Enfin, dans la *paralysie générale* d'origine
syphilitique — laquelle est si commune, — autant
d'échecs que de cas, au moins d'après mon expérience personnelle.

Lamentable, déplorable bilan, comme vous le
voyez ; et cela dans une maladie comme la syphilis, c'est-à-dire dans une maladie qui passe pour
être facilement justiciable de deux grands remèdes,
de deux remèdes tels qu'ils n'ont pas leurs égaux
dans toute la thérapeutique !

Donc, vraiment, il ne serait pas superflu, me
semble-t-il, de nous départir de la trop exclusive
confiance que nous accordons à ces deux remèdes,

pour chercher d'autres voies de salut. Je sais bien
que le traitement spécifique reste et restera toujours
la meilleure sauvegarde pour protéger nos malades
contre les éventualités d'avenir qui peuvent affec-
ter leur système nerveux aussi bien que tout autre
système, et je ne propose en rien d'y renoncer,
bien loin de là. Je suis un fervent admirateur, un
adepte passionné du mercure et de l'iodure; inutile
de refaire sur ce point ma profession de foi après
tout ce qui précède. Mais je ne puis néanmoins
m'empêcher de reconnaître que ces deux utiles,
bienfaisants, admirables remèdes sont loin de posséder contre les affections nerveuses originaires de
la syphilis (et cela au double point de vue curatif
et préventif) cette action souveraine, infaillible,
que leur accordent certains médecins moins habitués que nous à les manier et, par conséquent,
moins en situation que nous de constater leurs
défaillances.

En sorte qu'ayant eu, pour ma part, à constater
plus d'une fois ces défaillances, j'en suis venu à me
demander s'il n'y aurait pas autre chose à faire que
ce qui est de pratique usuelle en vue de conjurer
les imminences *nerveuses* de la syphilis tertiaire,
notamment chez les sujets qui, soit par hérédité,
soit par tendances acquises, y sont notoirement
plus prédisposés que d'autres. J'en suis venu à me
demander si, à côté du traitement spécifique et
parallèlement ou consécutivement à ce traitement
spécifique, il n'y aurait pas lieu d'instituer une

thérapeutique d'un autre ordre, thérapeutique *anti-nerveuse*, où l'hygiène, l'hydrothérapie, et peut-être aussi quelques remèdes appropriés seraient appelés à prendre place.

Pour le moins, on m'accordera que ladite indication est rationnelle, et c'est tout ce que je suis en droit quant à présent d'attendre pour elle comme appréciation. Quelques essais tentés en ce sens m'ont paru dignes d'attention; mais, encore une fois, je m'abstiendrai de citer des faits qui sont trop jeunes et trop peu nombreux pour avoir une signification. Encore une fois, je n'affirme rien et ne suis en mesure de rien affirmer. Je propose seulement, je cherche et j'espère, ce qui est tout différent.

LXVII

Enfin, un dernier conseil, et j'achève.

Je suppose que le long programme thérapeutique qui précède ait été ponctuellement suivi, religieusement observé par un malade qui s'est confié à vos soins. Que vous restera-t-il à dire à ce malade, lorsqu'il viendra vous rendre sa dernière visite et qu'il vous posera — c'est immanquable — la question suivante : « Enfin, docteur, en suis-je quitte désormais avec la vérole? Suis-je enfin libéré? Me croyez-vous *guéri*, radicalement guéri? »

Ce que vous devrez répondre en pareil cas, messieurs, c'est, loyalement, ce que vous pensez, ce que la science et l'expérience vous donnent le droit de croire ou d'espérer.

Or, ce que vous pensez, c'est que votre malade, traité suivant la rigoureuse méthode que nous venons de spécifier, a toutes chances pour être délivré de son mal dans le présent et l'avenir, pour ne plus être sujet à de nouveaux accidents, pour « en être quitte » avec la syphilis. — Cela, vous pouvez le dire, vous êtes moralement autorisés à le dire.

Mais ce que vous pensez aussi, c'est qu'en dépit de tous vos efforts, en dépit de votre longue et active médication, il ne serait pas impossible que ce malade fût exposé, dans un avenir plus ou moins éloigné, à quelque manifestation ou syphilitique ou parasyphilitique. Car, bien malheureusement, il n'est aucun signe qui nous permette, en fait de syphilis, d'affirmer la guérison ; car, ainsi que l'a fort bien dit Ricord, « il n'est ni dose, ni forme pharmaceutique, ni durée de traitement, qui confère à coup sûr l'immunité, qui soit la garantie de l'extinction complète, absolue, radicale, de la vérole ». Or, cela aussi, messieurs, il faut le dire, il faut le répondre à votre malade.

Qu'à un malade condamné, expirant, qu'à un phthisique ou à un cancéreux qui a déjà un pied dans la tombe, nous promettions la santé, nous affirmions la guérison, soit! Cela est un mensonge licite, cela est une consolation que, dans notre impuissance, nous devons au malheureux patient et qu'il serait cruel de refuser à sa facile crédulité.

Mais à un sujet plein de santé, à un sujet *compos sui*, qui jouit de toutes ses facultés, et que d'ailleurs nous avons presque le droit de croire à jamais débarrassé de sa maladie, nous ne devons que la vérité; et cette vérité, il faut la lui dire tout entière.

Il faut d'autant plus la lui dire, notez bien ceci, qu'il a tout intérêt à la connaître et à s'en pénétrer. Pourquoi? Le voici.

Advienne chez ce malade (contre notre attente et contre le but de nos efforts) un accident diathésique nouveau à une époque plus ou moins tardive, dix, quinze, trente, quarante ans après le début de l'infection, il pourra se faire que cet accident n'éveille en rien dans l'esprit dudit malade le souvenir d'une affection depuis longtemps évanouie et presque oubliée. Il pourra se faire également que le médecin, non averti des antécédents spéciaux de son client, méconnaisse le caractère syphilitique de cet accident, et cela d'autant mieux, d'autant plus facilement, que les manifestations diathésiques d'une période éloignée sont loin, comme on l'a dit, d'avoir l'allure suspecte et la physionomie vénérienne. Cet accident sera, par exemple, une lésion viscérale, une affection laryngée ou pulmonaire, une hémiplégie, une paralysie, une sclérose de la moelle, une amaurose, une cirrhose, une néphrite, etc., etc. Or, quel rapport, aux yeux d'un homme du monde, de tels symptômes d'apparence vulgaire, sauraient-ils avoir avec un péché de jeunesse qu'il

croit expié et périmé de longue date? Quel besoin,
à leur propos, d'aller faire au médecin une confession complète, en exhumant de l'oubli de compro-
mettants souvenirs? Conséquence : le malade taira,
dissimulera même parfois ses antécédents spéciaux ;
et le médecin, non prévenu, si ce n'est trompé,
courra grand risque de méconnaître la nature de
l'affection.

Et qu'arrivera-t-il finalement? C'est que, non
traitée par la seule médication qui lui convienne,
cette affection persistera, poursuivra son évolution
normale, et pourra aboutir à une terminaison grave
ou fatale, tandis qu'elle aurait eu la chance de
guérir si elle eût été rattachée à sa véritable origine
et soumise au traitement spécifique.

Et en effet, messieurs, tenez ceci pour certain :
c'est que nombre de syphilitiques tertiaires sont
conduits à des infirmités incurables ou même à la
mort par ce seul fait qu'une lésion tardive de leur
maladie a été méconnue et non traitée comme elle
aurait dû l'être.

Or, c'est de cette éventualité possible qu'il vous
faut préserver vos clients. C'est en raison de la possibilité (serait-elle même improbable) d'accidents
tertiaires se manifestant à une époque reculée qu'il
y a intérêt majeur à ce que vos malades soient
édifiés par vous, pleinement et sincèrement édifiés
sur leur situation véritable, à l'époque où, jugeant
leur traitement accompli et suffisant, vous les con-
gédierez.

Ne négligez donc jamais, messieurs, alors qu'un de vos clients viendra, lors de sa dernière visite, vous poser cette périlleuse question : « Suis-je guéri ? », ne négligez jamais de lui exprimer votre pensée à découvert, et de lui donner comme adieu ce salutaire et très essentiel avis :

« Oui, je vous crois guéri ; je vous crois guéri, autant que scientifiquement j'ai le droit de le croire. Mais, quoi qu'il vous advienne dans l'avenir, quel que soit le trouble qui puisse survenir dans votre santé, souvenez-vous de votre ancienne maladie. Accusez-la à votre médecin ; ne négligez à aucun prix d'éclairer ce médecin sur vos antécédents spéciaux. Dites-lui bien, dites-lui dix fois plutôt qu'une, qu'autrefois vous avez eu la vérole. Il est très probable certes que ce renseignement lui sera inutile ; mais il n'est pas impossible que telle circonstance se présente où ce renseignement aurait pour lui et pour vous surtout une utilité majeure, capitale ; auquel cas, de l'aveu de vos antécédents pourrait dépendre votre guérison, votre vie. »

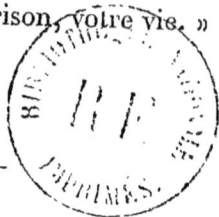

TABLE DES MATIÈRES

Exposé du sujet. — Comment doit être compris le traitement de la
syphilis. — Autre chose est de traiter un accident de la
syphilis, autre chose est de traiter la syphilis.

I. — *Faut-il traiter la syphilis?* — Doctrine de l'expectation. —
Résultats déplorables de la méthode expectante. — Statistiques 5

II. — *Faut-il traiter toutes les syphilis ?* — Véroles graves, véroles
fortes, véroles faibles. — Existe-t-il un critérium permettant
d'estimer la qualité d'une syphilis naissante et son pronostic
d'avenir ? — Prétendus éléments de ce diagnostic prévisionnel.
— Discussion. — En fait de syphilis, le présent n'est en rien le
miroir de l'avenir. — Statistiques. — Antécédents du tertiarisme. — Pour l'énorme majorité des cas, les manifestations tertiaires succèdent à des syphilis secondaires de forme bénigne.
— Conclusions 19

III. — Existe-t-il un *traitement abortif* de la syphilis ? — Historique de la question. — Comment les doctrines microbiennes
sont venues donner un regain d'actualité et de faveur à la méthode abortive 42

IV. — Deux groupes de méthodes abortives. — Blocus du chancre.
— Suppression du chancre 47

V. — Cautérisation du chancre. — Cautérisation spécifique. 51

VI. — *Excision du chancre.* — Technique opératoire. — Résultats
locaux. — Résultats généraux. — L'excision réalise-t-elle l'éradication de la syphilis ? — Statistiques. — Quelle confiance
accorder aux prétendus succès de la méthode? — Objections
capitales à leur opposer. — Ce que devrait être, pour être probante, une expérience d'excision. — Programme d'expérimentation pour l'avenir. — Il est bien possible que l'excision ait

eu des succès véritables, mais cela n'est pas encore démontré.
— Échecs de la méthode dans les cas où une confrontation a
été établie. — Échecs de la méthode dans des cas d'excision
même très précoce.   75
VII. — L'excision constitue-t-elle, comme on l'a dit, une « méthode atténuante » ?.   78
VIII. — Conclusions pratiques sur la méthode d'excision chancreuse   81

IX. — TRAITEMENT GÉNÉRAL DE LA SYPHILIS.
    Aperçu historique.   87
X. — Le traitement de la syphilis comprend et embrasse *toutes*
les indications auxquelles il convient de satisfaire pour soulager
ou guérir un malade affecté de syphilis. — Trois facteurs thérapeutiques en l'espèce : Remèdes spécifiques ; — médications auxiliaires ; — hygiène. — Importance considérable de ces
deux derniers éléments.   91
XI. — *Médication spécifique.* — Très nombreux remèdes préconisés comme susceptibles d'exercer une action corrective, directe,
sur la syphilis.   100
XII. — *Mercure.* — Fortunes diverses de ce remède, tantôt exalté,
tantôt décrié, honni. — Accusations multiples dirigées contre
lui. — Procès du mercure. — De quels effets nocifs peut-il, au
total, être coupable ?—Quatre ordres d'accidents possibles.   104
XIII. — Effets ptyaliques. — Stomatite mercurielle. — Il est
absolument possible de conjurer les effets nocifs du mercure sur
la bouche. — Comment ? — Choix du remède. — Mode d'administration. — Examen préalable et, au besoin, préparation de la
bouche. — Surveillance de la bouche au cours du traitement. —
Recherche des *stomatites d'alarme.* — Soins assidus d'hygiène
buccale. — Éducation du malade relativement aux accidents
possibles du traitement. — Suspension opportune de la médication mercurielle, etc.   111
XIV. — Troubles gastriques ou intestinaux.   127
XV. — Troubles nutritifs ou généraux   131
XVI. — Accidents cutanés (*hydrargyrie*). — Formes éruptives de
l'hydrargyrie   137
XVII. — Le mercure n'est dangereux qu'en raison de l'action
puissante qu'il exerce sur l'organisme. — Nécessité manifeste de
profiter de cette action, en se tenant en garde contre ses accidents possibles, qu'il est d'ailleurs facile, pour la très grande
majorité, de prévenir ou de modérer.   146

XVIII. — Le mercure peut-il être utile? — Division de la question 149
XIX. — I° Le mercure a-t-il une action curative sur les symptômes de la syphilis? — Appel à l'observation journalière. 150
XX. — II° Le mercure exerce-t-il une action d'ensemble et d'avenir sur la maladie? — Opinions divergentes. — A priori, comment le mercure pourrait-il exercer une action curative sur
toutes les manifestations de la syphilis sans influencer la cause
même de ces accidents? — Témoignages cliniques. — 1° Action
préventive exercée par ce remède sur les manifestations de la
période secondaire. — 2° Action préventive exercée sur la
période tertiaire. — Fréquence considérable des manifestations
tertiaires sur les sujets à syphilis non traitée ou insuffisamment
traitée; — rareté de ces mêmes manifestations sur les sujets à
syphilis correctement et longtemps traitée. — Statistiques. —
3° Action préventive exercée sur l'hérédité syphilitique. — Conclusions. — C'est, au total, l'action préventive du mercure qui
constitue le bénéfice capital de la médication mercurielle dans
la syphilis 154
XXI. — Objections au traitement mercuriel de la syphilis. — « Le
mercure ne prévient pas les récidives. — Il laisse se produire
des accidents divers, voire des accidents graves. — Il ne constitue pas un spécifique. » — Discussion 169
XXII. — Modes d'administration du mercure. — Quatre méthodes
principales. — Du choix à faire entre ces diverses méthodes. —
Ce choix ne saurait être institué d'après des données théoriques
et générales; il est et reste subordonné aux indications cliniques
des cas particuliers, indications nécessairement des plus variables.
— Pas de méthode qui réponde à tous les cas. 177
XXIII. — Méthode des frictions mercurielles.
Traitement ancien, comprenant la séquestration, le surchauf-
fage, la dépuration médicamenteuse, la diète, et la salivation. —
Les « grands remèdes » d'autrefois. — Les « salles au noir »,
la « casserole », etc. — Théorie de la salivation éliminant la
matière même de la vérole. — La « bonne salivation » de nos
pères, etc.
Traitement contemporain. — Réaction contre la doctrine du
« flux de bouche » nécessaire. — Pratique actuelle des frictions.
— Onguent napolitain. — Savons mercuriels. — Dosage. —
Doses usuelles. — Doses intensives. — Quand doit être faite la
friction? — Où doit-elle être pratiquée ? — Nécessité de varier
le siège des frictions. — Comment procéder à la friction, et de
quels soins la faire suivre? — Durée. — Frictions au « frottoir ».

— Durée du traitement par les frictions. — Limite de tolérance à ne pas excéder. 182

XXIV. — Comment agissent les frictions ? — Théorie de l'absorption cutanée. — Théorie du D' Merget. 213

XXV. — Avantages de la méthode : 1° Les frictions constituent un traitement actif et puissant comme effets thérapeutiques ; — 2° elles laissent indemnes les voies digestives ; — 3° elles laissent libre la voie stomacale pour d'autres remèdes. . . . . . 217.

XXVI. — Inconvénients de la méthode : mode de traitement sale, répugnant, fastidieux; — accidents possibles de diarrhée mercurielle, de courbature mercurielle, d'hydrargyrie, et surtout de stomatite 220

XXVII. — Stomatite des frictions mercurielles. — Très différente de la stomatite mercurielle ordinaire, en ce qu'elle est plus brusque d'invasion, plus générale d'emblée, et plus grave. — C'est la forme *maligne* des stomatites hydrargyriques. — Avec les frictions on n'est jamais à l'abri, quoi qu'on fasse, du danger de la stomatite. — Exemple clinique. — Pour cette raison, le traitement par les frictions ne saurait être choisi de préférence à d'autres modes thérapeutiques que sur des indications spéciales et formelles. 228

XXVIII. — Inégalité d'action, de rendement utile des frictions suivant les cas. — Interprétation probable du fait. . . . 233

XXIX. — A quels cas les frictions sont-elles particulièrement applicables ? — En tant que méthode éventuelle, répondant à certaines indications spéciales, elles constituent un mode de traitement parfait. — Mais elles réalisent aussi peu que possible les conditions propres à en faire une méthode courante, habituelle, dans le traitement de la syphilis. 235

XXX. — Emplâtres mercuriels. — Emplâtre de Vigo. — Sparadrap au calomel d'u D' Quinquaud. — Balnéation mercurielle. . 243

XXXI. — *Méthode des fumigations.* — Méthode ancienne, dite traitement « par les parfums ». — Méthode contemporaine. — Prétendus avantages de la méthode. — Inconvénients, dangers. — Pourquoi les fumigations ne sauraient constituer un mode de traitement à appliquer d'une façon usuelle et prolongée.

Flanelles mercurielles 250

XXXII. — *Méthode des injections sous-cutanées.* — Déjà scindée, bien que jeune, en deux méthodes rivales.

Technique opératoire. — Antisepsie sévère. — Instrumentation. — Solutions irréprochables. — Injections profondes. — Choix de la région : point de Smirnoff, point de Galliot, etc. 265

XXXIII. — Méthode des injections solubles. — Principe de la

méthode. — Composés multiples, utilisés pour les injections de cet ordre. — Formule de Lewin. — Solution de peptone mercurique ammonique ou solution de Delpech. — Solution huileuse de biiodure 273

XXXIV. — Avantages invoqués en faveur de cette méthode. — Discussion. — Rien ne légitime la supériorité qu'on lui a imprudemment attribuée sur les autres modes de traitement. 280

XXXV. — Inconvénients et dangers de la méthode : phénomènes douloureux (douleur prochaine, douleur éloignée) ; — phénomènes de réaction locale (nodosités, abcès, sphacèle). — Diminution notable de ces accidents due aux perfectionnements de la technique opératoire. 297

XXXVI. — Sans être absolument inoffensive, la méthode des injections solubles ne comporte pas d'inconvénients tels qu'elle ne puisse être admise dans la thérapeutique de la syphilis. — Mais, en raison des inconvénients qui lui sont inhérents, elle ne saurait être préférée à toute autre méthode que sur des indications particulières et dûment motivées. — Recherche de ces indications.

Pourquoi le système des injections solubles ne saurait être érigé en méthode générale, usuelle, pour le traitement de la syphilis. 306

XXXVII. — Méthode des injections massives. — Principe de la méthode. — Premiers essais désastreux. — Perfectionnements successifs de la méthode. — Huile de vaseline. — Nombreux composés insolubles proposés comme susceptibles de desservir ce mode de traitement. — Injections de calomel. — Injections d'oxyde jaune. — Injections d'huile grise, etc. — Direction générale du traitement.

Avantages invoqués en faveur de la méthode. — Prétendue supériorité qu'on lui a attribuée sur tout autre mode de traitement. — Discussion.

Inconvénients et dangers : stomatite ; — phénomènes douloureux ; — nodi inévitables ; — abcès ; — abcès aseptiques ; — infarctus pulmonaires; — empoisonnement mercuriel aigu ; — dysenterie mercurielle ; — symptômes généraux ; — accidents mortels.

Deux griefs graves à relever contre la méthode : 1° Elle introduit dans l'organisme une dose relativement considérable d'un sel mercuriel insoluble sans avoir la possibilité d'en régler la solubilisation et l'absorption ; — 2° Elle enlève au médecin la possibilité de régler la médication, de la suspendre quand besoin est, en un mot d'en être et rester maître.

Conclusion. — Ce mode de traitement n'est à conserver qu'au titre de méthode d'exception. 315

XXXVIII. — Utilisation des composés insolubles du mercure sous forme d'injections à petites doses fréquemment répétées 342

XXXIX. — *Méthode par ingestion.* — Préférence généralement accordée à cette méthode. — Raisons de cette préférence. — Méthode facile, commode, et *pratique.* — Comme toute autre, cependant, elle comporte ses contre-indications. . . . 344

XL. — Composés nombreux préconisés comme agents de mercurialisation par la voie gastrique. 351

XLI. — Bichlorure d'hydrargyre. — Liqueur de Van Swieten. — Pilules de Dupuytren.
Protoiodure d'hydrargyre.
Parallèle du bichlorure et du protoiodure au triple point de vue de l'action ptyalique, de l'action exercée sur le système gastro-intestinal, et des effets curatifs. — Avec le sublimé, peu d'accidents ptyaliques, mais inconvénients majeurs d'intolérance gastrique ; — avec le protoiodure, accidents ptyaliques, mais tolérance gastrique plus facilement assurée ; — au point de vue thérapeutique, effets sensiblement égaux, mais faculté de réaliser des effets plus intenses avec le protoiodure, en raison d'une liberté plus étendue d'élévation des doses. — Indications auxquelles chacun de ces deux remèdes paraît satisfaire plus spécialement 356

XLII. — Sous quelles formes pharmaceutiques s'administrent ces deux remèdes? 378

XLIII. — Quand et dans quelles conditions les administrer ? 383

XLIV. — Doses thérapeutiques. — En général, le mercure n'est pas administré à sa dose efficace, vraie. — Dose moyenne efficace. — Dose du symptôme. — Dose du malade. 384

XLV. — *Iodure de potassium.* — Wallace et Ricord. — Remède par excellence absorbable et diffusible. — Action physiologique. — Action antisyphilitique des plus puissantes, parfois merveilleuse. — Théorie de l'action antisyphilitique de l'iodure rapportée au mercure « libéré ».
Désagréments, inconvénients et dangers de l'iodure. — Saveur iodurique. — Coryza. — Acné. — Grippe iodique. — Douleurs névralgiformes. — Douleurs dentaires. — Sialorrhée. — Conjonctivite. — Purpura. — Tuméfactions fluxionnaires, œdèmes. — Iodides graves de divers types : type bulleux, type furonculo-anthracoïde, type pustulo-crustacé. — Œdèmes iodiques des voies respiratoires; œdème iodique de la

glotte, pouvant aboutir à la nécessité de la trachéotomie. — Cas
mortels. 392
XLVI. — Pathogénie de ces accidents. 418
XLVII. — Modes d'administration de l'iodure. — Trois modes :
par la bouche, en lavements, en injections sous-cutanées. —
Détails de l'administration par la voie gastrique. 425
XLVIII. — Doses. — Dose efficace moyenne. — Doses intensives. — Doses folles, fantaisistes. 43r
XLIX. — Direction du traitement ioduré. — A quelle dose inaugurer le traitement ; — à quelles doses le poursuivre ? — Influence particulièrement nocive des petites doses. — Nécessité
du traitement à doses ascendantes pour conserver au remède
l'intégralité de son action. 437
L. — L'iodure n'est pas indispensable au traitement de la syphilis. — Peut-il suppléer le mercure ? — Trois raisons condam-
nant le traitement exclusif par l'iodure. 440
LI. — Appropriation plus particulière du mercure au traitement
des symptômes d'ordre secondaire et de l'iodure à celui des
affections d'ordre tertiaire. — Toutefois, heureux effets de
l'iodure contre certaines manifestations secondaires. — Et surtout, rôle important du mercure dans la période tertiaire. —
C'est surtout à titre de préventif que le mercure a sa place
utilement marquée dans l'étape tertiaire. — En tant que médication préventive, il est bien plus de confiance à accorder au
mercure qu'à l'iodure. — Pourquoi la guérison d'un accident
tertiaire doit-elle toujours être suivie d'un traitement mercuriel ? 445
LII. — Traitement mixte. — Le mercure et l'iodure sont-ils antagonistes ? — Deux procédés réalisant le traitement mixte. —
I. Association des deux remèdes dans une préparation pharmaceutique. — Sirop de Gibert, solution de biiodure ioduré
de Ricord, etc. — II. Administration isolée du mercure et de
l'iodure. — Deux raisons rendant préférable ce second procédé. 454
LIII. — Injections de sérum animal. 461

LIV. — DIRECTION GÉNÉRALE DU TRAITEMENT DE LA SYPHILIS.
A quelle époque convient-il de commencer le traitement de
la syphilis ? — Convient-il de l'inaugurer dès le chancre ? —
Deux ordres de cas : 1° Chancre certain, indubitable, en tant
que chancre syphilitique. — Avantages, dans ce cas, à commencer aussitôt le traitement. — Opinions contradictoires. —

2° Chancre restant douteux comme caractère. — Dans ce cas, se garder de prescrire le mercure, et attendre. — Inconvénient grave d'un traitement inauguré sur une base diagnostique incertaine. 466

LV. — Comment poursuivre le traitement? — Deux méthodes opposées. — Esprit différent de ces deux méthodes. . . 482

LVI. — *Méthode opportuniste.* — Est-il vrai, comme le prétendent les partisans de cette méthode, que le mercure n'agit que sur la maladie en activité et non sur la syphilis latente? — Est-il vrai qu'il agit sur des symptômes et non sur le principe morbide? —Réfutation. — Succès invoqués par la méthode. — Les opportunistes « sans le savoir ». — La méthode opportuniste est celle qui fournit le plus gros contingent au tertiarisme 489

LVII. — *Méthode préventive.* — Principes fondamentaux de la méthode. — Trois objections facilement réfutables.

C'est la méthode préventive qui confère aux malades ce double bienfait : 1° de leur rendre presque constamment la période secondaire légère et tolérable; — 2° de leur rendre, pour la très grande majorité des cas, la période tertiaire muette, inoffensive. — C'est elle qui constitue le plus sûr recours que nous puissions offrir aux malades 500

LVIII. — *Avantages des cures intermittentes.* 510

LIX. — *Nécessité d'un traitement longtemps prolongé.* — Combien de temps faut-il traiter la syphilis pour espérer la rendre inoffensive? — Impossibilité d'une solution fixe et absolue à donner à ce problème. — Exemples pratiques. — Syphilis récidivantes. — Évaluation approximative de ce que peut être la durée moyenne d'un traitement antisyphilitique sérieux. — Dupuytren, Vidal, Chomel, Ricord, etc. — Résultats personnels. — Nécessité évidente de traitements plus prolongés que ceux auxquels on a eu recours jusqu'alors. — Réaction actuelle contre les traitements écourtés d'autrefois. — A maladie chronique il faut traitement chronique. — Analogies empruntées à la clinique 517

LX. — L'administration de l'iodure de potassium constitue-t-elle le complément nécessaire, indispensable, des cures mercurielles? Pratique usuelle. — Administration de l'iodure, consécutivement aux cures mercurielles, par cures intermittentes, espacées. — Quelle durée assigner à ce traitement? 531

LXI. — MÉTHODE DES TRAITEMENTS SUCCESSIFS OU TRAITEMENT CHRONIQUE INTERMITTENT. — Double principe servant de base à la

méthode. — Ce en quoi elle consiste : Série de cures, mercurielles d'abord, iodurées plus tard, échelonnées au cours des
premières années de la maladie et séparées les unes des autres
par des stades de repos d'autant plus prolongés qu'on s'éloigne
davantage du début de l'infection. — Schéma d'application.

Pourquoi ce programme n'a et ne saurait avoir rien de fixe,
d'absolu. — Dérogations multiples qu'il comporte.

Avantage, dans les premières étapes du traitement, à rapprocher les stades de thérapeutique active ; — intérêt à les espacer
plus tard.

Modifications diverses déjà proposées à ce programme . 536
LXII. — Appréciation des résultats fournis par cette méthode. —
Quatre avantages indiscutables. — Résultats heureux pour la très
grande majorité des cas. — Mais insuccès indéniables. — Syphilis
réfractaires. — Syphilis à manifestations *parasyphilitiques*. . 546
LXIII. — Retour sur quelques points particuliers de la méthode.
— I. — Avantage manifeste à inaugurer le traitement ,par une
première cure énergiquement répressive. — Comment un premier traitement particulièrement intense peut avoir pour effet
de retarder l'explosion d'accidents tertiaires jusqu'à des
échéances très éloignées. — Exemples cliniques.
II. — Nécessité de maintenir le traitement, dans chacune des
cures qui le composent, à un taux d'intensité véritablement thérapeutique. — Dangers réels des cures multiples à doses insuffisantes, presque inertes.
III. — Appropriation des composés mercuriels au caractère
des accidents et des étapes morbides. — Y a-t-il avantage à
varier la composition des cures mercurielles successives ? . 551

LXIV. — *Médications auxiliaires* 565
LXV. — *Régime.* — *Hygiène générale.* — *Hygiène morale* . . . 568
LXVI. — Prophylaxie des prédispositions nerveuses héréditaires
ou acquises. — Les dangers à la fois les plus communs et les
plus graves de la syphilis résident dans ses manifestations
d'ordre nerveux. — Les manifestations de cet ordre frappent
de préférence les sujets qui y sont prédisposés par l'éréthisme
héréditaire ou acquis de leur système nerveux. — La syphilis
est principalement un *poison du système nerveux.* — De tous les
systèmes organiques, c'est ce système qui, sans contradiction possible, est le plus souvent éprouvé par la syphilis tertiaire. — Statistique de l'auteur. — La thérapeutique actuelle
de la syphilis, telle qu'elle est couramment instituée, tient-elle

un compte suffisant des dangers auxquels se trouve spécialement exposé le système nerveux de par l'infection syphilitique ? — N'est-il pas d'indication spéciale à remplir vis-à-vis du sujet *prédestiné* aux accidents nerveux de la syphilis de par ses tendances acquises ou innées ? — Recherche de ces indications 577

LXVII. — Conseil d'adieu à donner aux malades 586

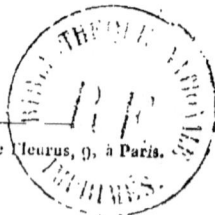